GOEDELE LIEKENS

DAS ORGASMUS-BUCH

Aus dem Niederländischen
von Christiane Burkhardt

WILHELM HEYNE VERLAG
MÜNCHEN

Die niederländische Originalausgabe erschien 2011 unter dem Titel
Haar Orgasmeboek bei Standaard Uitgeverij, Antwerpen.

FSC
www.fsc.org
MIX
Papier aus verantwortungsvollen Quellen
FSC® C012425

Verlagsgruppe Random House FSC® N001967
Das für dieses Buch verwendete FSC®-zertifizierte Papier
Hello Fat Matt 1,1 liefert Condat, Le Lardin Saint-Lazare, Frankreich.

2. Auflage

Deutsche Erstausgabe 09/2014

www.heyne.de
Redaktion: Dunja Reulein
Layout des Innenteils: Hanna Maes
Umschlaggestaltung: Büro Überland, München
Satz: Uhl + Massopust, Aalen
Druck und Bindung: OAN, Zwenkau
Printed in Germany 2014

ISBN: 978-3-453-63017-8

Oh!!

Inhalt

Einleitung

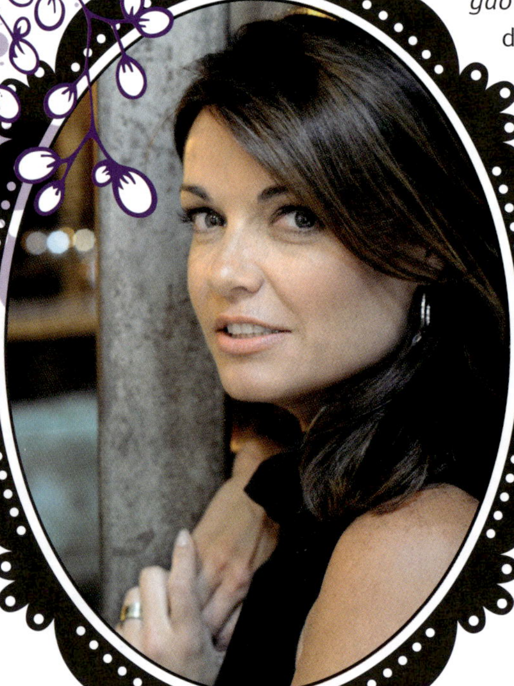

Das Wort Orgasmus stammt vom griechischen *orgao* ab, das »voller Lust und Leidenschaft« bedeutet. Und genau diesen lustvollen, leidenschaftlichen Höhepunkt sollen Sie mithilfe dieses Buches (wieder)entdecken. Dabei gilt: Solange man alles darf, aber nichts muss, ist die Welt in Ordnung!

Ein Orgasmus kann ein regelrechtes Erdbeben im Körper auslösen. Oft wird er als überwältigender, explosiver Höhepunkt beschrieben. Doch er kann auch klein und fein ausfallen oder ganz ausbleiben. Eine von drei Frauen kommt nur selten oder überhaupt nicht zum Orgasmus. Das ist kein bisschen anormal... aber auch kein Schicksal.

Trotzdem verlieren viele Frauen mit Orgasmus-Problemen die Lust am Sex. Schade eigentlich, denn das Liebesspiel ist so viel mehr als nur der Höhepunkt! Leider ist der weibliche Orgasmus fast schon zu einer richtigen Obsession geworden: Wetten, im nächsten Buch oder Film kommt jemand in null Komma nichts lautstark zum Höhepunkt! Das ist zwar alles schön und aufregend, aber nicht gerade realistisch.

Der weibliche Höhepunkt ist allgegenwärtig. Die Medien stellen ihn fast schon schamlos aus. Wenn wir dann nicht so rasch und mühelos kommen wie unsere Buch- und Leinwandhelden, macht das durchaus was mit unserem Kopf. Dabei sollte der Orgasmus eigentlich zwischen unseren Beinen stattfinden! Eines verschweigen die Medien nämlich in puncto Sex: Dass er nicht immer heiß ist und für die Frau auch nicht jedes Mal mit einer Wahnsinns-Klimax endet. Leider darf man das anscheinend weder sagen noch zeigen. Ob Sie nun Hunderte von Orgasmen gehabt haben oder gar keinen: Hauptsache, Sie genießen den Sex und trauen sich, ab und zu ein bisschen zu experimentieren! So entdecken Sie spielerisch, was Ihnen wirklich Spaß macht.

Setzen Sie sich (und Ihren Partner) dabei bitte nicht unnötig unter Druck. Ein Orgasmus ist kein Pflichtprogramm, denn dann ist die *mission impossible* vorprogrammiert. Der Weg ist das Ziel: Auch Sex ohne Explosion(en) kann guter Sex sein.

In diesem Buch nehme ich Sie mit auf eine Entdeckungsreise zum weiblichen Orgasmus. Auf eine Spurensuche ohne Keuschheitsgürtel, bei der man – wie gesagt – alles darf, aber nichts muss (außer genießen!).

Goedele

Die ORGASMUS-RENN-STRECKE

In diesem Kapitel kommen wir mit Tipps und Fragen rund um den weiblichen Orgasmus auf Touren: Das ist der Moment, in dem die Welt stillzustehen scheint, während der Körper bebt und zittert vor lauter Lust. Ob das nun der Himmel auf Erden, die totale Entladung oder einfach nur eine schöne Erfahrung ist… wer möchte nicht mehr darüber wissen?

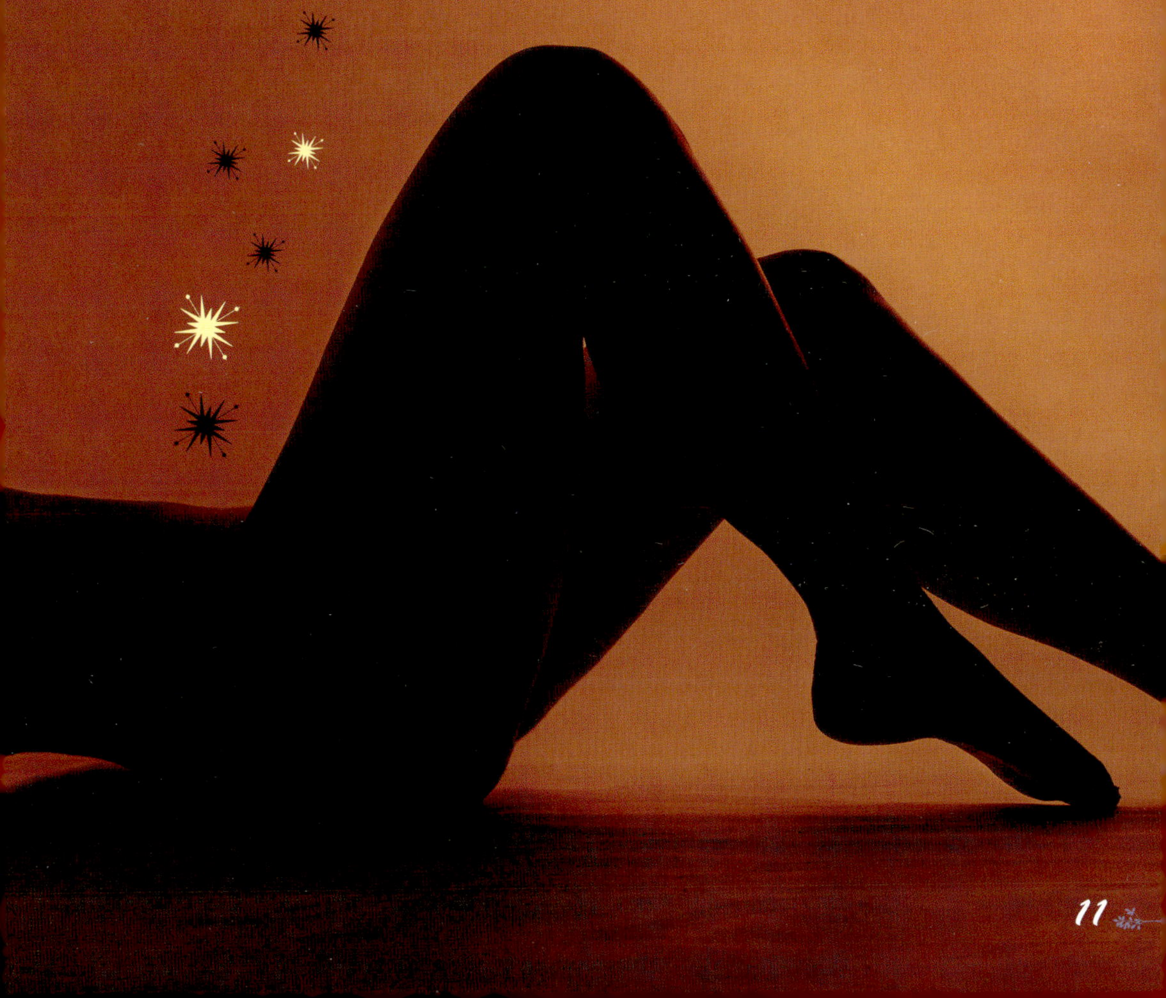

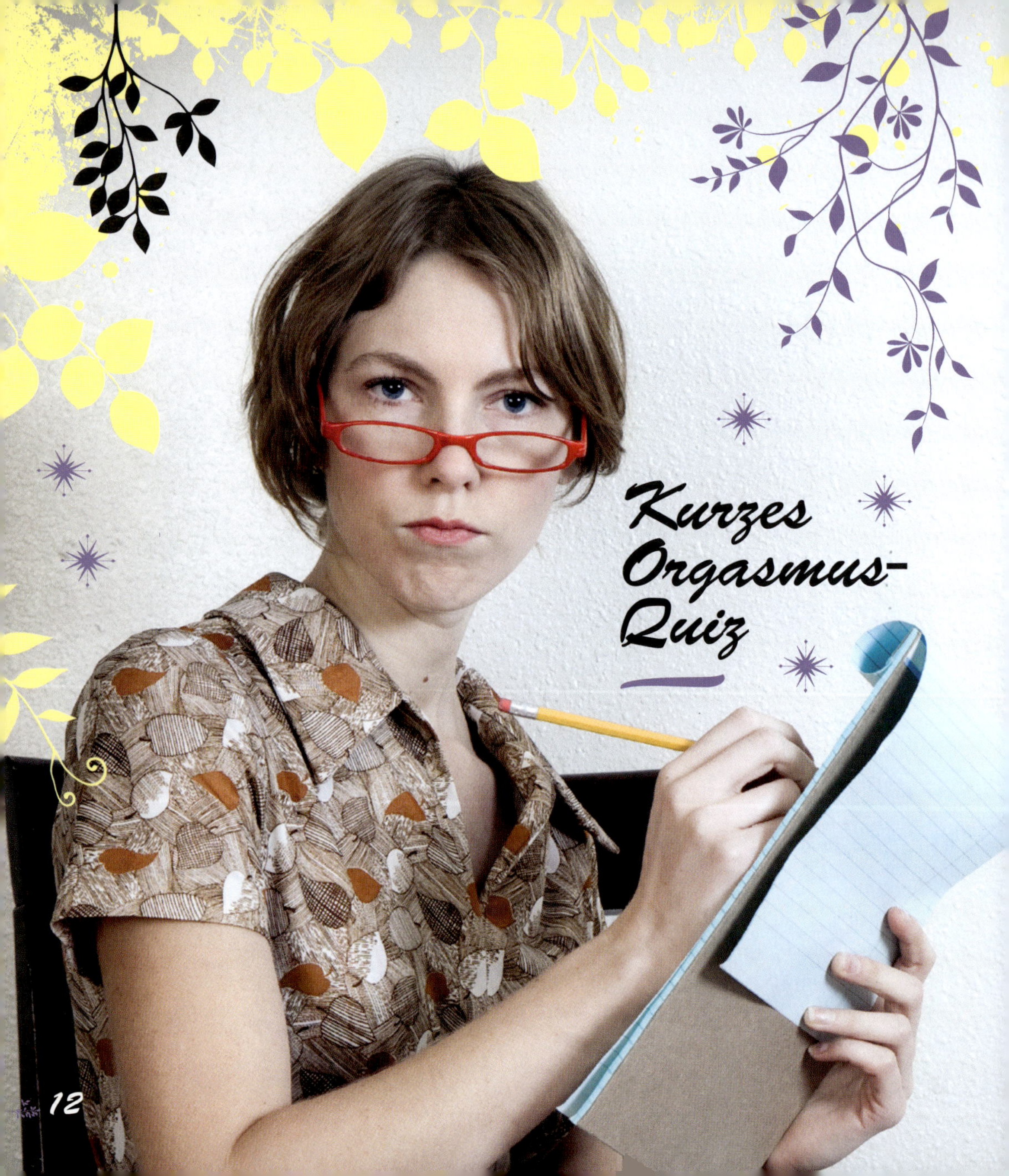

Kurzes Orgasmus-Quiz

Testen Sie hier Ihr Wissen über den weiblichen Orgasmus.

1. Welcher Teil der Vagina führt am zuverlässigsten zum Höhepunkt?
   a) Die Gebärmutter
   b) Der G-Punkt
   c) Die Klitoris

2. Orgasmen vorzutäuschen ...
   a) bringt gar nichts.
   b) wirkt erregend.
   c) ist manchmal notwendig.

3. Orgasmen machen klüger.
   a) Ja
   b) Nein

4. Der männliche und der weibliche Höhepunkt unterscheiden sich nicht sehr voneinander.
   a) Falsch
   b) Richtig

5. Den ersten Orgasmus bekommt man am besten durch ...
   a) Penetration.
   b) Sex ohne Penetration.
   c) Masturbation.

6. Wie lange braucht eine Frau im Durchschnitt, um zu kommen?
   a) 10 Minuten
   b) 15 Minuten
   c) 20 Minuten

7. Frauen können ihren Orgasmus intensivieren, und zwar mithilfe von
   a) vaginaler Fitness.
   b) regelmäßiger Masturbation.
   c) Bauchmuskelübungen.

Wollen Sie wissen, ob Sie eine echte Orgasmus-Expertin sind oder noch falsche Vorstellungen mit sich herumschleppen? Lesen Sie rasch weiter und gehen Sie auf Entdeckungsreise ins wunderbare Reich des Höhepunkts.

Juhu, weg mit dem Tabu!

Gespräche über Sex und Orgasmen sind in unserer Kultur eigentlich nicht vorgesehen. Wenn wir ausnahmsweise mal drüber reden, tun wir oft so, als wäre alles bestens. Oder aber wir lassen ein paar flapsige oder verächtliche Bemerkungen fallen, mehr nicht. Wir schämen uns für unsere Sexualität – vor allem, wenn es Schwierigkeiten gibt. Wir sind Weltmeister im Lösen von Schlafproblemen, aber Probleme mit unserem Liebesleben sind eine Zumutung.

Dabei sind sie völlig normal. Denn auch für Sex gilt: Es ist nicht immer alles Friede, Freude, Eierkuchen. Wenn Sie sich mit Freundinnen über Ihre Erlebnisse und Zweifel unterhalten, werden Sie feststellen, dass alle so ihre Erfahrungen haben: positive wie negative. Über Sex und Orgasmen (beziehungsweise ihr Ausbleiben) zu sprechen ist nicht nur lehrreich, sondern auch äußerst befreiend.

Also, meine Damen (und Herren): Werfen Sie Ihre Scham über Bord, und machen Sie den ersten Schritt, indem Sie etwas zu diesem Thema lesen und anschließend darüber reden.

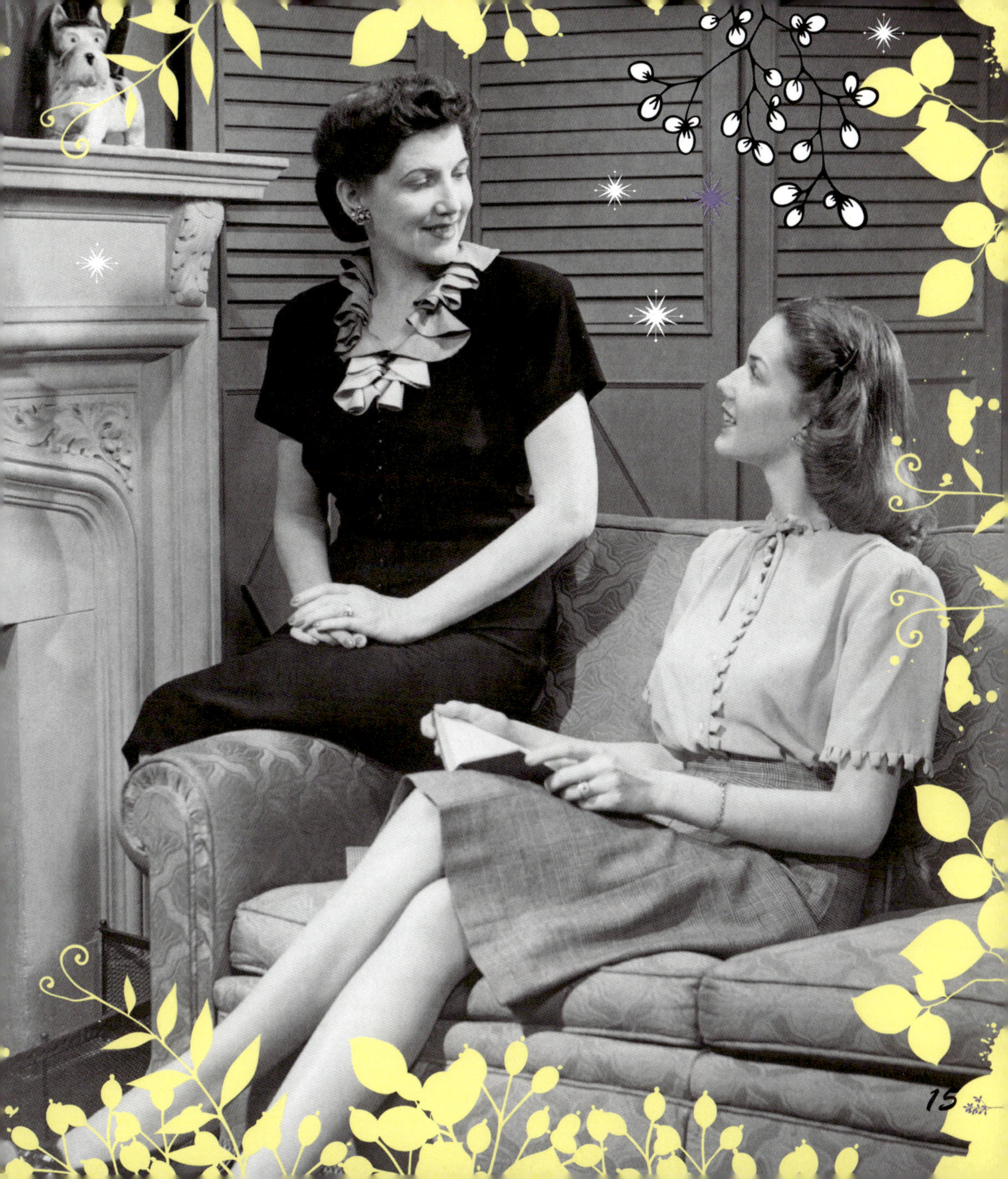

O.R.G.A.S.M.U.S.

»Als kleines Mädchen habe ich entdeckt, dass es sich gut anfühlt, meine Puppe an meiner Vagina zu reiben. Einerseits hatte ich das Gefühl, etwas Verbotenes zu tun. Andererseits war es einfach herrlich! Meine Mutter hat mir versichert, dass das nichts Schlimmes ist.«

Kelly, 17

»Meinen ersten Orgasmus bekam ich zufällig im Schwimmbad. Es gab da so eine Unterwasserdüse am Beckenrand, die meine Klitoris stimuliert hat. Ohne zu begreifen, was ich da eigentlich tat, blieb ich so lange davor stehen, bis ich von einem Orgasmus überwältigt wurde.«

Michelle, 41

»Ich hatte schon vier Kinder, als ich meinen ersten Orgasmus bekam. Ich war verheiratet, und der Sex war immer

gut. Ich habe ihn wirklich genossen. Als ich dann Jahre später meinen ersten Höhepunkt hatte, begriff ich erst, wie fantastisch sich das anfühlt.«
Danielle, 67

»Ich habe lange geglaubt, keinen Orgasmus bekommen zu können. Das hat mich sowohl beim Masturbieren als auch beim Sex gehemmt. Meine Befürchtung, es könnte wieder nicht klappen, wurde jedes Mal bestätigt. Nach Monaten, in denen ich beruflich nicht so gestresst war, ging ich ohne große Erwartungen mit jemandem ins Bett … und bekam meinen ersten Orgasmus: mit 35 Jahren.«
Hilde, 38

»Mein erster Vibrator hat mir auf Anhieb meinen ersten Orgasmus geschenkt. Nach jahrelanger Selbstbefriedigung und Sex mit Partnern hatte ich noch nie so etwas Überwältigendes erlebt. Der Vibrator gab mir den Extra-Kick, den ich gebraucht hatte, um ein echt orgiastisches Erlebnis zu haben. Inzwischen kenne ich noch andere Methoden, mit denen mein Partner und ich zum Höhepunkt kommen können.«
Els, 26

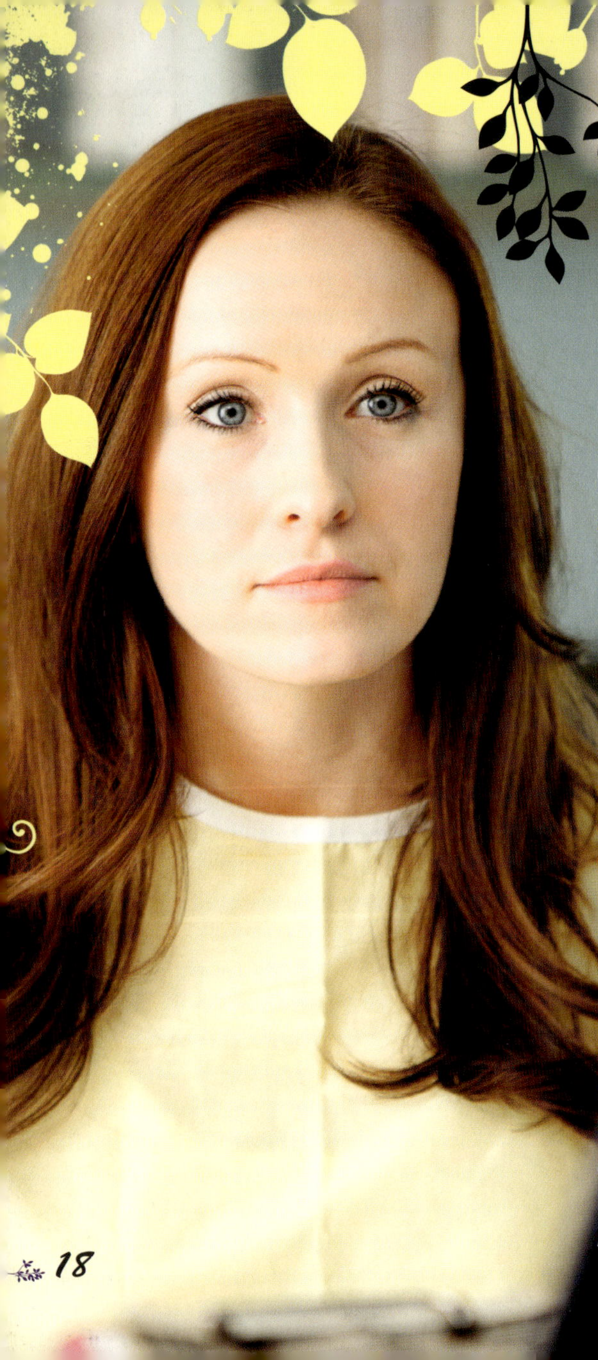

Sie glauben, da stimmt was nicht?

Gehören Sie zu den Frauen, die noch nie einen Orgasmus hatten oder sich nicht sicher sind? Dann haben Sie sich bestimmt schon mal gefragt, ob Sie vielleicht körperlich gar nicht dazu in der Lage sind. Obwohl die Chance äußerst gering ist, ist das medizinisch möglich. Behalten Sie Ihre Sorgen nicht für sich, sondern sprechen Sie mit Ihrem Hausarzt, Ihrem Frauenarzt oder einem Sexualberater darüber. Damit Sie wissen, was genau Ihr Problem ist.

Obwohl ich in diesem Buch zahlreiche Fallstricke und Schwierigkeiten anspreche, lassen sich in diesem engen Rahmen keine tief gehenden Orgasmus-Probleme lösen. Im Anhang finden Sie Adressen, unter denen Sie professionelle Hilfe bekommen. Keine Angst, die beißen nicht!

Love is all you need

Nie kommt man sich so nahe wie beim Sex – beim Ficken, Vögeln, Liebe machen, Sich-Paaren, Kopulieren … oder wie auch immer Sie das nennen wollen. Dieses Nebeneinander, Ineinander, Übereinander, Umeinander und Aufeinander ist einfach wunderbar intim. Sex ist ein Genuss, der viele Freuden bringt – zumindest was Intimverkehr innerhalb einer liebevollen Beziehung anbelangt. Im Vergleich dazu kann Fremdgeh-Sex ganz schön stressig sein. Untersuchungen der Professorin Juliet Richters von der australischen University of New South Wales haben ergeben, dass 42 Prozent der Frauen kein Interesse an reinem Sex haben: Ist keinerlei Mehrwert damit verbunden, finden sie ihn schnell langweilig, und ihnen vergeht die Lust. Die Vorstellung, Sex pur zu haben, begeistert vor allem Männer. Doch ein zärtliches Liebesspiel, bei dem man zum Orgasmus kommt, ist die größte Belohnung für Körper und Seele.

Mama, warum machen wir Liebe?

Die Vorstellung, dass Sex allein der Fortpflanzung dient, gehört glücklicherweise längst der Vergangenheit an. Hier nur einige der vielen körperlichen und seelischen Vorteile:

Sex …

- macht glücklich. Beim Liebesspiel wird das Glückshormon Endorphin ausgeschüttet.
- sorgt gleich doppelt für Wohlbefinden: Das Hormon Oxytocin, das kurz vor dem Orgasmus abgegeben wird, steigert die Lust und lindert Schmerzen.
- schenkt Selbstvertrauen und gute Laune. Je öfter und befriedigender man geliebt wird, desto größer das Selbstbewusstsein und Selbstwertgefühl. Wenn man spürt, dass der Partner einen nach wie vor begehrt, sind Speckröllchen oder Orangenhaut schnell vergessen.
- sorgt für vollere Brüste. Sexuelle Erregung fördert die Durchblutung, sodass die Brüste um bis zu 25 Prozent größer werden. Die verbesserte Durchblutung sorgt auch zwischen den Schäferstündchen für festere Brüste.
- ist das beste Work-out: Bei leidenschaftlichem Sex werden Po, Beckenboden, Bauch, der untere Rücken und die Arme trainiert. Dabei kann man genauso viele Kalorien verbrennen wie bei einer Viertelstunde auf dem Stepper.
- ist ein natürliches Mittel gegen Schmerzen. Auch Kopfweh verschwindet im Nu: Weil Sex die Durchblutung anregt, wirkt er Gefäßverengungen im Gehirn entgegen.

- sorgt für glattere Haut. Die Kollagenproduktion wird angekurbelt, und das führt zu glatter, sanfter Haut.
- macht jünger. Amerikanische Wissenschaftler fanden heraus, dass Paare, die mindestens einmal die Woche Liebe machen, zwei bis drei Jahre jünger aussehen als solche mit wenig oder gar keinem Sex.
- schiebt die Menopause hinaus. Der Östrogenlevel bleibt länger konstant, und auch die Menstruation wird beschwerdefreier.
- ist das beste Schlafmittel: Was gibt es Schöneres, als danach Arm in Arm einzuschlafen?

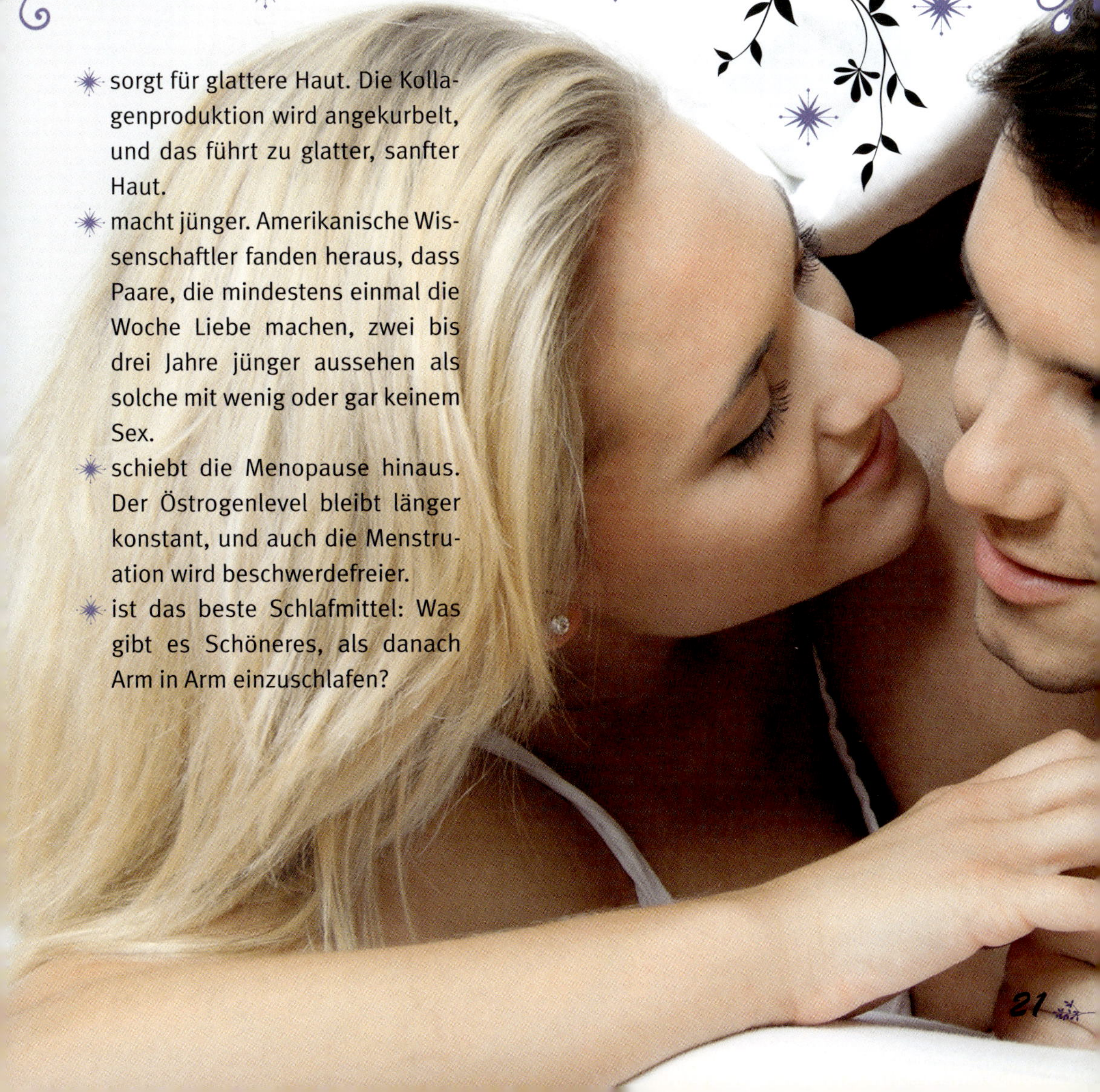

Sex in der Kunst

Schon seit Jahrhunderten haben die Menschen Intimverkehr und stellen ihn auch in der Kunst dar. Überall auf der Welt gibt es prähistorische Felszeichnungen, die küssende, blasende, leckende, kopulierende, masturbierende Höhlenbewohner zeigen. Wer glaubt, beim Sex ginge es nur ums Ausleben primitiver Instinkte, wird dadurch eines Besseren belehrt.

Aber welche Rolle spielte der weibliche Orgasmus im Lauf der Geschichte?

- Huangdi, der Begründer der chinesischen Kultur, verfasste die älteste Sexfibel der Welt, das *Su Nu Ching*. Dieser Sexologe *avant la lettre* schrieb, dass ein Mann nur Vorteile habe, wenn die Frau komme: Bei jedem Höhepunkt und jeder Ejakulation verliere der Mann nämlich Chi oder Energie, genauer gesagt zehn Jahre Lebenszeit, während die Frau beim Orgasmus Chi spende. Je öfter man eine Frau zur Klimax bringe, desto mehr Lebensenergie habe man.
- Der römische Dichter Ovid (43 v. Chr. – 17 n. Chr.) gab in seiner *Ars amatoria* (»Liebeskunst«) zahlreiche Verführungstipps. Wie begeistert die Römer davon waren, bewiesen zahlreiche erotische Zitate auf den Stadtmauern. Stellen Sie sich vor, Sie würden heute Graffiti wie »Ziehe das Liebesspiel in die Länge, und strebe einen gleichzeitigen Orgasmus an« sehen.

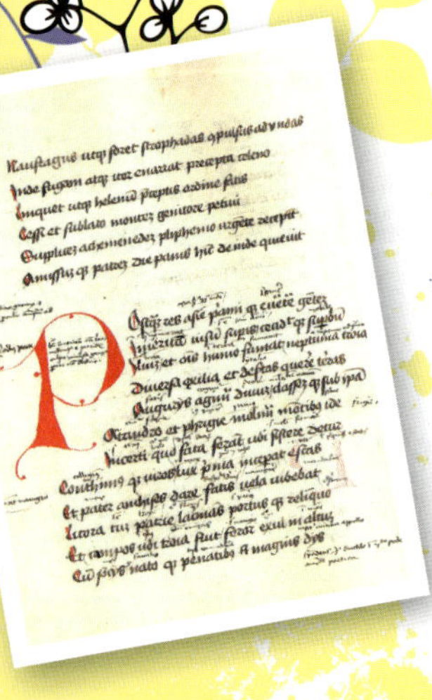

- Hinduistische Priester predigen schon seit Jahrhunderten, dass man sich sinnlichen Genüssen hingeben soll. Im 4. Jahrhundert schrieb der keusch lebende Vatsyayana ein Buch darüber. Ohne dass er selbst Ahnung davon hatte (zumindest sollte man das bei einem Mönch vermuten), schenkte er uns die ultimative Liebes- und Sexbibel, das *Kamasutra*. Es beschreibt nicht nur verschiedene Stellungen, sondern auch die »Technik des Orgasmus«.

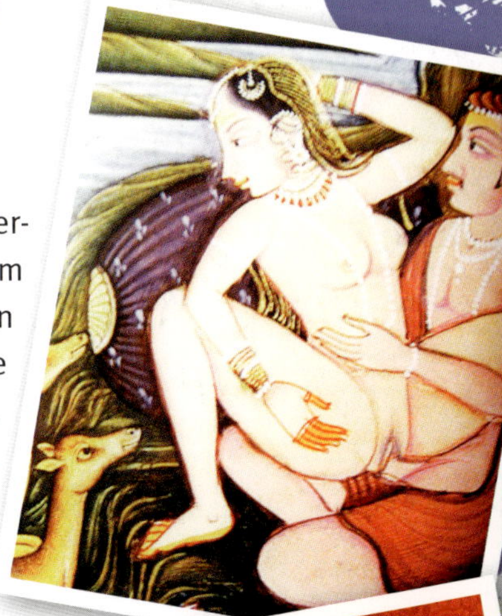

- 1926 schrieb der niederländische Gynäkologe Theodoor Hendrik van de Velde *Die vollkommene Ehe*. Ein ziemlich revolutionäres Buch für die damalige Zeit, denn es erwähnt erstmals, dass der gleichzeitige Orgasmus von Mann und Frau keine bloße Fantasie, sondern glückliche Realität ist. Es wurde in ganz Europa ein Riesenerfolg: Allein in Deutschland erschien nach sechs Jahren bereits die 42. Auflage. Dann wurde es von Hitler verboten, weil der Vatikan das Buch auf die schwarze Liste gesetzt hatte.

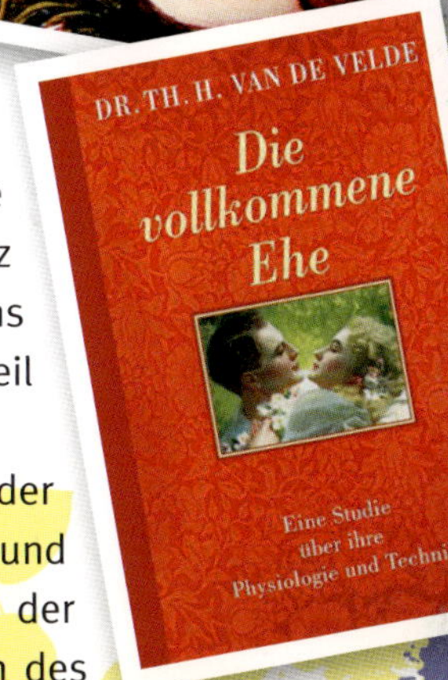

- Alfred Kinsey (1894–1956) dagegen gilt als einer der Begründer der Sexualforschung. Er stand an der Wiege der sexuellen Revolution, und zwar hauptsächlich wegen seiner *Kinsey Reports*. 1948 erschien der erste Teil: 800 eng bedruckte Seiten über das sexuelle Verhalten des Mannes. 1953 folgte dann der zweite Teil über das sexuelle Verhalten der Frau. Die *Kinsey Reports* führten zu einem ganz neuen Bild von Sexualität, weil sie endlich Fakten lieferten. Kinsey erklärte als Erster, dass jede Form von Sexualität gleichberechtigt sei – solange man niemandem damit schadet und einen Orgasmus erlebt.

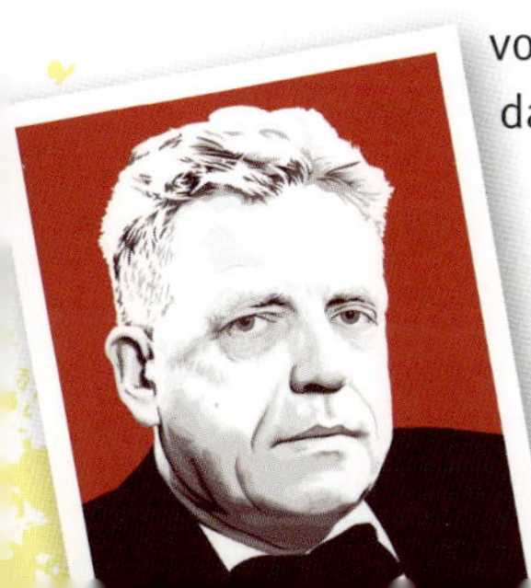

Der Vier-Stufen-Plan

Rein technisch gesehen, lässt sich Sex in vier Stufen einteilen. Jede ist gleich wichtig, nur dass ich den Schwerpunkt in diesem Buch auf den weiblichen Orgasmus lege.

1 **Lust** › Sexuelles Verlangen kann durch ganz unterschiedliche Reize geweckt werden. Meist stellt es sich ein, wenn man an Sex denkt, darüber redet, mit jemandem flirtet … oder einfach loslegt. Entscheidet man sich für Letzteres, sollte man sich ausreichend Zeit fürs Vorspiel nehmen. Ist die Vagina feucht, ist der Körper bereit. Diese Feuchtigkeit besteht aus natürlichen Sekreten, die von der Vaginawand ausgeschieden werden. Bleiben Sie trocken? Dann versuchen Sie es doch mal mit einem geruch- und farblosen Gleitmittel auf Wasserbasis.

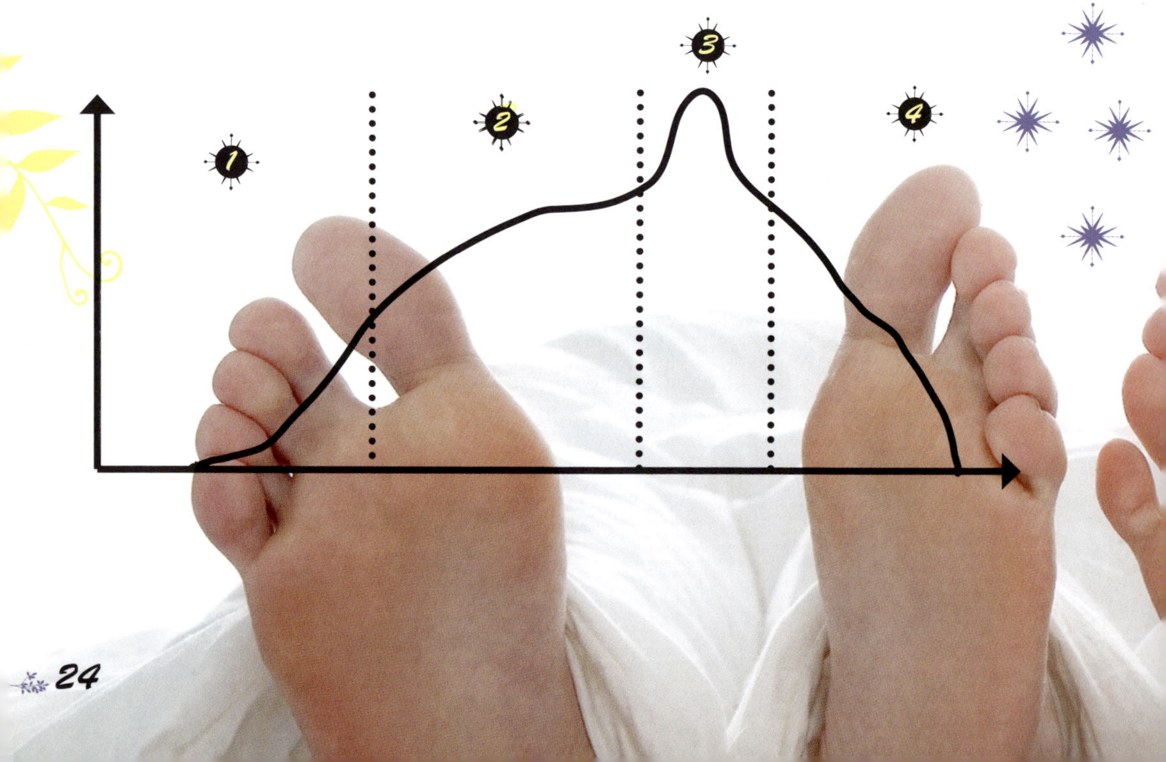

2 Erregung › Bei Erregung steigt die Durchblutung der Vagina. Dadurch schwillt sie an, und der Eingang wird enger. Die Klitoris wird praller und zieht sich zurück, weil sie so empfindlich ist. Atmung und Puls beschleunigen sich. Bei manchen Frauen ist die Durchblutung so stark, dass auf Gesicht und Oberkörper rote Flecken erscheinen, der sogenannte *Sex Flush*. Die Muskelspannung steigt, auch in und um die Vagina. Lassen Sie es einfach geschehen, das ist eine vollkommen natürliche Reaktion. Ein bisschen »vaginale Sehnsucht« kann auch nicht schaden. Sind Sie ausreichend erregt, erreichen Sie die sogenannte Plateauphase. Und die gilt es zu überwinden, wenn man zum Orgasmus kommen will. Manche Frauen bleiben in dieser Phase stecken. Der Trick besteht darin, die Erregung immer weiter zu steigern. Dann schafft man es auch bis zum Höhepunkt.

3 Orgasmus › Der Orgasmus beginnt mit starken Kontraktionen der Vaginal- und Gebärmuttermuskeln und endet mit einem völligen Loslassen ... Von der Plateauphase aus sind Sie im wahrsten Sinne des Wortes losgeschossen, um unter lauten Ahs, Ohs und Jas zu explodieren.

4 Entspannung › Sie kehren wieder in den Normalzustand zurück, der *Sex Flush* lässt nach, die Durchblutung sinkt, und die Muskeln entspannen sich. In dieser Phase sollten Sie noch ein wenig zusammenbleiben, um eine vollkommene Entspannung erleben zu können. Frauen, die anschließend immer noch Lust haben, können mit der richtigen Stimulation schnell wieder die Plateauphase erreichen und von vorn beginnen.

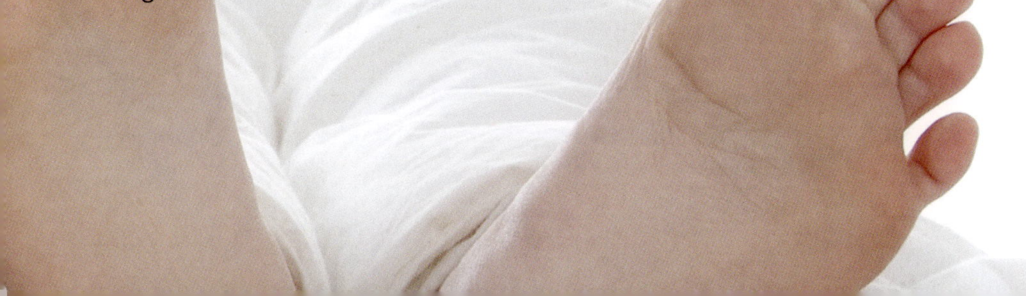

Wrumm, wrumm: Starten wie ein Profi!

Erregung ist eine der wichtigsten Zutaten für spannenden Sex. Alles beginnt damit, dass Verlangen geweckt, Spannung aufgebaut und die Atmosphäre zum Knistern gebracht wird: also mit dem Vorspiel. Eigentlich mag ich das Wort nicht besonders: Das klingt so nach Vorspeise vor dem eigentlichen Hauptgericht, aber das stimmt nicht!

Für die meisten Frauen ist das, was der Penetration und/oder dem Orgasmus vorausgeht, sehr wichtig. Manchmal ist es sogar in Ordnung, es beim Vorspiel zu belassen. Auf diese Weise entsteht eine gesunde sexuelle Spannung, die Lust auf mehr macht. Erregung funktioniert schließlich nicht auf Knopfdruck.

Der Weg zum Orgasmus ist bei Frauen etwas komplizierter als bei Männern. Während Letztere gern so schnell wie möglich ans Ziel kommen, machen Frauen lieber einen Umweg. Es dauert einfach länger, bis ihr Verlangen geweckt ist. Am besten klappt es, wenn die Atmosphäre stimmt, sie weder Stress noch Sorgen haben und sich so richtig als Frau fühlen dürfen. Nur dann macht das Vorspiel, das sich vor allem auf die erogenen Zonen konzentriert, wirklich Sinn.

Ein Patentrezept für die perfekte Ouvertüre gibt es leider nicht: Frauen sind nämlich ziemlich komplexe Wesen. Wer glaubt, er hätte die vollkommene Stimulation gefunden, mit der er sie stets so richtig auf Touren bringt, irrt: Gut möglich, dass sie dabei eine Woche später völlig kalt bleibt. Viel hängt eben von der richtigen Stimmung ab. Und deshalb, meine Herren, empfiehlt es sich, möglichst oft möglichst viel auszuprobieren!

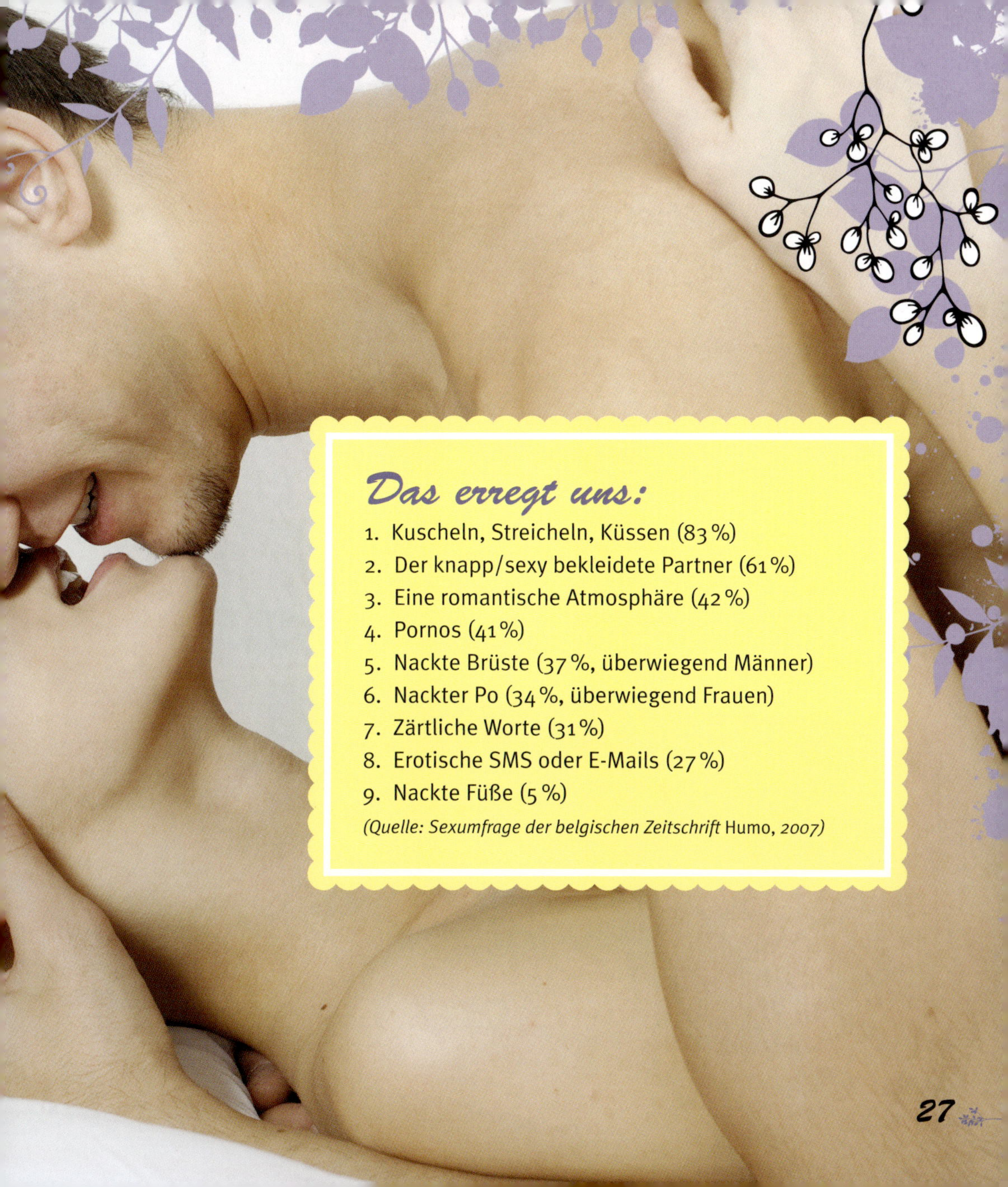

Das erregt uns:

1. Kuscheln, Streicheln, Küssen (83 %)
2. Der knapp/sexy bekleidete Partner (61 %)
3. Eine romantische Atmosphäre (42 %)
4. Pornos (41 %)
5. Nackte Brüste (37 %, überwiegend Männer)
6. Nackter Po (34 %, überwiegend Frauen)
7. Zärtliche Worte (31 %)
8. Erotische SMS oder E-Mails (27 %)
9. Nackte Füße (5 %)

(Quelle: Sexumfrage der belgischen Zeitschrift Humo, *2007)*

Die Vagina als Blickfang

In der prähistorischen Kunst gibt es viele Darstellungen von Göttinnen, die für ihre Fruchtbarkeit verehrt wurden. Damals entstanden Skulpturen mit großen Brüsten, dicken Bäuchen, breiten Hüften und einer auffälligen Vagina. Auch die Klitoris war deutlich zu sehen. Die Figuren sollten Schwangeren beistehen, die Fruchtbarkeit steigern, oder sie dienten als Kultgegenstände.

Um 1400 v. Chr. war das immer noch so: Erregende Statuen von Frauen mit gespreizten Beinen, die an sich herumspielten, waren eine Ode an die weibliche Fruchtbarkeit.

Im Mittelalter (11. bis 13. Jahrhundert) waren Sheela-na-Gig-Abbildungen bei den Kelten gang und gäbe. Darunter versteht man Steinreliefs weiblicher Figuren, die im Stehen oder in der Hocke schamlos ihre Vagina zeigen. Manche spreizen sogar stolz die Schamlippen oder haben einen Finger in die Vagina gesteckt. Diese Bilder sollten vermutlich das Böse fernhalten und die weibliche Fruchtbarkeit fördern.

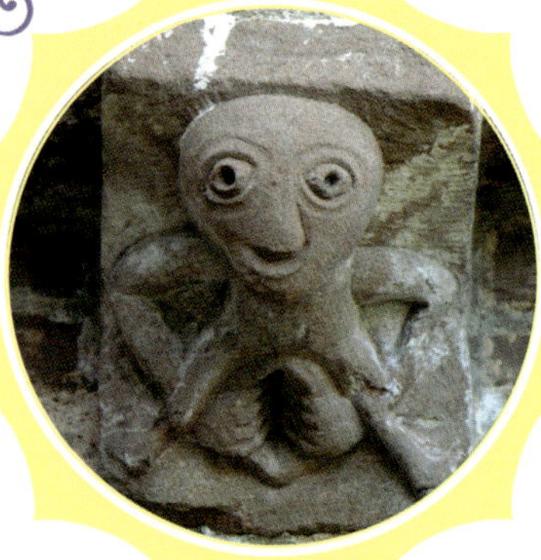

In späteren, prüderen Zeiten sorgte vor allem die katholische Kirche dafür, dass die meisten dieser Vaginafrauen zerstört oder ihre Scheide zuzementiert wurde. Das muss ein schräger Anblick gewesen sein!

Kommen verboten!

In der abendländischen Kultur war der Orgasmus ein Vorrecht des Mannes – und zwar bis Mitte des 20. Jahrhunderts! Davor galten Frauen, die zum Höhepunkt kamen, als Huren. Ab den 1950er-Jahren wurden Frauen zwar nicht mehr schief angeschaut, wenn sie einen Orgasmus hatten, aber dass das für ihre Sexualität wichtig war, galt als fraglich.

»Das Geheimnis des weiblichen Orgasmus«

»WEIBLICHER ORGASMUS SORGT FÜR BINDUNG«

»WEIBLICHER ORGASMUS KRÄFTIGT SPERMA«

»MIT EINER DIÄT ZUM ERSTEN ORGASMUS«

Nicht kommen verboten!

In den 1960er-Jahren kam die sexuelle Befreiung: Plötzlich waren mehrere Höhepunkte am Tag erwünscht.

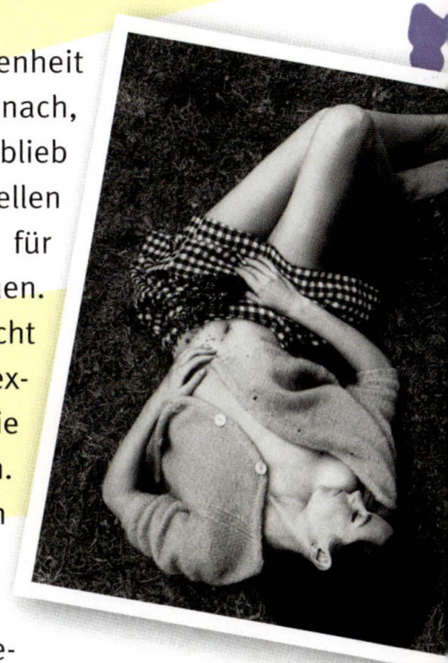

Diese Sexbesessenheit ließ irgendwann nach, aber zum Glück blieb es beim »offiziellen Orgasmus-Recht« für Männer *und* Frauen. Momentan herrscht eine ähnliche Sexbesessenheit wie in den Sechzigern. Deshalb kann ich Ihnen nur raten, sich von dem ganzen Orgasmus-Gelaber in den Medien nicht kirre machen zu lassen!

Die schönste Route

Wer auf Anhieb den Gipfel der Lüste erklimmen will, wird mit großer Wahrscheinlichkeit scheitern. Ein Höhepunkt erfordert liebevolle Aufmerksamkeit, Spaß im Bett und Fachwissen.

Und es gibt nicht nur den einen *Stairway to heaven*. 2007 fragten die Sexualforscher Dorian Solot und Marshall Miller 555 Frauen, was ihre schönste (und vielleicht auch schnellste) Route zum Orgasmus sei:

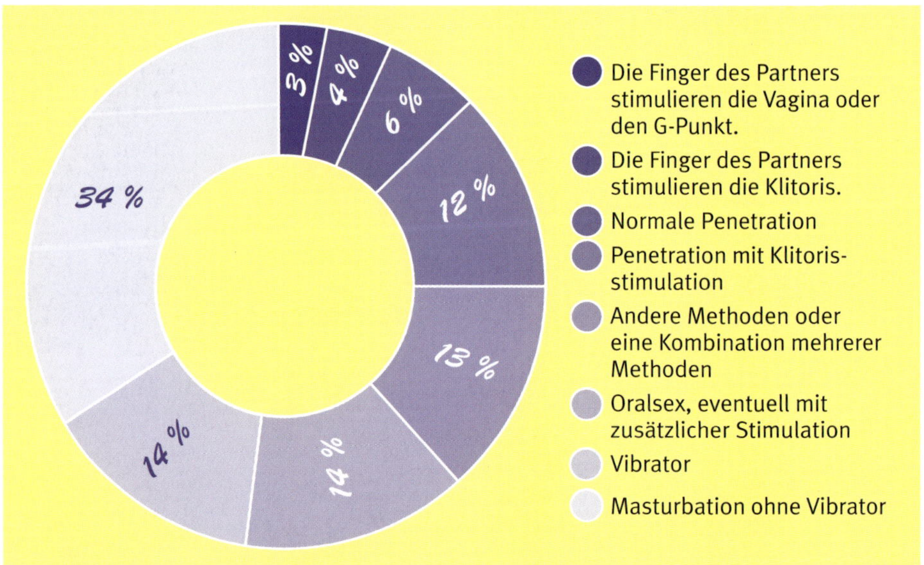

Obwohl die meisten von uns so erzogen wurden, dass Masturbation etwas Unanständiges ist, scheint sie die Frauen am zuverlässigsten zum Höhepunkt zu bringen. Immerhin 34 Prozent kommen durch manuelle Masturbation ohne Vibrator. Aber auch der ist längst nicht mehr nur ein nettes Extra: Wie Oralsex bringt er 14 Prozent der Frauen zum Orgasmus. Mit einer Kombination aus mehreren Methoden erreichen 13 Prozent das Ziel. Penetration plus Klitorisstimulation verschafft 12 Prozent sexuellen Genuss, während normale Penetration gerade mal 6 Prozent in den siebten Himmel katapultiert. Wer seine Geliebte durch manuelle Klitorisstimulation zum Höhepunkt bringen will, schafft das in nur 4 Prozent aller Fälle. Und wer sie gar nicht berührt, sondern sich nur auf den G-Punkt oder die Vagina konzentriert, muss ausgerechnet auf die 3 Prozent Frauen treffen, die dann lustvoll erbeben.

Boxenstopp

Höchste Zeit für einen kleinen Werkstattbericht, damit Sie wissen, was sich beim Orgasmus in Körper und Gehirn alles so abspielt. Forschungen an der University of New Jersey haben ergeben, dass an der weiblichen Klimax mehr als 30 Prozent des Gehirns beteiligt sind. Vor allem Areale, die für Gefühle, Berührungen, Freude, Befriedigung und Gedächtnis zuständig sind, werden dann aktiv.

Präorgasmus

- Bei einem aufregenden Vorspiel lässt die Hirnaktivität in Amygdala und Hippocampus nach: ein Zeichen für Entspannung. Die Amygdala ist unter anderem für die Bewertung von Gefühlen zuständig, während der Hippocampus an Verhaltensmustern beteiligt ist.
- Zwei Minuten vor dem Orgasmus wird das Belohnungszentrum aktiv, wie auch beim Essen und Trinken.
- Kurz vor dem Höhepunkt kommt es zu einer ungewöhnlichen Aktivität des sensorischen Kortex. Der reagiert, wenn Gefühle angesprochen werden. Deshalb verarbeitet der Kortex Berührungen und reagiert auf Reizungen der erogenen Zonen.
- Auch der Thalamus wird bei sexuellen Reizen aktiv und schickt über die Hirnrinde Signale an den restlichen Körper.

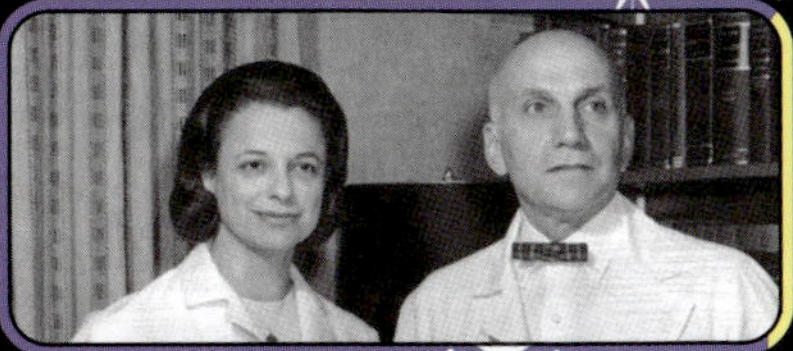

Die amerikanischen Sexualforscher William Masters und Virginia Johnson entwickelten in den 1950er- und 1960er-Jahren erstmals Instrumente, um die Sexualreaktionen des menschlichen Körpers zu messen. Für die damalige Zeit war das ziemlich revolutionär! Die beiden erregten großes Aufsehen, zumal sie den weiblichen Orgasmus und Homosexualität aus der Tabuzone holten.

Orgasmus

- Zeit für große Gefühle: Der Cortex cingularis und die Insula, die Gefühlsreize bündeln, lassen das Gefühlszentrum im Gehirn aufleuchten.
- Als Vorletzter kommt der Hypothalamus an die Reihe. Er spielt eine wichtige Rolle bei der Steuerung von Primärinstinkten wie Hunger, Durst, Kampf-, Flucht- und Sexualtrieb.
- Zu guter Letzt wird noch ein Lustareal aktiviert sowie der Bereich, der das Gedächtnis steuert.

Frühere Untersuchungen über die Hirnaktivitäten beim weiblichen Orgasmus konnten belegen, dass Frauen intensiver und länger kommen als Männer.

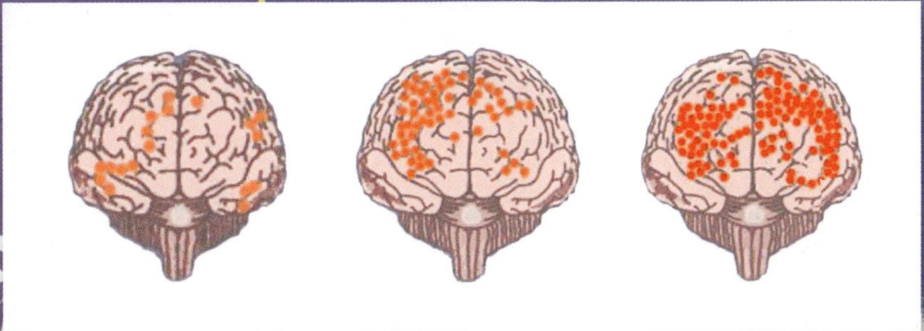

Runter von der Bremse!

Ein Orgasmus kann extrem überwältigend sein. Man zittert von Kopf bis Fuß, verliert jegliches Raum- und Zeitgefühl und glaubt, in einer völlig anderen Welt zu sein. Es ist schwer, aber auch überflüssig, sich beim Höhepunkt zu beherrschen.

Forscher der Universität Groningen haben eine Erklärung für dieses Gefühl totaler Enthemmung gefunden: Beim weiblichen Orgasmus wird die Blutzufuhr zum präfrontalen Kortex (ein Teil des Frontallappens der Großhirnrinde) stark gedrosselt. Normalerweise ist dieser Bereich für die Handlungsplanung und Selbstbeherrschung zuständig. Kommt eine Frau, ist es damit komplett aus und vorbei, denn wegen der gedrosselten Blutzufuhr verliert sie sämtliche Hemmungen!

Und das ist noch längst nicht alles: Gleichzeitig wird das Kleinhirn, das für Bewegungskontrolle und Koordination zuständig ist, stärker durchblutet. Mit der Folge, dass sich die Muskeln beim Orgasmus heftig zusammenziehen und es zu unkontrollierbaren Zuckungen kommt.

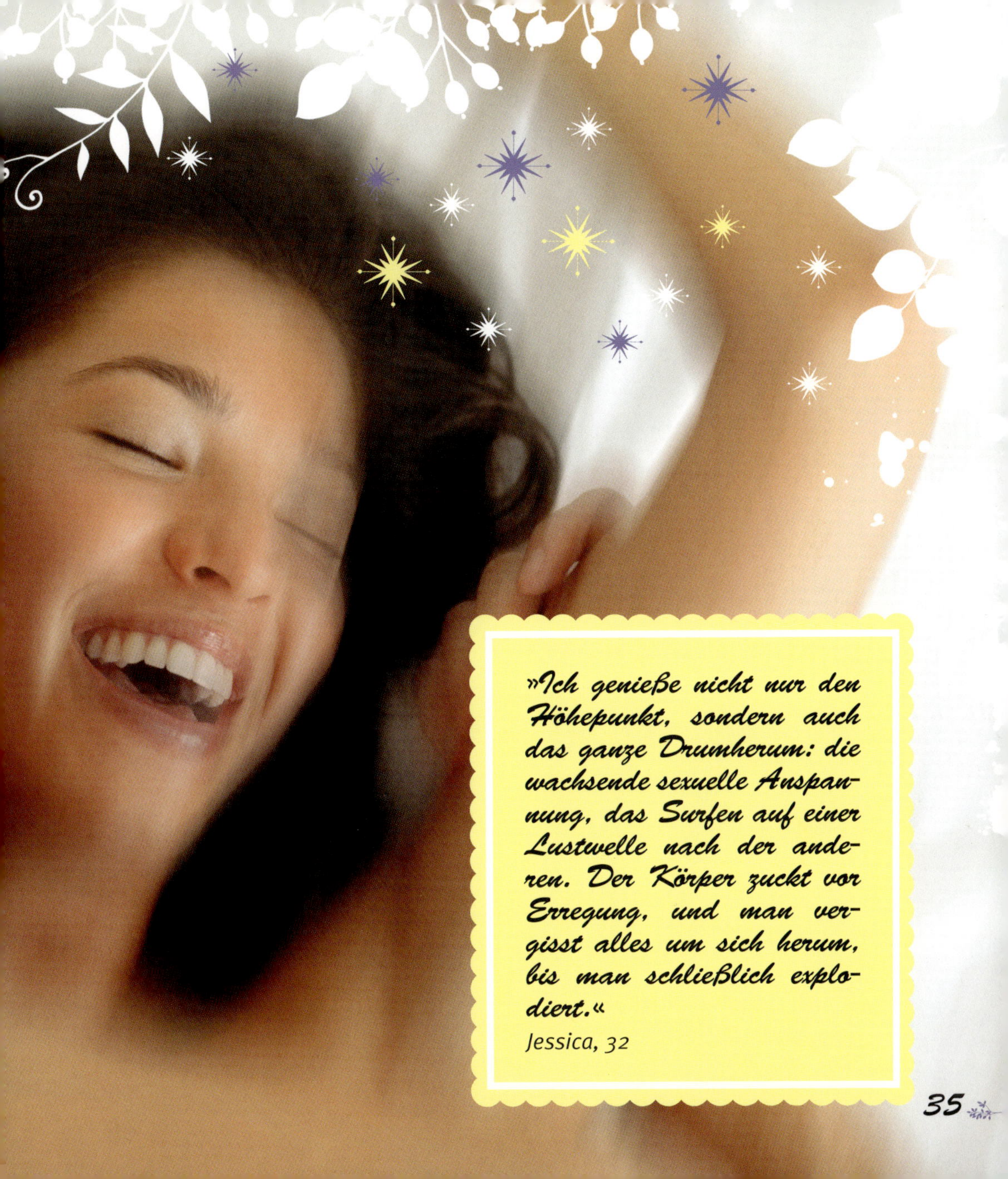

»Ich genieße nicht nur den Höhepunkt, sondern auch das ganze Drumherum: die wachsende sexuelle Anspannung, das Surfen auf einer Lustwelle nach der anderen. Der Körper zuckt vor Erregung, und man vergisst alles um sich herum, bis man schließlich explodiert.«

Jessica, 32

Ihr natürliches Gleitmittel

Dass die Vagina feucht wird, ist eine ganz natürliche Reaktion auf Lustempfindungen. Auf diese Weise bereitet sich der Körper auf den Geschlechtsverkehr vor. Ihr natürliches Gleitmittel erleichtert Berührungen im Vaginalbereich und die Penetration. Frau kann sowohl durch mentale als auch durch körperliche Stimulation feucht werden. Toll, wozu der weibliche Körper alles in der Lage ist! Außerdem reinigt das Vaginalsekret den Gebärmutterhals. Das schleimartige Gleitmittel ist eine farblose Flüssigkeit aus etwa 50 verschiedenen Substanzen und enthält jede Menge chemische Stoffe wie Säuren, komplexe Alkoholverbindungen und Harnstoff.

Doch woher kommt das magische Mittel? Zu Beginn der Erregungskurve steigt die Durchblutung der Vagina. Je stärker die Erregung, desto stärker schwillt die Vagina aufgrund der erhöhten Blutzufuhr an. Das drückt das Sekret regelrecht aus der Vaginawand.

Zu feucht

Viel Sekret, das krümelig und gelblich ist oder säuerlich riecht, kann auf eine Vaginalinfektion hindeuten. In diesem Fall sollten Sie beim Hausarzt vorbeischauen. Doch meist besteht kein Grund zur Sorge: Vermutlich werden Sie einfach sehr schnell feucht, oder aber Sie haben Ihren Eisprung. Genießen Sie es – schließlich finden Männer feuchte Frauen in der Regel höchst erregend!

Zu trocken

Werden Sie nicht richtig feucht? Vielleicht sind Sie nicht erregt genug. Auch bestimmte Medikamente, die Menopause, eine Geburt oder Erschöpfung können zu einer trockenen Vagina führen. Je nach Ursache können Sie verschiedene Dinge ausprobieren: Versuchen Sie es mit einem längeren Vorspiel. Oder verteilen Sie ein paar Tropfen Gleitgel um die Klitoris: Das bewirkt Wunder! Liegt es an der Menopause, fragen Sie Ihren Haus- oder Frauenarzt nach einer Hormontherapie, die Ihrer Vagina zur früheren Feuchtigkeit zurückverhilft.

Missverständnis Nr. 1

EINE NORMALE FRAU KOMMT IMMER ZUM ORGASMUS

Das glauben Sie doch selbst nicht! Sogar Frauen, die leicht kommen, gelangen nur in 70 bis 80 Prozent der Fälle zum Höhepunkt.
Die Umstände, unter denen wir Sex haben, sind höchst unterschiedlich: Vielleicht haben Sie einfach Lust, wild draufloszuvögeln, und der Orgasmus ist gar nicht so wichtig? Oder aber Sie wünschen sich nur eine schnelle Befriedigung, und der Quickie endet zu früh (meist, wenn der Mann kommt)? Es kann natürlich auch passieren, dass Sie bei einem ausgiebigen Liebesspiel den Höhepunkt anstreben, er Ihnen aber versagt bleibt. Alles ist möglich, denn jeder Liebesakt und jeder Orgasmus ist einzigartig.

Doch das heißt nicht, dass Sie abwarten und Tee trinken sollen. Sie müssen schon selbst etwas dafür tun – allerdings ohne den Spaß an der Sache zu verlieren. Was genau, erfahren Sie im Laufe dieses Buches.

Missverständnis Nr. 2

FRAUEN KÖNNEN BEI QUICKIES NICHT ZUM ORGASMUS KOMMEN

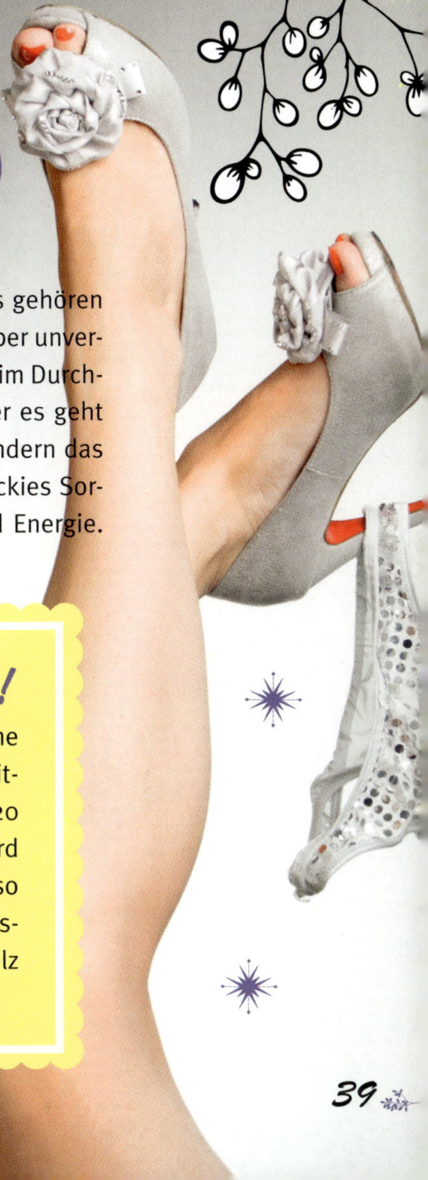

Noch so ein Irrtum! Der weibliche Höhepunkt und Quickies gehören vielleicht nicht gerade zusammen wie Pech und Schwefel, aber unvereinbar sind sie auch wieder nicht! Normalerweise dauert es im Durchschnitt mindestens 20 Minuten, bis eine Frau kommt. Aber es geht auch anders. Wichtig ist schließlich weniger die Dauer, sondern das Erregungsniveau beim Vorspiel. Wer sich während des Quickies Sorgen um den Orgasmus macht, verschwendet nur Zeit und Energie. Besser, die Klitoris wird ordentlich bespielt!

Ein Hoch auf die Mangaianer!

Auf Mangaia, einer Insel im Stillen Ozean, spielt Sex eine große Rolle. Mädchen werden erst zum vollwertigen Mitglied der Gemeinschaft, wenn sie zwischen 13 und 20 mindestens vier Sexualpartner hatten. Und Jungen wird schon mit 13 beigebracht, dass sie ihren Orgasmus so lange hinauszögern müssen, bis ihre Geliebte mindestens drei Höhepunkte hatte. Sonst gelten sie als Faulpelz mit einem eingerosteten Penis.

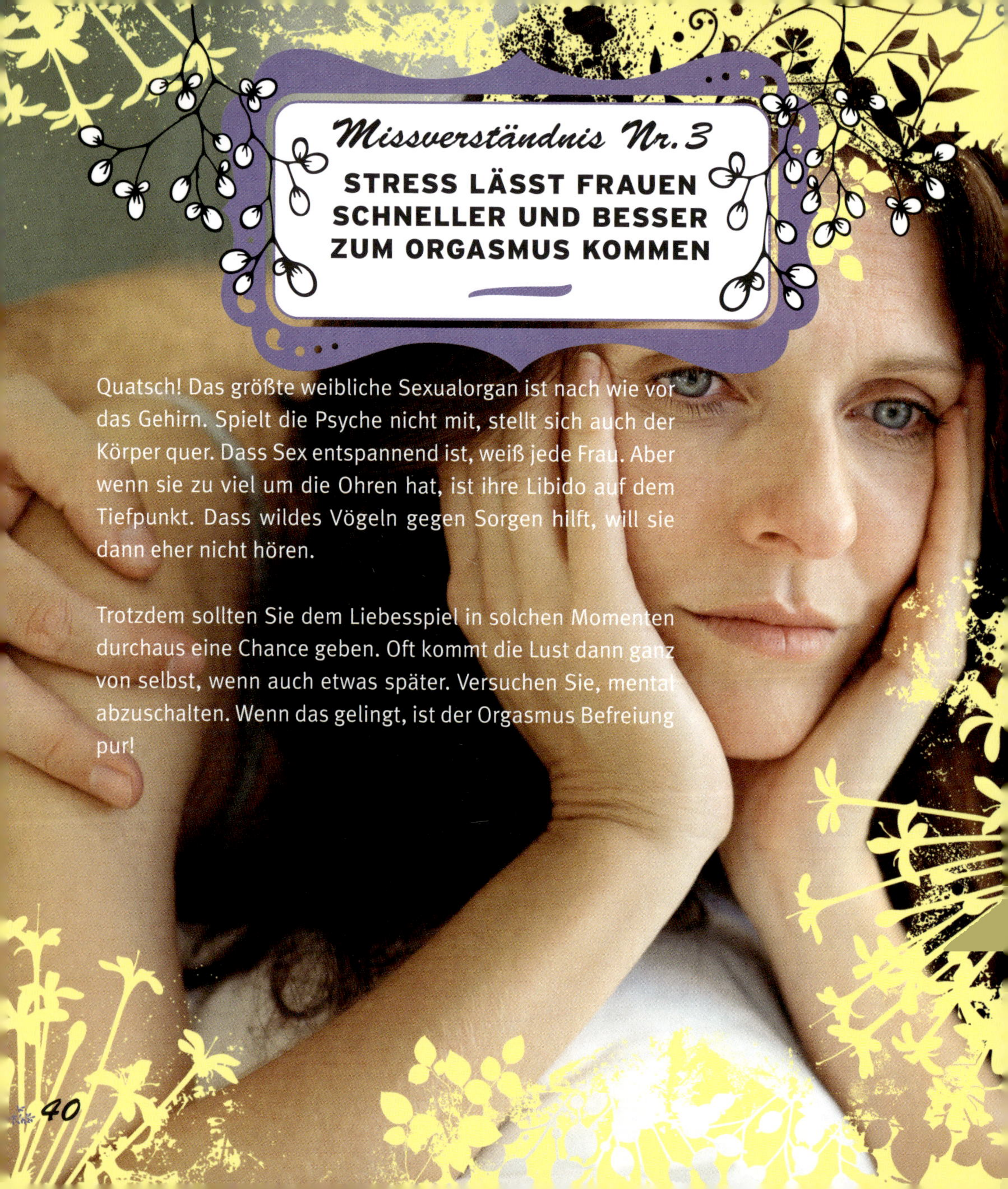

Missverständnis Nr. 3

STRESS LÄSST FRAUEN SCHNELLER UND BESSER ZUM ORGASMUS KOMMEN

Quatsch! Das größte weibliche Sexualorgan ist nach wie vor das Gehirn. Spielt die Psyche nicht mit, stellt sich auch der Körper quer. Dass Sex entspannend ist, weiß jede Frau. Aber wenn sie zu viel um die Ohren hat, ist ihre Libido auf dem Tiefpunkt. Dass wildes Vögeln gegen Sorgen hilft, will sie dann eher nicht hören.

Trotzdem sollten Sie dem Liebesspiel in solchen Momenten durchaus eine Chance geben. Oft kommt die Lust dann ganz von selbst, wenn auch etwas später. Versuchen Sie, mental abzuschalten. Wenn das gelingt, ist der Orgasmus Befreiung pur!

Missverständnis Nr. 4

KEIN ORGASMUS? DANN IST DER SEX SCHLECHT ODER DIE BEZIEHUNG KAPUTT

Gut möglich, dass Sie gerade Beziehungsprobleme haben, die zuerst gelöst werden sollten. Wenn Sie mit Ihrem Partner unglücklich sind oder ihn nicht mehr attraktiv finden, werden Sie keine große Lust auf ihn haben. Trotzdem können Sie mit ihm zum Orgasmus kommen. Umgekehrt kann alles perfekt sein, und Sie erreichen dennoch nicht den Höhepunkt. Fest steht, dass zu einer guten Beziehung und einem erfüllten Liebesleben mehr gehört als nur ein Orgasmus.

Untersuchungen haben ergeben, dass es keinen großen Zusammenhang zwischen Orgasmus-Häufigkeit und Beziehungsqualität gibt. Höhepunkte machen das Liebesleben zwar intensiver, wirken sich aber nicht auf andere Bereiche der Partnerschaft aus. Umgekehrt muss das Ausbleiben eines Orgasmus nicht gleich die ganze Beziehung infrage stellen.

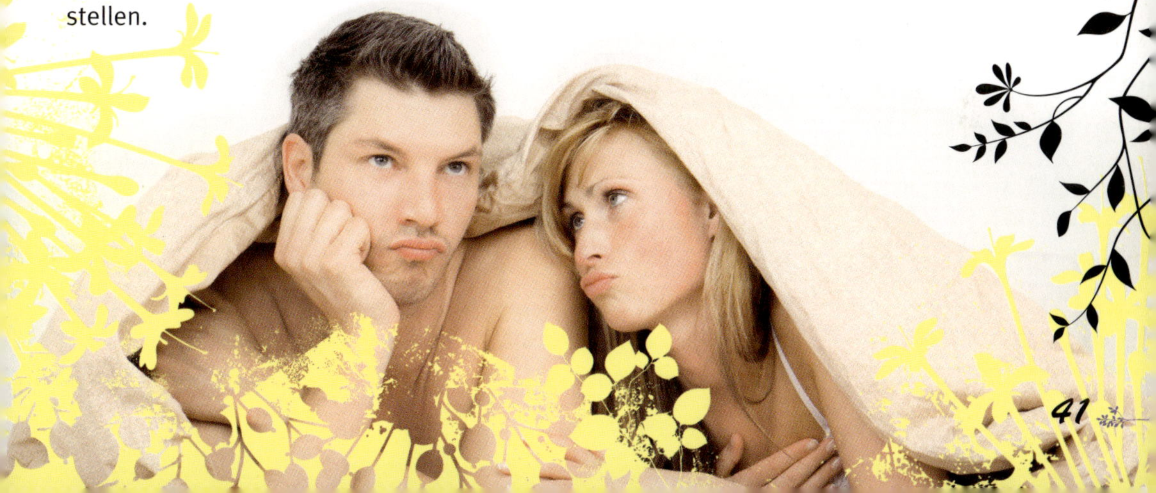

Durchblick hilft

Sie hatten noch keinen Orgasmus, wollen diese Erfahrung aber möglichst bald machen? Dann sollten Sie erst mal Ihre Einstellung zur Sexualität hinterfragen. Das Ausbleiben von Höhepunkten kann nämlich viele Ursachen haben. Prüfen Sie, welche (Vor-)Urteile Ihnen im Weg stehen, und werfen Sie sie gleich über Bord!

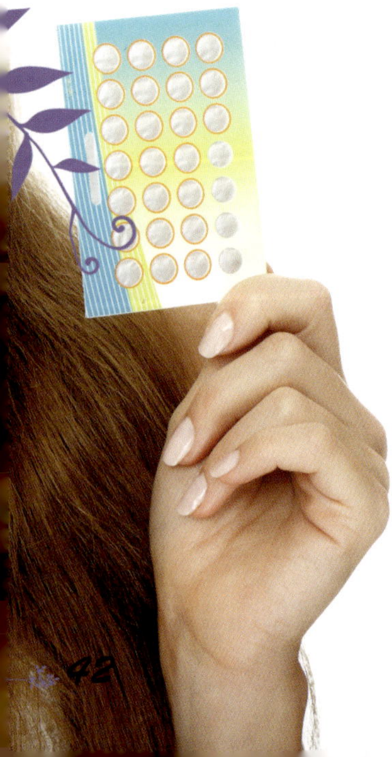

- Fangen Sie bei sich an! Haben Sie ein negatives Selbstbild und/oder ein schlechtes Körpergefühl? Kein Wunder, dass Sie beim Sex Hemmungen haben! Das Selbstwertgefühl spielt eine größere Rolle, als man denkt. Wenn Sie immer erst negative Gedanken verdrängen müssen, um das Liebesspiel genießen zu können, raubt Ihnen das jede Menge Energie. Mit der Folge, dass Sie Sex generell aus dem Weg gehen oder ihn so schnell wie möglich hinter sich bringen wollen. Stellen Sie sich stattdessen Ihrem negativen Selbstbild! Erst dann können Sie auch die guten Seiten sehen, und Ihre Angst wird verschwinden.
- Eine streng religiöse Erziehung kann einer gesunden Einstellung zur Sexualität im Weg stehen. Vielleicht finden Sie ihn deshalb schmutzig? Aber das ist Quatsch, denn jeder gesunde Mensch hat sexuelle Bedürfnisse, und das ist auch gut so!

- Haben Sie Angst, schwanger zu werden oder sich eine sexuell übertragbare Krankheit einzufangen? Es gibt zahlreiche Verhütungsmethoden, und schon ein Kondom kann Wunder bewirken. Informieren Sie sich, um Ihre Ängste zu überwinden.
- Was ist mit jetzigen oder früheren Beziehungen? Sind/waren die emotional und sexuell befriedigend? Oder hat Ihnen immer etwas gefehlt? Wenn ja, was? Vielleicht dachten Sie, er und nicht Sie wären für Ihren Orgasmus zuständig? Vergessen Sie's! Sie müssen Ihre sexuelle Erfüllung schon selbst in die Hand nehmen.
- Wissen Sie, wie der weibliche Körper, vor allem der Genitalbereich, aussieht? Ohne Anatomiekenntnisse geht gar nichts.
- Wissen Sie, wie sich Ihr Körper anfühlt und auf welche Reize er reagiert? Hier hilft Selbsterkundung weiter.
- Sind Sie ein Kontrollfreak, der auch beim Sex nicht loslassen kann? Woher kommt Ihre Angst vor Kontrollverlust? Sind Sie auch sonst eher gehemmt? Fühlen Sie sich mit Ihrem Partner nicht wohl, oder haben Sie in der Vergangenheit negative sexuelle Erfahrungen gemacht? Vielleicht fürchten Sie sich vor der Reaktion Ihres Partners auf Ihren Orgasmus? Sprechen Sie mit ihm, falls nötig auch mit einem Psychologen oder Sexualberater. Sie sollten ein gesundes Verhältnis zu Sexualität entwickeln.

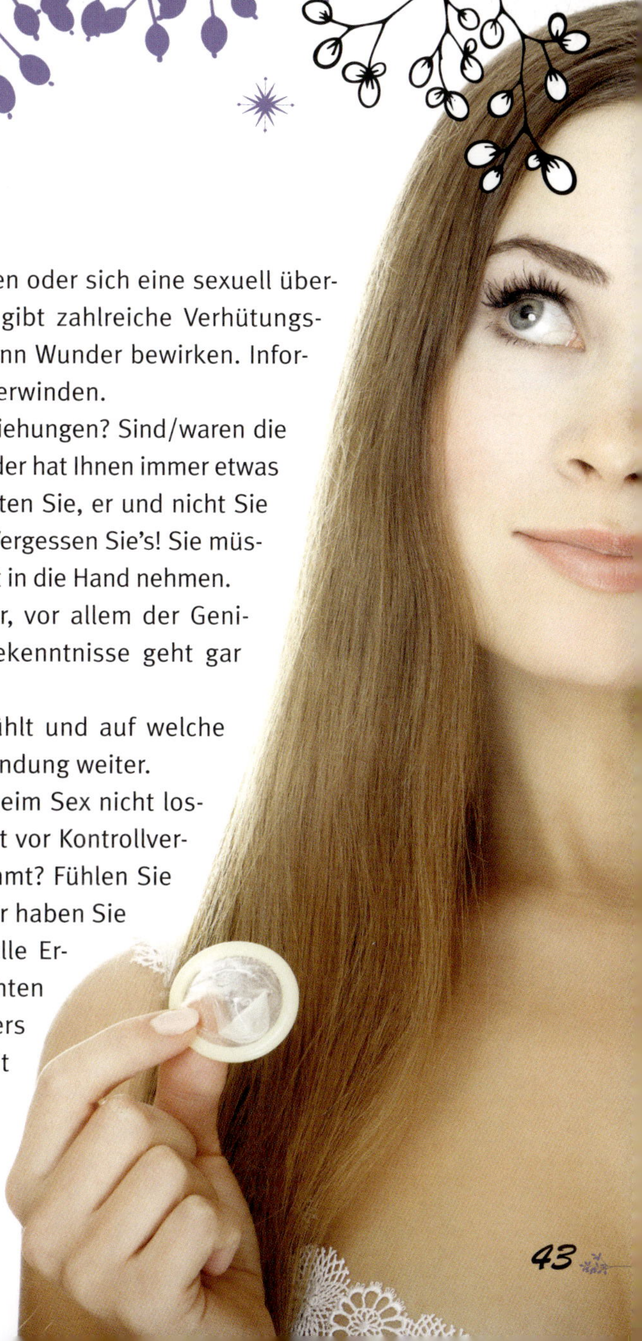

- Sind Sie zu krampfhaft auf einen Orgasmus aus? Dann bleibt er nämlich gerne weg. Statt sich Ihren Gefühlen zu überlassen, beobachten Sie sich ständig und fragen sich, wo der verdammte Orgasmus bleibt. Schluss damit: *Carpe libido!*
- Wurden eventuell bestimmte Nerven durch einen Unfall, eine Operation oder eine Entzündung in Mitleidenschaft gezogen? Oder nehmen Sie Medikamente, die die Libido hemmen? Sind Sie generell niedergeschlagen und nehmen Antidepressiva? Auch daran kann es liegen, dass Sie nicht zum Höhepunkt kommen. Sogar die Pille kann Orgasmen vereiteln. Sprechen Sie mit Ihrem Haus- oder Frauenarzt darüber.
- Bei einer Geburt wird Ihre Vagina ganz schön beansprucht. Danach kann es dauern, bis Frauen wieder kommen können. Auch die Hormone spielen eine Rolle.

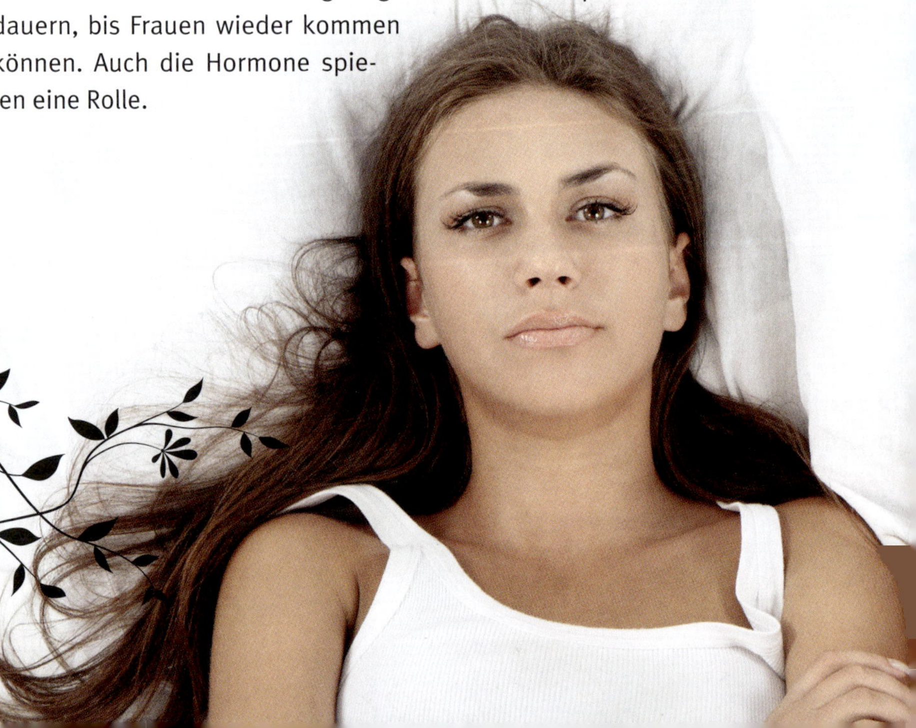

- Spielt Ihnen Ihre Lust dahingehend einen Streich, dass sie sich zwar einstellt, aber starken Schwankungen unterworfen ist? So kann man natürlich nicht zum Höhepunkt kommen. Aber wo ein Wille ist, ist auch ein Weg. Lesen Sie weiter, vor allem die Kapitel »Lieber selbst Hand anlegen als …« und »Von oo zu ooooo!«.

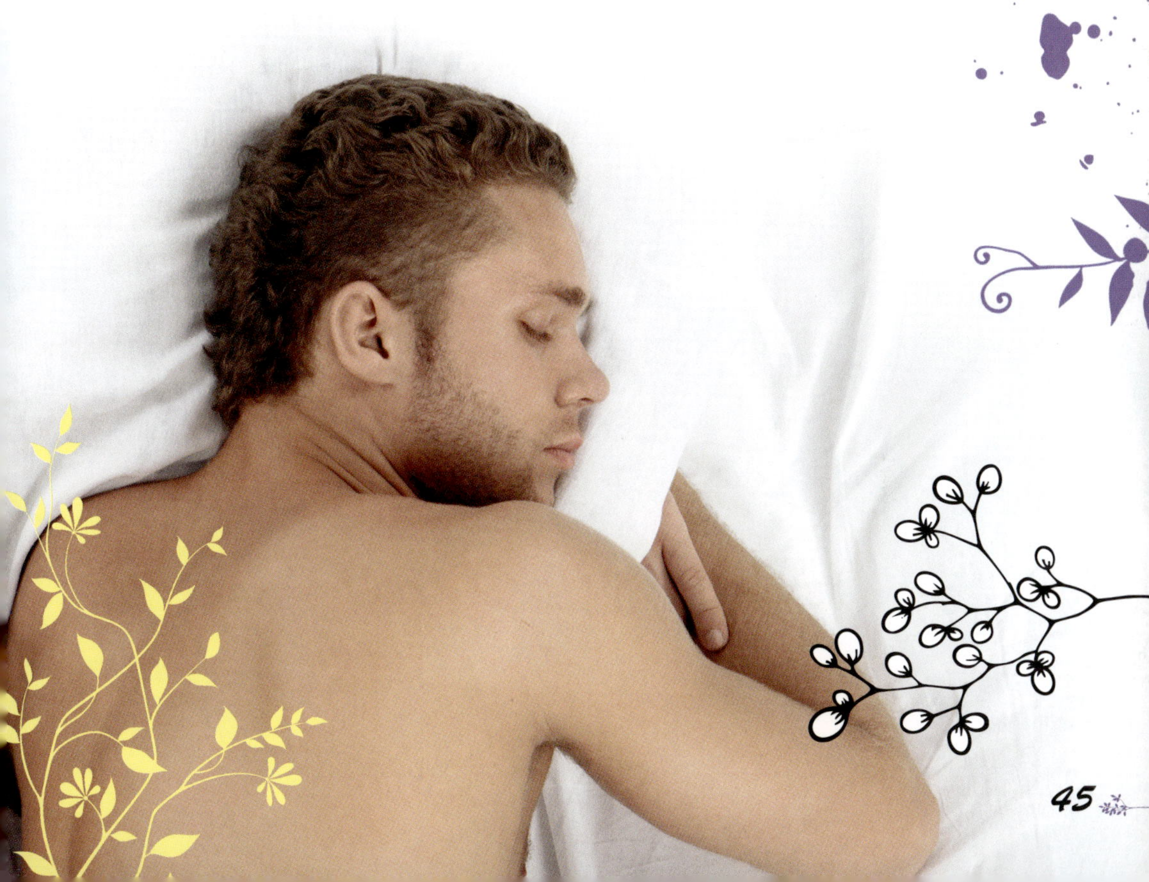

Hier kommt die Anleitung!

Tut mir leid, aber es gibt keine Schritt-für-Schritt-Anleitung fürs sexuelle Erwachen. Das ist ein Prozess, der stark davon abhängt, wie Sie zu sich und Sexualität generell stehen. Es geht um Ihre Gedanken, Verhaltensmuster und Gefühle. Und es geht um Ihren Körper.

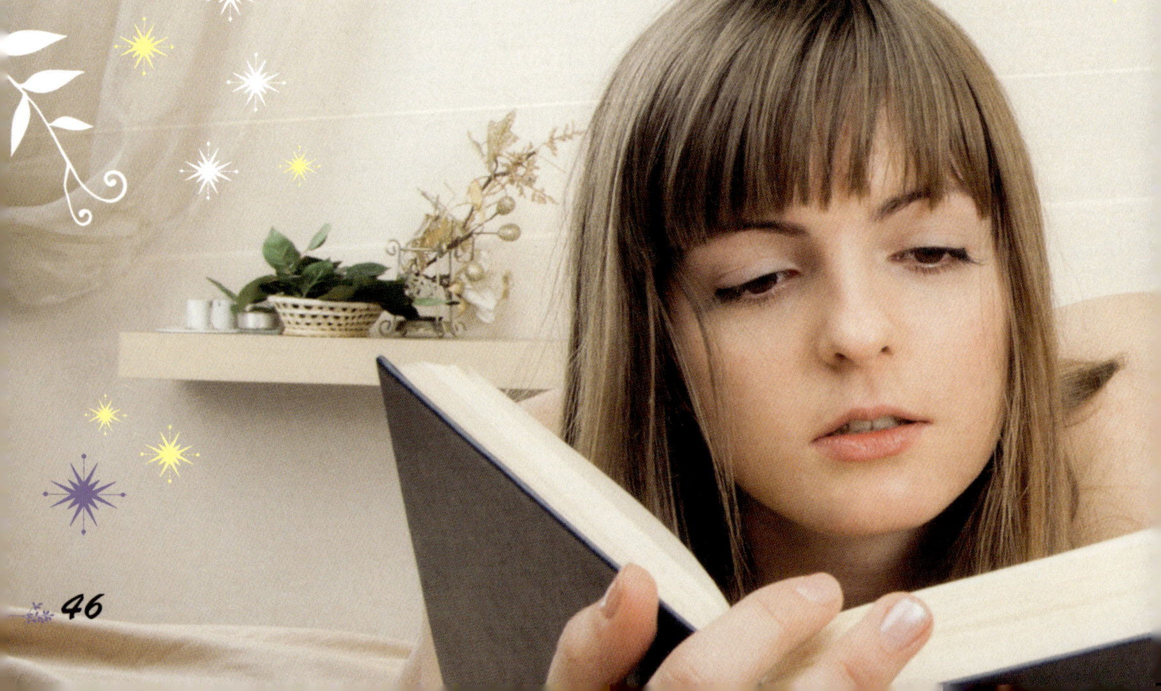

Sex genießen und zum Orgasmus kommen zu können hat viel mit dem Überwinden von Vorurteilen zu tun. Die sexuelle Entwicklung hört nie auf und lässt die meisten Frauen das Liebemachen mit zunehmendem Alter immer mehr genießen. Wenn das mal keine gute Nachricht ist!

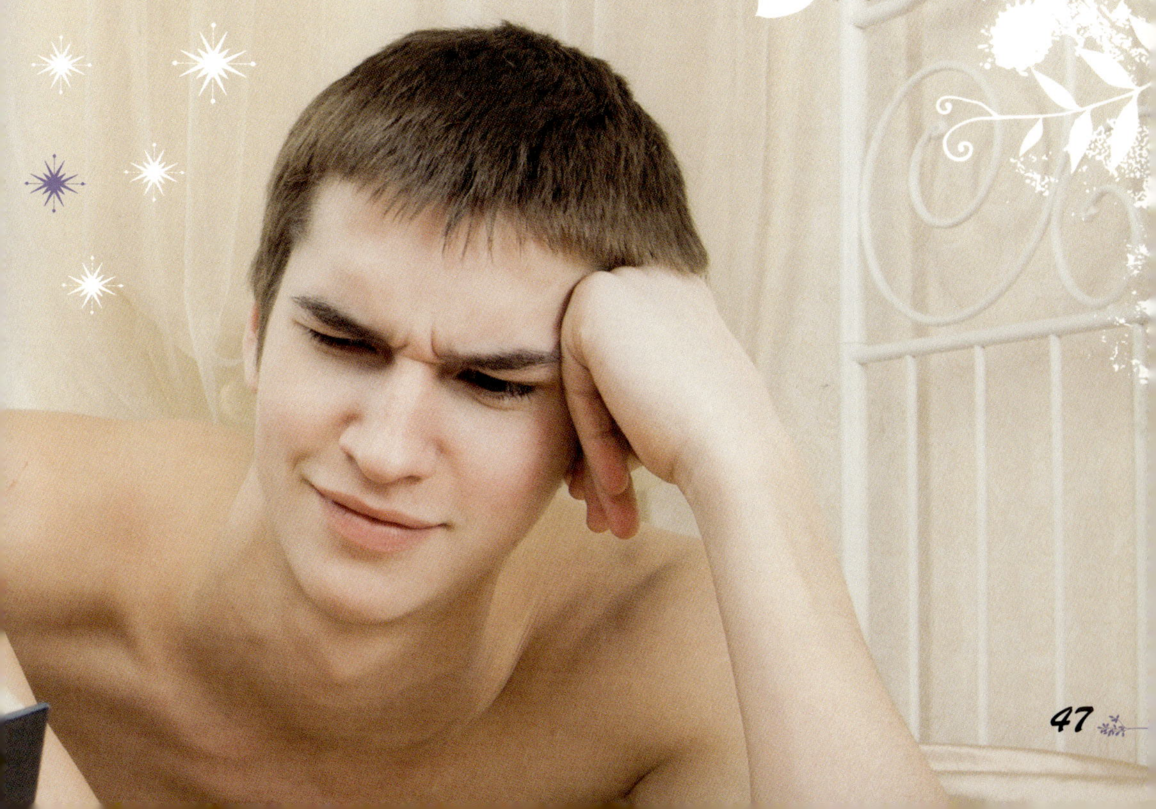

Wwwwwwarum eigentlich?

Der männliche Orgasmus führt zum Samenerguss und hat damit eine eindeutige Funktion: die Fortpflanzung. Der Fortpflanzungstrieb ist uns angeboren. Aber ist er auch der Grund für den weiblichen Orgasmus? Schwer zu sagen.

Manche behaupten, die Klimax der Frau diene nur dazu, den Mann auf seine Zuneigung und sein Engagement zu testen. Schafft er es, ihr einen Orgasmus zu schenken, ist er ein guter Partner. Andere glauben, die Muskelkontraktionen beim weiblichen Höhepunkt würden das Sperma schneller zum zu befruchtenden Ei bringen. In diesem Fall müssten orgasmierende Frauen schneller schwanger werden als nicht orgasmierende. Doch zum Glück ist der Orgasmus kein »Katapult« für Samenzellen, denn sonst könnten »Schwächlinge« die starken Jungs überholen.

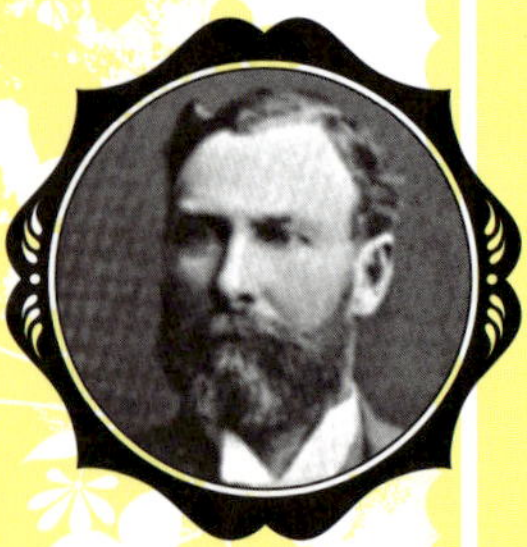

Wussten Sie, dass …

Wissenschaftler, Ärzte und Philosophen im 18. Jahrhundert glaubten, der weibliche Orgasmus sei unverzichtbar für die Fortpflanzung? Nur dann käme es zum Eisprung. Das war natürlich Quatsch, aber ein Grund mehr, sich darum zu kümmern. Einem Dr. William Acton gefiel das ganz und gar nicht. Er verkündete, die Mehrheit der Frauen bräuchte keinen Sex und keine Sexualität. Das wäre auch besser für die Gesellschaft. Pfui, Dr. Acton!

Wussten Sie, dass …

es bei Säuen nach einem Orgasmus leichter zur Befruchtung kommt? Will der Bauer, dass seine Sau trächtig wird, sorgt er für angenehme Paarungsumstände. Aber diese Tiere haben es leicht: Mutter Natur schenkte ihnen eine Klitoris *in* der Vagina!

Wie dem auch sei: Fortpflanzung ist schon lange nicht mehr der Hauptgrund für Sex und/oder Orgasmen. Im Lauf der Jahrhunderte hat der Mensch viele Gründe für den Liebesakt entdeckt: gegenseitige Anziehungskraft, Spaß, Entspannung, Stressabbau, Zuneigung und Liebe.

Französische Forscher haben 200 Frauen untersucht. Die Hälfte hatte Orgasmus-Probleme, die andere Hälfte nicht. Die Frauen, die regelmäßig zum Höhepunkt kamen, lächelten zweieinhalb mal so oft wie die anderen. Außerdem waren sie weniger ängstlich, schliefen besser und hatten einen größeren Wortschatz.

Die französische Sexualwissenschaftlerin Catherine Solano behauptet sogar, das Glückshormon Oxytocin sei auch ein Bindungshormon. Deshalb sei es wichtig, dass Männer Frauen zum Höhepunkt bringen: der weibliche Orgasmus als Garant für ewige Treue!

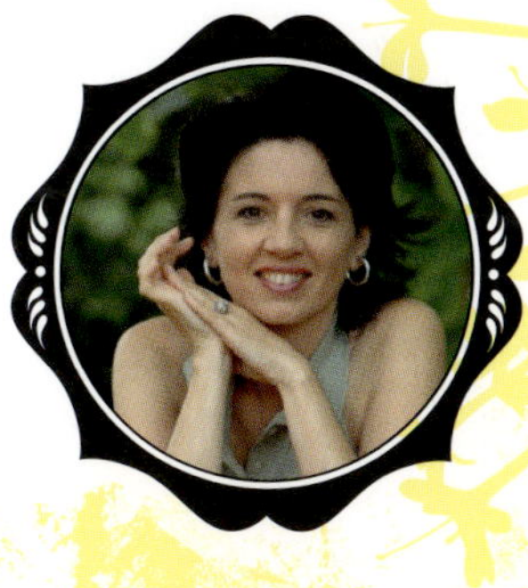

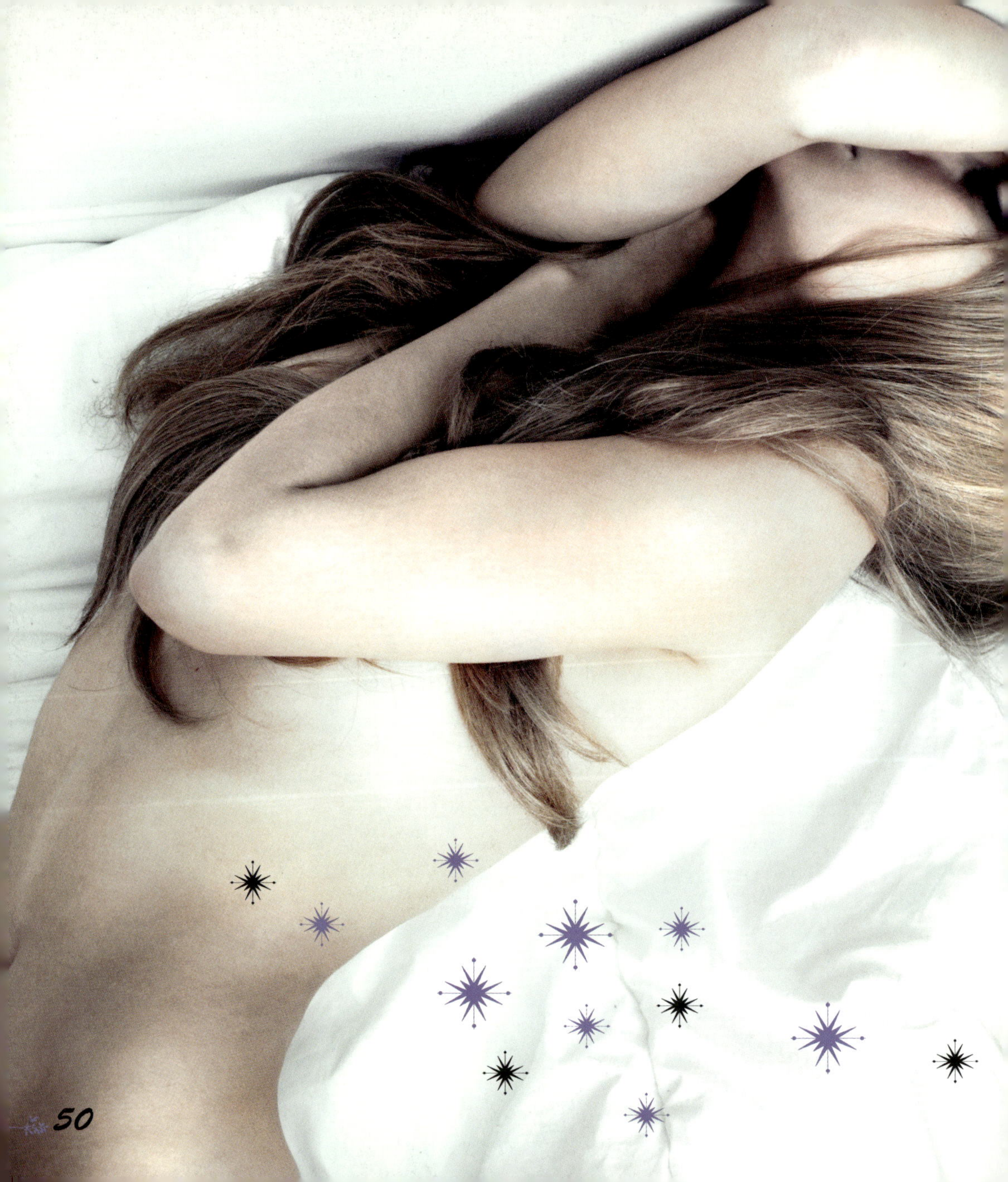

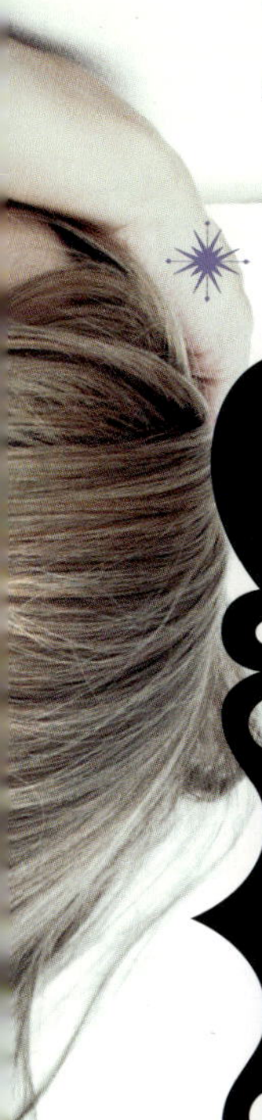

Zehn Gründe, durchs Ziel zu gehen

1. Es hat etwas Befreiendes.
2. Es ist gratis.
3. Es ist vollkommen legal.
4. Es liegt stets in Reichweite.
5. Es baut Stress ab.
6. Es verbrennt Kalorien.
7. Es ist ein ausgezeichnetes Schlafmittel.
8. Es kann Menstruationsbeschwerden und Kopfschmerzen lindern.
9. Es ist immer wieder eine einzigartige Erfahrung.
10. Warum nicht?!

Klitoris: ALLES AUF KNOPF-DRUCK?

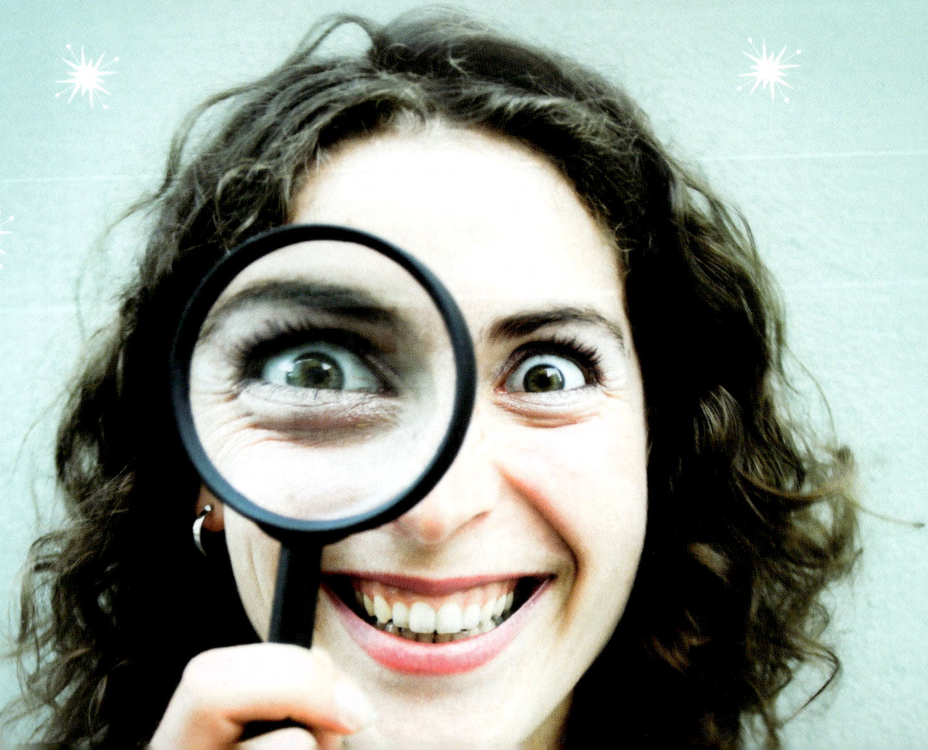

Die Entdeckung der Klitoris

Das Wort *kleitoris* wurde vor etwa 2500 Jahren erstmals von den alten Griechen verwendet und bedeutet wortwörtlich »kleiner Hügel« oder »was eingeschlossen ist«. Damit meinten sie allerdings nicht das, was Sie denken, sondern die inneren Schamlippen.

Erst 1593 beschrieb ein Wissenschaftler die Klitoris, die wir meinen: diesen kleinen rosa Knubbel über der Vaginaöffnung. Der Legende nach wurde die Klitoris bei einer Frau entdeckt, die der Hexerei beschuldigt wurde. Logisch, dass die Forscher das winzige Organ als teuflische Geschwulst bezeichneten.

1615 wussten sie einige Gelehrte endlich zu würdigen: In einem der ersten anatomischen Lehrbücher bekam die Klitoris einen ruhmreichen Eintrag. Sie wurde als kleines, hochempfindliches Organ beschrieben, das sich nicht in der Vagina, sondern darüber befindet: dort, wo sich die inneren Schamlippen treffen. An der »fruchtbaren Mündung« sozusagen.

Die berühmten Sexualforscher Masters & Johnson waren Anfang des 20. Jahrhunderts die Ersten, die die Klitoris als vollkommenes, einzigartiges Organ feierten. Und genau das ist sie auch!

Wo steigt die Party? Genau hier!

Welche der drei Abbildungen ist richtig?

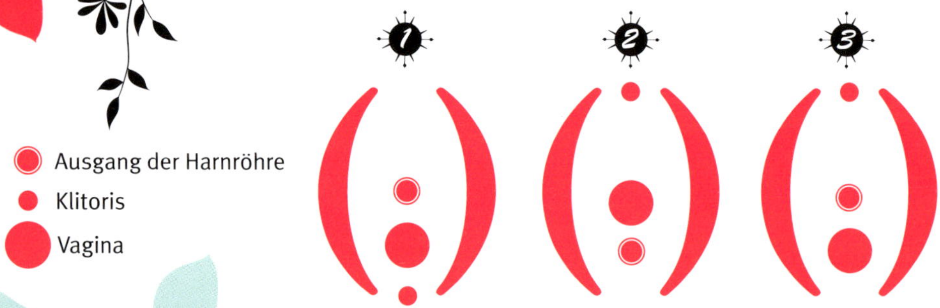

1. Falsch, die Klitoris sitzt über der Vagina.
2. Falsch, der Ausgang der Harnröhre und die Vagina wurden vertauscht.
3. Richtig, das ist eine korrekte Darstellung der Vagina.

Weil die Klitoris so empfindlich ist, versteckt sie sich zwischen den inneren Schamlippen. Dieser natürliche Schlupfwinkel ist Teil der Vulva, also der äußeren weiblichen Geschlechtsorgane. Sie bestehen aus dem Venushügel, dem Scheidenvorhof, den Schamlippen, der Klitoris, dem Ausgang der Harnröhre und der Vaginaöffnung.

Eine amerikanische Studie aus dem Jahr 2005 kam zu einem verblüffenden Ergebnis: 25 Prozent der männlichen Erstsemester und 29 Prozent der Studentinnen wussten nicht, wo die Klitoris genau sitzt!

Am Anfang war die Frau

Die Klitoris oder der Kitzler ist für die meisten Frauen *das* Lustorgan. Aber verwechseln Sie ihn nicht mit einem Knopf, den man nur drücken muss, um – peng! – erregt zu werden und ein Orgasmus-Feuerwerk zu erleben. Im Umgang mit der Klitoris ist höchste Vorsicht geboten.

Das sexuell empfindlichste Organ der Frau ist ein kompliziertes Netz aus 8000 Nervenenden. Das sind zwei Mal so viele wie im Penis! Oft wird die Klitoris fälschlicherweise mit einem Mini-Penis verglichen. Ein besserer Vergleich ist die Eichel, auch wenn dieses Organ längst nicht so hart im Nehmen ist.

Der amerikanische Arzt und Schriftsteller Oliver Wendell Holmes (1809 – 1894) war seiner Zeit weit voraus: »Die weiblichen Genitalien sind die der Männer, nur nach innen gestülpt. Anders als gemeinhin angenommen, lehrt uns die moderne Wissenschaft, dass der Mann eine umgeformte Frau ist. Diese Verwandlung vollzieht sich im ersten Schwangerschaftstrimester. Die edlen Teile des Mannes sind demnach ein vergrößerter Spiegel der weiblichen und nicht umgekehrt.«

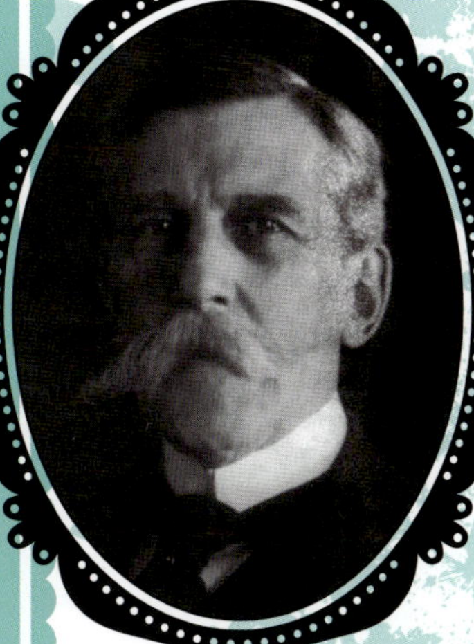

Der Gipfel des Vulkans

Der sichtbare Teil der Klitoris ist nur die Spitze des Eisbergs – sozusagen der Gipfel des Vulkans. Es gibt also noch viel mehr zu entdecken, als man auf den ersten Blick vermuten würde.

Der Klitoriskopf – auch Glans oder Eichel genannt – ist das Kronjuwel. Diese Ausstülpung sitzt über der Vagina und ist der am besten erforschte Teil dieses Organs. Sie finden sie, wenn Sie mit den Fingern den Konturen Ihrer äußeren Schamlippen folgen und dann über den inneren Schamlippen ein Stück nach oben wandern.

Was hat dieses Kleinod noch zu bieten? Nun, die Eichel wird von der Klitorisvorhaut geschützt, auch Klitorishaube genannt. Sie ist mit der Penisvorhaut vergleichbar und sorgt durch Reibung für Lust und Verlangen. Gleichzeitig schützt sie die Eichel vor Überreizung. Ist diese ausreichend stimuliert, versteckt sie sich in den Falten der Haube. Eine direkte Reizung kann anfangs angenehm sein – allerdings bitte mit Samthandschuhen!

Weil die Klitoris so wahnsinnig empfindlich ist, sollte man ihre sensiblen Ausläufer, das sogenannte Frenulum, stimulieren. Dieser Bereich befindet sich direkt unterhalb der Klitoris und oberhalb des Ausgangs der Harnröhre. Es ist ein winziges Stück Gewebe, das sich am liebsten vorsichtig mit der Zunge, der Peniseichel oder anderen sanften Gegenständen verwöhnen lässt.

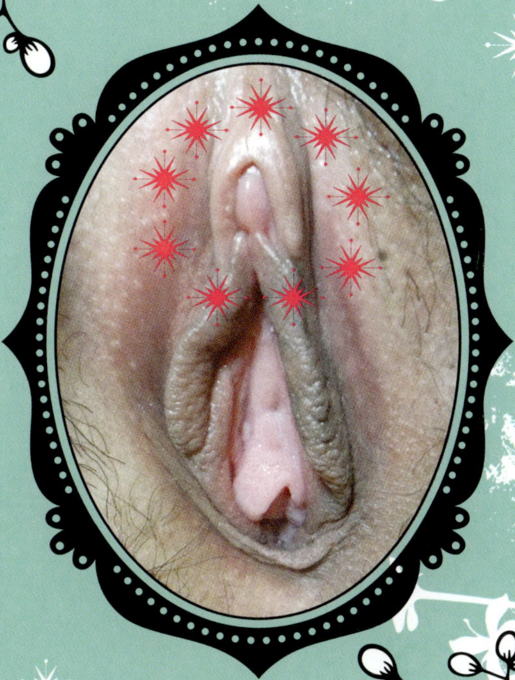

Tief im Vulkan

Wenn Sie aufbrechen, um Ihre Klitoris zu erkunden, sollten Sie sich auf Ihr Bauchgefühl und weniger auf Ihre Finger konzentrieren. Sonst ist das Vergnügen schnell vorbei.

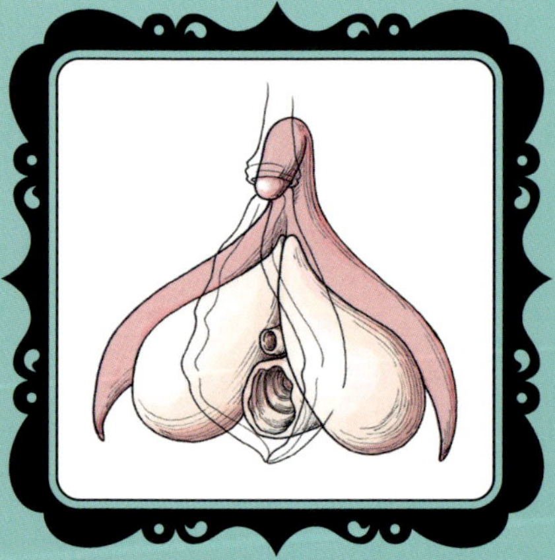

Der größte Teil der Klitoris liegt in der Vulva und beginnt mit einem etwa zwei bis drei Zentimeter langen Schaft, der den Klitoriskopf festhält. Er verläuft direkt unter der Haut und lässt sich vor allem in angeschwollenem Zustand ertasten.

Dieser Schaft verläuft hinter Ihren äußeren Schamlippen, wo er zu beiden Seiten einen Bogen beschreibt, der sich in Richtung innere Schamlippen fortsetzt. Er ist also hufeisenförmig. Beide Hufeisenenden (oder Schenkel) sind von einem weichen, elastischen Gewebe umgeben, dem sogenannten Schwellkörper.

Darüber hinaus verfügt die Klitoris über zahlreiche Nerven, Blutgefäße, Muskeln, Bänder und Drüsen, die dafür sorgen, dass Sie bei Erregung feucht werden und manchmal sogar ejakulieren.

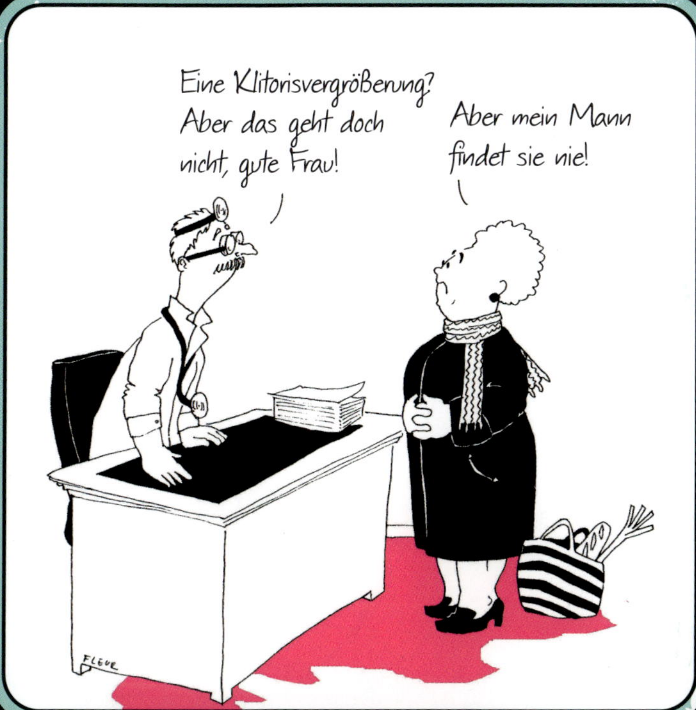
Eine Klitorisvergrößerung? Aber das geht doch nicht, gute Frau!
Aber mein Mann findet sie nie!
FLEUR

Für Klitorispuristen

Laut Untersuchungen der amerikanischen *Federation of Feminist Women's Health Centers* (ein Verband feministischer Zentren für Frauengesundheit) gibt es unweit der Klitoris nicht weniger als 18 Bereiche, die eine wichtige Rolle für die sexuelle Erregung spielen. Wer ein echter Kenner werden will, sollte sich lieber setzen (oder hinlegen). Denn alle 18 findet man nicht mal so eben im Handumdrehen. Und das meine ich jetzt wortwörtlich und im übertragenen Sinn!

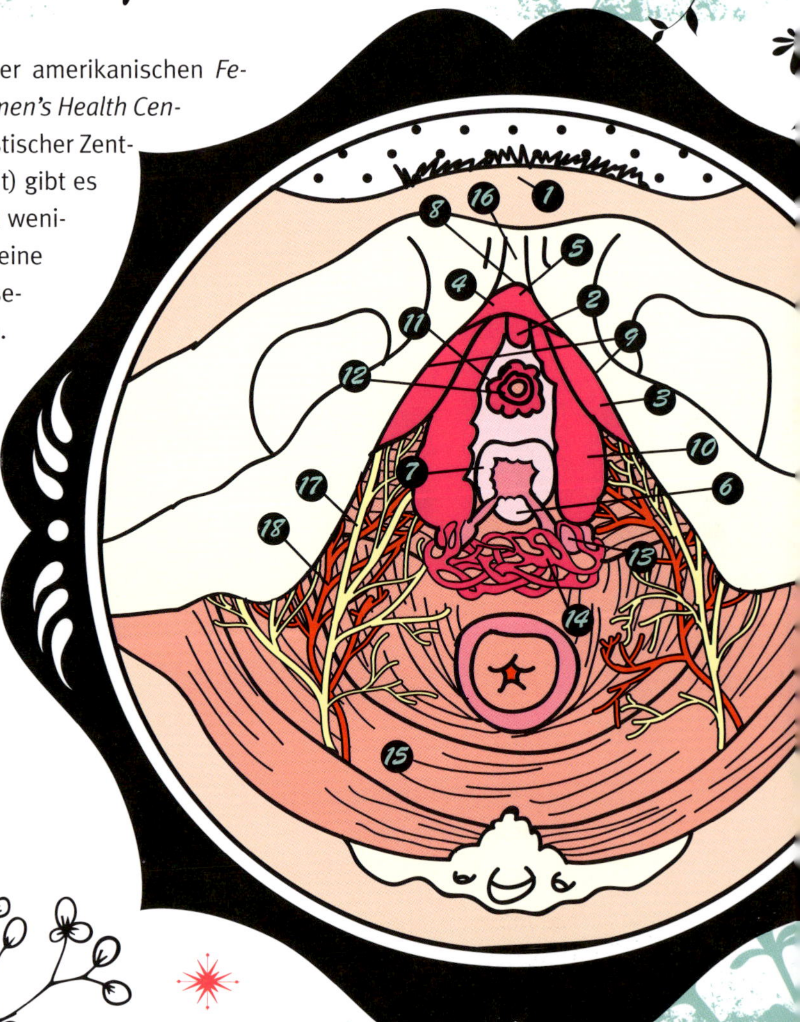

1. Schamöffnung: Hier treffen die äußeren Schamlippen aufeinander.
2. Eichel, Glans oder Klitoriskopf
3. Innere Schamlippen: Sie umschließen das »Allerheiligste« und verlaufen von oberhalb der Klitoris bis zur Vagina.
4. Klitorishaube
5. Frenulum oder Vorhautbändchen: dort, wo die inneren Schamlippen direkt unter der Eichel aufeinandertreffen.
6. Schenkel: Hier treffen die inneren Schamlippen unter der Vagina aufeinander.
7. Jungfernhäutchen beziehungsweise sein Überbleibsel am Anfang der Vagina
8. Schaft: Er verbindet Eichel und Schenkel.
9. Schenkel (hufeisenförmig) aus dehnbarem, erektionsfähigem Gewebe
10. Schwellkörper aus schwammartigem, dehnbarem Gewebe
11. Schwammartiges Gewebe um den Ausgang der Harnröhre
12. Drüsen um die Harnröhre, auch weibliche Prostata genannt
13. Vulvovaginaldrüsen: Sie produzieren etwas Gleitmittel außen an der Vagina.
14. Schwammartiges Gewebe um den Anus: ein sehr empfindliches Stück Haut zwischen Vagina und Anus
15. Beckenbodenmuskeln
16. Rundes, elastisches Band
17. Schamnerv bzw. genitaler Nervenkomplex: Über das Rückenmark leitet er Reize zwischen Gehirn und Klitoris hin und her.
18. Blutgefäße: Sie sorgen für eine erhöhte Durchblutung der Schamregion.

The Big Clit

Während die Penisgröße erblich ist, lässt sich das von der Größe der Klitoris nicht so einfach sagen. Denn über den Penis ist viel geforscht worden, aber im Vergleich dazu ist die Klitoris immer noch ein sehr jungfräuliches Gebiet!

Im Gegensatz zur Größe des Penis spielt die der Klitoris in unserer Gesellschaft keine Rolle. Oder haben Sie jemals gehört, wie jemand mit ihr angegeben hat? Eher nicht. Aber das hat nichts damit zu tun, dass Frauen bescheidener sind. Sondern damit, dass die Klitorisgröße fürs Lustempfinden keine Rolle spielt.

Schon 1933 entdeckten Wissenschaftler, dass Größe und Form des Kitzlers zwar sehr unterschiedlich sein können, aber keinerlei Einfluss auf den weiblichen Orgasmus haben. Spätere Studien kamen zu demselben Ergebnis. Das ist auch nicht sehr erstaunlich, wenn man weiß, dass die Anzahl der Nervenenden in der Klitoris bei jeder Frau gleich ist. Trotzdem gibt es Frauen, die sich Sorgen um ihr Lustknöpfchen machen. Manche mit einer kleinen Klitoris glauben sogar, sie hätten überhaupt keine. Doch wenn keine extrem seltene genetische Abweichung vorliegt, kann ich Ihnen versichern, dass Sie sehr wohl eine haben! Sie weiß sich nur sehr gut hinter der Vorhaut zu verstecken. Wieder andere Frauen finden ihre Klitoris zu groß. Deshalb noch mal, meine Damen: Es kommt nicht auf die Größe an!

Kein Bock – her mit der Lustpille?

Eine Lustpille für Frauen könnte ähnlich wie Viagra beim Mann die Durchblutung der Geschlechtsorgane erhöhen und die Empfindlichkeit von Vagina und Klitoris steigern. Manche behaupten, sie würde sich verkaufen wie geschnitten Brot. Aber wäre sie auch sinnvoll? Schwer zu sagen. Das wissen wir erst, wenn nicht krankheitsbedingte Durchblutungs- oder Reizleitungsstörungen der Klitoris besser erforscht sind. Heute weiß man, dass bestimmte Hautkrankheiten (Schuppenflechte und Lichen sclerosus) sowie einige Krebsformen auch die Klitoris angreifen können. In diesem Fall sollten Sie sich unbedingt vom Gynäkologen oder Sexologen beraten lassen. Frauen, die keine Eierstöcke und keine Gebärmutter mehr haben, können ein Pflaster verwenden, das Testosteron abgibt und die Libido steigert.

Bisher geht man davon aus, dass bei Frauen meist nicht so sehr körperliche, sondern eher seelische Gründe für mangelnde Erregbarkeit oder sexuelle Unlust sorgen. Depressionen, ein geringes Selbstwertgefühl oder körperliche Veränderungen wirken sich auch nicht sehr positiv auf die weibliche Libido aus.

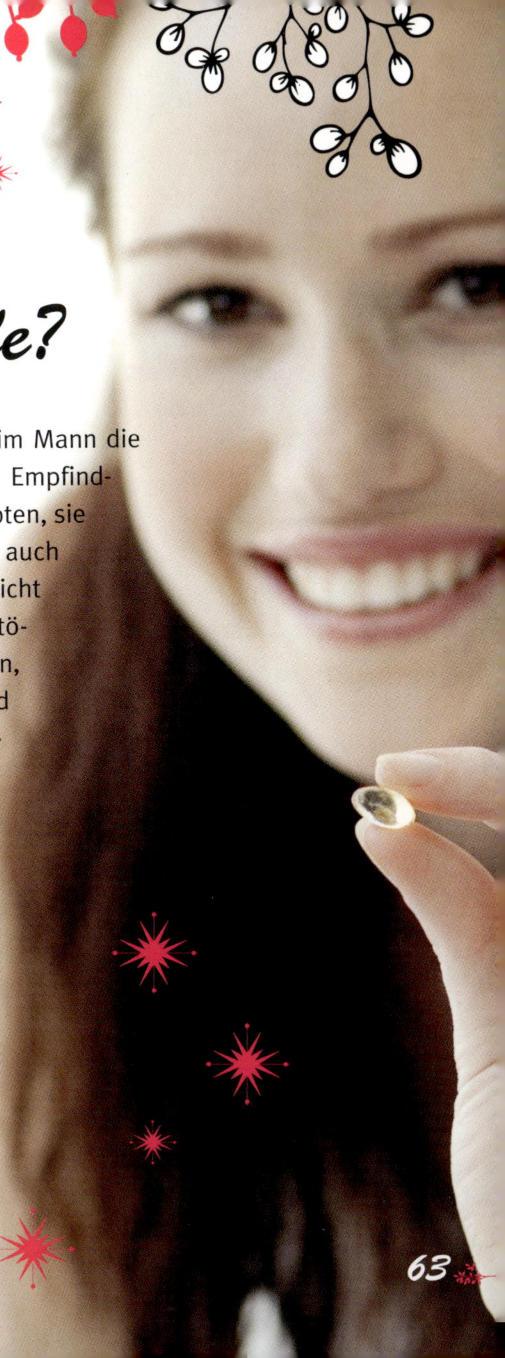

Über- oder unempfindlich?

»Beim Sex ist meine Klitoris manchmal so überempfindlich, dass jede Berührung schmerzt. So, als hätte meine Klit einen Schritt ausgelassen und wäre schon so sensibel wie nach dem Orgasmus. Nur leider bin ich noch lange nicht so weit!«
Sarah, 28

Auch das Gegenteil ist möglich: Kaum geht es los, reagiert die Klitoris überhaupt nicht mehr. Doch zum Glück gibt es für jedes Problem eine Lösung:

- Versuchen Sie es mit indirekter Stimulation über dem Klitorisschaft. Auf diese Weise taucht die Klitoris nicht erschreckt ab, weil Sie den überempfindlichen Kopf berühren.
- Stimulieren Sie die Klitoris, und legen Sie dann eine Pause ein. So lässt sich sowohl die über- als auch die unsensible Klitoris erregen. Warten Sie, bis die Lust etwas nachlässt, und wecken Sie sie erst dann erneut. Sobald Sie kurz vor dem Orgasmus stehen, lassen Sie die Pausen weg.
- Ein feuchter Kitzler ist Gold wert: Sorgen Sie für feuchte Finger – entweder mithilfe von Vaginafeuchtigkeit oder mit einem Gleitmittel.
- Fangen Sie langsam an, und steigern Sie sich allmählich. Ist Ihr Partner an der Reihe, sollten Sie ihm sagen, ob Sie es schneller, etwas mehr links, rechts, weiter oben oder unten mögen. Alles ist erlaubt, also zeigen Sie ihm, wie es geht!
- Finden Sie sich damit ab, dass Ihr Orgasmus manchmal nicht so toll ausfällt. Das eine Mal ist er überwältigend, das andere Mal so lala – und manchmal findet er sogar überhaupt nicht statt. Sei's drum!

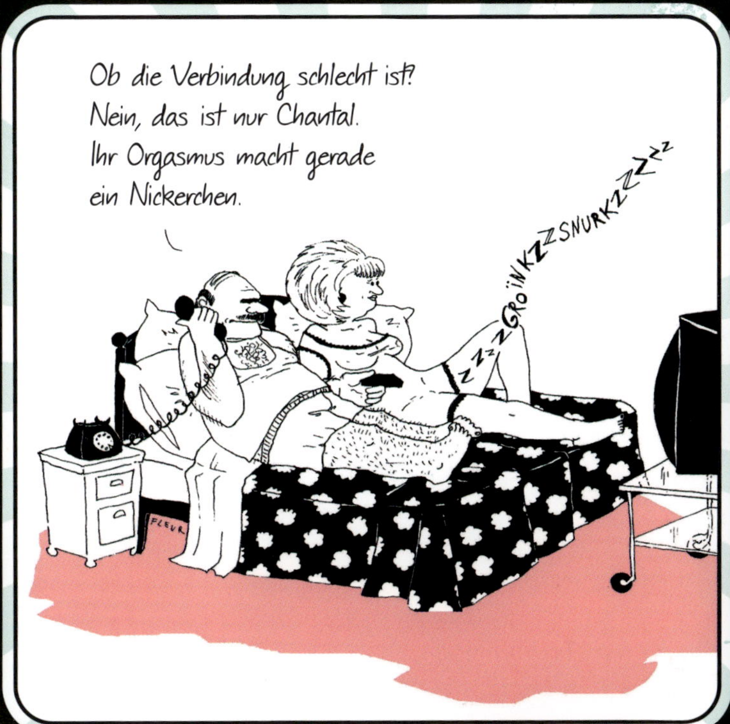
Ob die Verbindung schlecht ist?
Nein, das ist nur Chantal.
Ihr Orgasmus macht gerade
ein Nickerchen.
ZZZZGROÏNKZZZSNURKZZZZZZ
FLEUR

Freud ist an allem schuld

»Wir dürfen daran festhalten, dass in der phallischen Phase des Mädchens die Klitoris die leitende erogene Zone ist. Aber so soll es ja nicht bleiben, mit der Wendung zur Weiblichkeit soll die Klitoris ihre Empfindlichkeit und damit ihre Bedeutung ganz oder teilweise an die Vagina abtreten.«

(Sigmund Freud, Neue Folge der Vorlesungen zur Einführung in die Psychoanalyse, Kapitel 5)

Ungefähr vor 100 Jahren predigte Freud, die Klitoris sei eine infantile Lustquelle. Eine gesunde, erwachsene Frau dürfe sich nicht auf dieses kleine Unding fixieren. Stattdessen müsse sie sich beim Geschlechtsverkehr ganz auf die Vagina konzentrieren. Für Freud stand der Penis im Mittelpunkt, daraus schloss er, dass Frauen nur durch Penetration wirklich befriedigt werden können. Frauen, bei denen das nicht ging, waren laut Freud anormal.

Seine unausgegorene Theorie sollte schwerwiegende Folgen haben: Bis weit ins 20. Jahrhundert hinein wurde die Klitoris einfach ignoriert. Ganz so, als hätte sie sich über Nacht in Luft aufgelöst. Mit dem Ergebnis, dass Tausende von frustrierten Männern ihre Frau zum Psychiater schickten. Was war bloß mit ihr los?

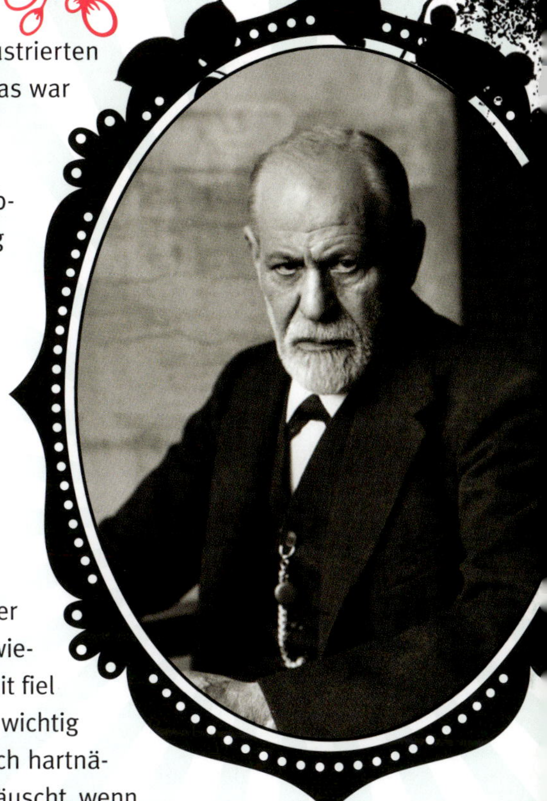

Nachdem die Bedeutung der Klitoris für das weibliche Lustempfinden ein halbes Jahrhundert lang vernachlässigt worden war, widerlegten Biologen Freuds Theorie. Masters & Johnson räumten als Erste mit einer »Wissenschaft« auf, die den klitoralen Orgasmus der erwachsenen Frau als Störung der Sexualentwicklung brandmarkte. Dass die Penetration stark überbewertet worden war, konnten viele Männer, aber auch einige Frauen nur schwer verkraften.

Obwohl die Klitoris und das sexuelle Erleben der Frau endlich Anerkennung fanden, musste man wieder bei Adam und Eva anfangen. Der Öffentlichkeit fiel es schwer zu akzeptieren, dass die Penetration so wichtig auch wieder nicht ist. Solche Gerüchte halten sich hartnäckig, und viele Männer sind noch heute bitter enttäuscht, wenn ihre Frau beim einfachen Rein-raus-Spiel nicht kommt. Aber auf einmal war Sex viel mehr als nur das, nämlich ein Liebesakt, bei dem es auf Sinnlichkeit und Erotik ankommt. Kein Wunder, dass viele Männer und Frauen völlig verwirrt waren.

G(öttinnen)-PUNKT

Sein oder Nichtsein

In den letzten 50 Jahren wurde über die Existenz des G-Punkts heftig diskutiert. Der Erste, der von diesem mysteriösen Punkt berichtete, war der deutsche Gynäkologe Ernst Gräfenberg. 1950 erwähnte er in einem Zeitungsartikel einen bis dahin unbekannten, für manche Frauen orgiastischen Punkt in der Vagina, der möglicherweise der Ejakulation diene. Niemand nahm groß Notiz davon, sodass er für die nächsten 20 Jahre in Vergessenheit geriet.

1970 tauchte der geheimnisvolle Punkt allerdings wieder auf, und zwar dank der Forscher Beverly Whipple und John Perry. Sie beschrieben ihn als »sensiblen Bereich in der Vagina, der bei Stimulation ejakulieren kann«. Die beiden nannten ihr Forschungsgebiet »Gräfenberg-Punkt«, kurz G-Punkt – zu Ehren des ersten modernen Arztes, der darüber geschrieben hatte. Inzwischen gehört der G-Punkt schon lange zu unserem Grundwortschatz.

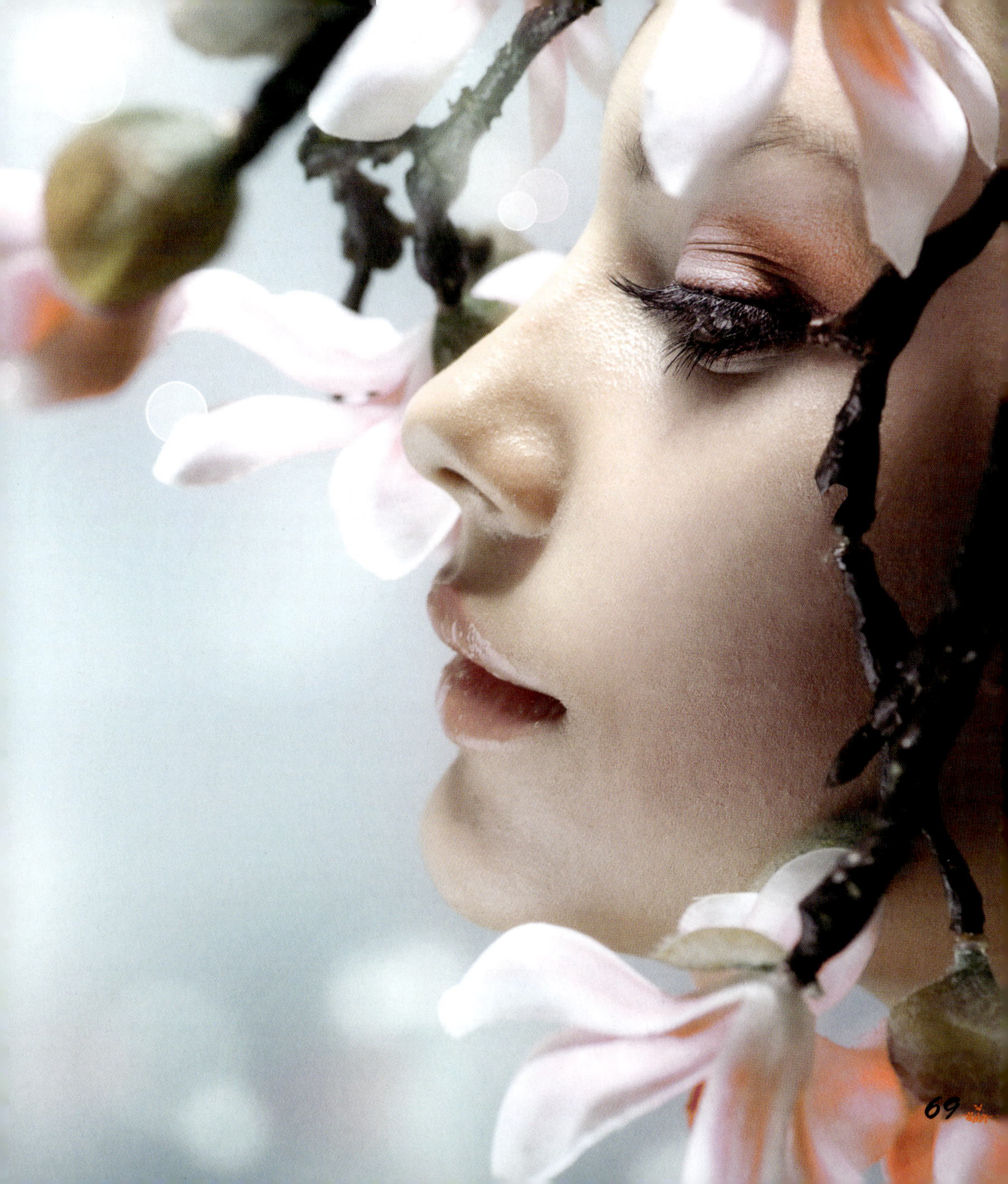

Entdecken Sie Ihren G-Punkt!

Der G-Punkt ist angeblich eine hocherogene Zone in der vorderen Vaginawand, etwa drei bis fünf Zentimeter von der Scheidenöffnung entfernt. Er ist zwar nicht sichtbar, aber für manche umso spürbarer. Nicht nur über seine Existenz wird gestritten, sondern auch über seine Funktion.

Manche Forscher behaupten, der G-Punkt sei nur eine tief liegende Klitoriswurzel im Schwellkörper um die Harnröhre. Andere sind fest davon überzeugt, dass der G-Punkt eine Art weibliche Prostata ist. Er ist allerdings nicht bei jeder Frau entwickelt.

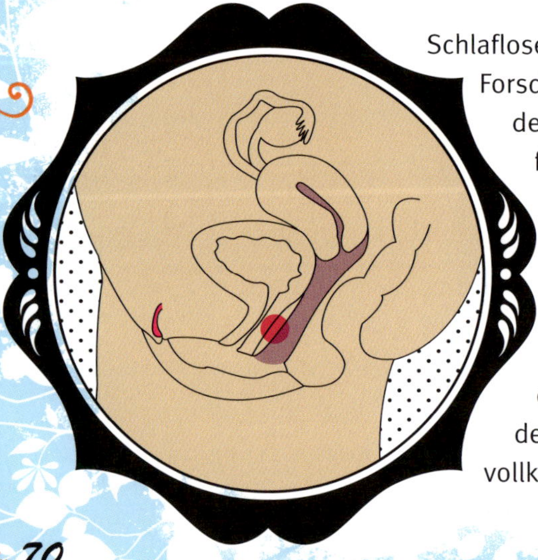

Schlaflose Nächte dürfte diese Diskussion eigentlich nur Forschern bereiten. Es ist auf jeden Fall ein spannender Punkt, der sich schwammig oder gerippt anfühlt und bei Erregung anschwillt beziehungsweise empfindlicher wird. Sie sollten bereits erregt sein, bevor Sie Ihren G-Punkt stimulieren. Für manche Frauen fühlt er sich an wie ein Hubbel in der Vaginawand, der lustvoll auf Berührungen reagiert. Andere beschreiben ihn als empfindliche Zone in der Vagina, während wieder andere ihn überhaupt nicht finden. All das ist vollkommen normal.

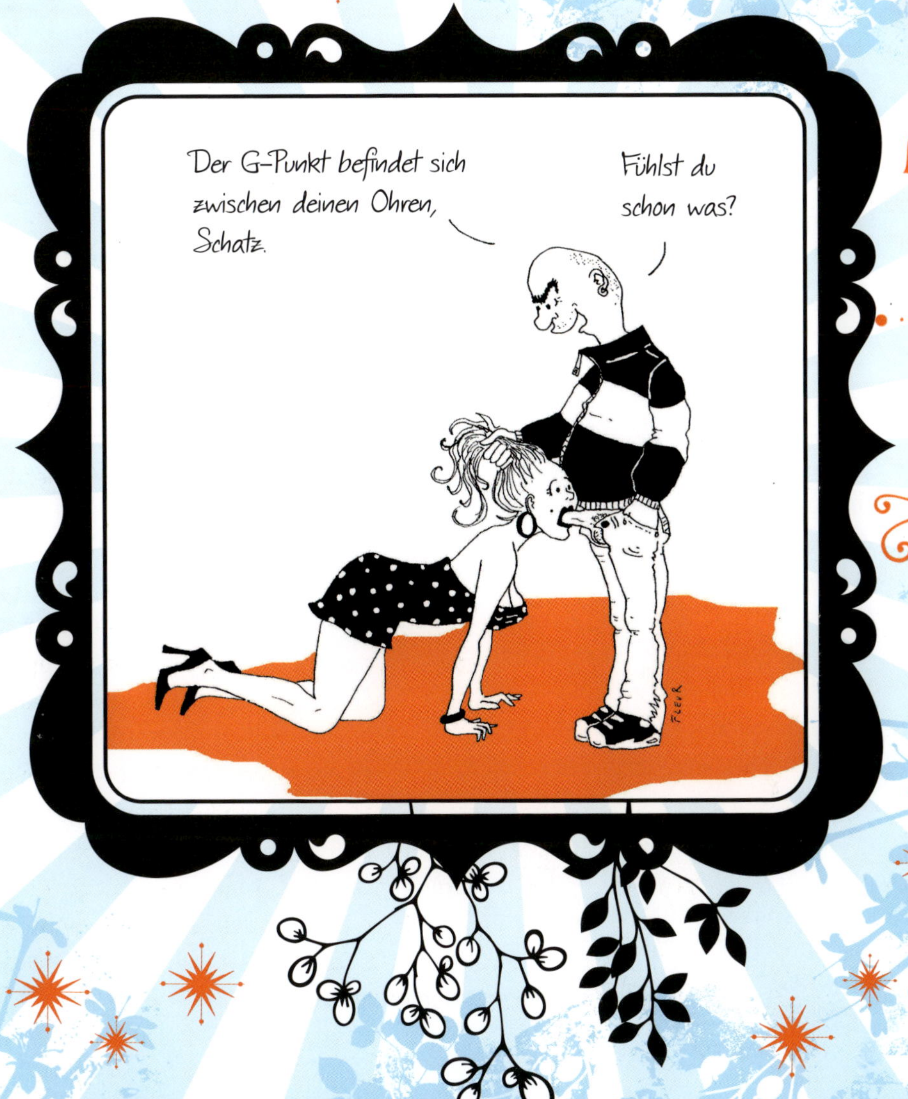
Der G-Punkt befindet sich zwischen deinen Ohren, Schatz.
Fühlst du schon was?

Kleine Hilfestellung für Detektivinnen

Suchen Sie schon seit Stunden nach dem magischen G(öttinnen)-Punkt? Dann lassen Sie sich helfen. Zunächst einmal sollten Sie etwas erregt sein. Denken Sie an Sex mit Ihrem Partner, an einen erotischen Roman, streicheln Sie sich ... Machen Sie es sich bequem, ziehen Sie Ihren Slip aus, legen Sie sich auf den Rücken, und ziehen Sie die Beine etwas an. Stecken Sie sanft ein oder zwei Finger in die Vagina, wobei der Handrücken nach unten zeigt. Führen Sie einen Finger so weit wie möglich ein, und machen Sie eine »lockende« Geste.

Konzentrieren Sie sich auf die dadurch ausgelösten Gefühle. Experimentieren Sie – zum Beispiel indem Sie mal mehr, mal weniger Druck ausüben. Ändern Sie die Position Ihrer Finger. Vielleicht sind Sie gleich hinter der Vaginaöffnung empfindlicher als weiter innen? Ändern Sie auch den Rhythmus der Stimulation. Stehen Sie eher auf kurze, flinke Bewegungen oder auf langsame, träge? Tut Ihnen das Handgelenk weh? Dann bitten Sie Ihren Partner um Hilfe. Er soll sich vor Sie hinlegen oder knien und versuchen, diesen etwa fünf bis sieben Zentimeter über der Vaginaöffnung liegenden schwammigen und/oder geriffelten Punkt zu finden.

Vermutlich müssen Sie sich an diese Form der Stimulation noch gewöhnen und haben das Gefühl, Pipi zu müssen. Das Gewebe um die Harnröhre schwillt bei Erregung an und drückt auf die Blase. Eine Studie, die 2007 von den amerikanischen Sexualforschern Solot und Miller mit 1956 Frauen durchgeführt wurde, ergab, dass der G-Punkt bei einem Drittel der Frauen eine erogene Zone ist. Nach diesem geheimnisumwobenen Punkt befragt, sagten die Frauen:

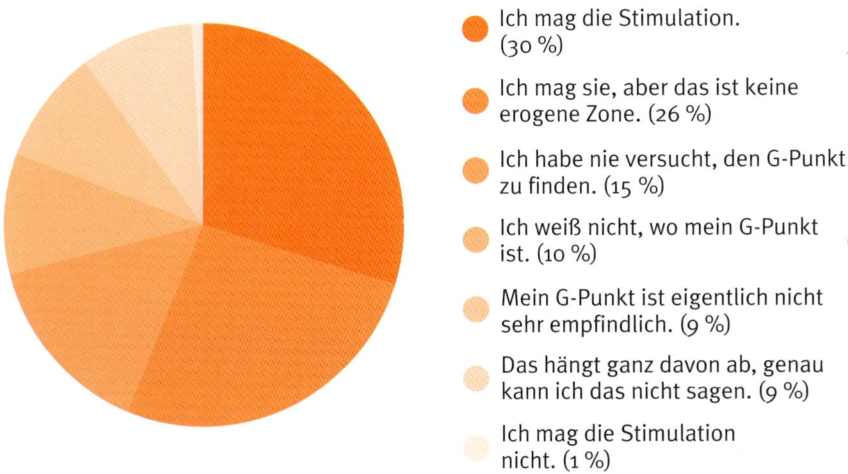

Ich mag die Stimulation. (30 %)
Ich mag sie, aber das ist keine erogene Zone. (26 %)
Ich habe nie versucht, den G-Punkt zu finden. (15 %)
Ich weiß nicht, wo mein G-Punkt ist. (10 %)
Mein G-Punkt ist eigentlich nicht sehr empfindlich. (9 %)
Das hängt ganz davon ab, genau kann ich das nicht sagen. (9 %)
Ich mag die Stimulation nicht. (1 %)

Während 30 Prozent der Befragten durch eine Stimulation des G-Punkts zum Orgasmus kommen, wird sie von 26 Prozent als angenehm, aber unzureichend empfunden. 15 Prozent der Befragten haben noch nie nach dem G-Punkt gesucht, 9 Prozent konnten ihn finden, reagierten dort aber kaum auf sexuelle Reize. Und weitere 9 Prozent hatten einen launischen G-Punkt: Manchmal reagiert er, manchmal nicht. Auffällig ist, dass nur 1 Prozent der Frauen die G-Punkt-Stimulation als unangenehm empfindet.

G & Co.

Seit der »Entdeckung« des G(öttinnen)-Punkts steht er ziemlich im Rampenlicht. Dabei ist er auch nicht wichtiger als andere erogene Zonen und nicht bei allen Frauen zu finden. Wenn Sie dort relativ unempfindlich sind oder es einfach nicht mögen, dort stimuliert zu werden, lassen Sie es bleiben!

Schon bald bekam der G-Punkt Konkurrenz vom X-, Y- und A-Punkt, die nach und nach zu einem paradiesischen Orgasmus führen sollen: So richtig abgehen tut's am A-Punkt. Das A steht für *anterior fornix erogenous zone:* gemeint ist das Ende der vorderen Vaginawand unweit des Gebärmuttermunds. Genau dort versteckt er sich, tief in der Vagina, zu Beginn des Gebärmutterhalses. Kein Wunder, dass er nicht besonders leicht zu finden und zu erreichen ist. Aber sobald Sie das geschafft haben und diesen Punkt verwöhnen, sondern Sie Feuchtigkeit ab, und es kann vorkommen, dass Sie von heftigen Lustwellen überrollt werden. Der große Vorteil des A-Punkts ist, dass er nicht überempfindlich wird wie die Klitoris. Man kann ihn also immer weiterreizen. Auf die Plätze, fertig, los!

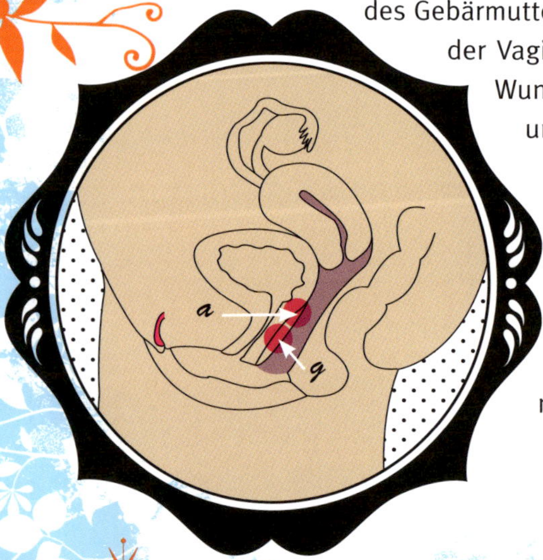

G-Orgasmus

Ein geringer Prozentsatz von Frauen kommt bei der richtigen Stimulation des G-Punkts zum Orgasmus. Andererseits lässt sich natürlich nur schwer sagen, was genau zum Höhepunkt geführt hat. War einzig und allein die Vagina dafür verantwortlich, also der G- und A-Punkt? Und hat die Klitoris wirklich keine Rolle gespielt? Tja, wer weiß! Andererseits ist es auch komplett egal – Hauptsache, es fühlt sich gut an!

Natürlich gibt es durchaus Hinweise auf einen G-Punkt-Orgasmus. Sobald man erregt ist, lässt sich der G-Punkt stimulieren. Die Durchblutung steigt, er schwillt an und ist dadurch leichter zu finden. Darüber hinaus hat der Beckennerv großen Einfluss auf die Orgasmus-Intensität. Weil der Beckennerv den G-Punkt mit den Nervenknoten von Wirbelsäule und Oberbauch verbindet und sich die Muskelzuckungen nicht beeinflussen lassen, kann die Stimulation des G-Punkts zu einem superintensiven Orgasmus führen.

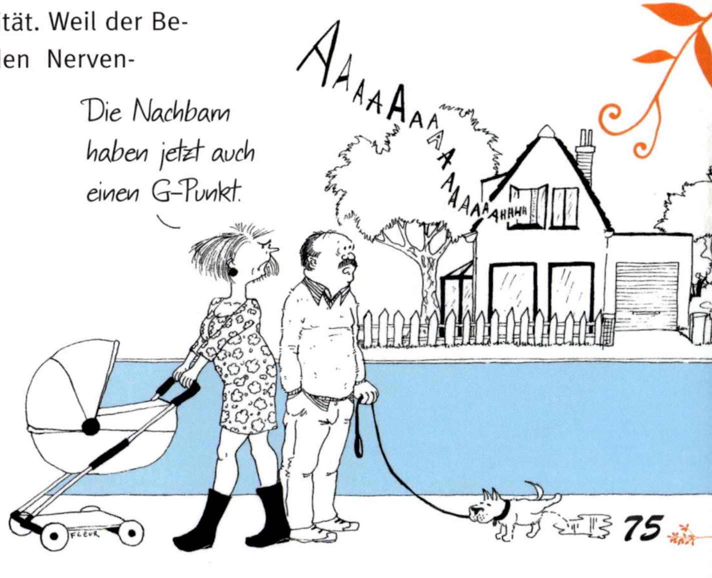

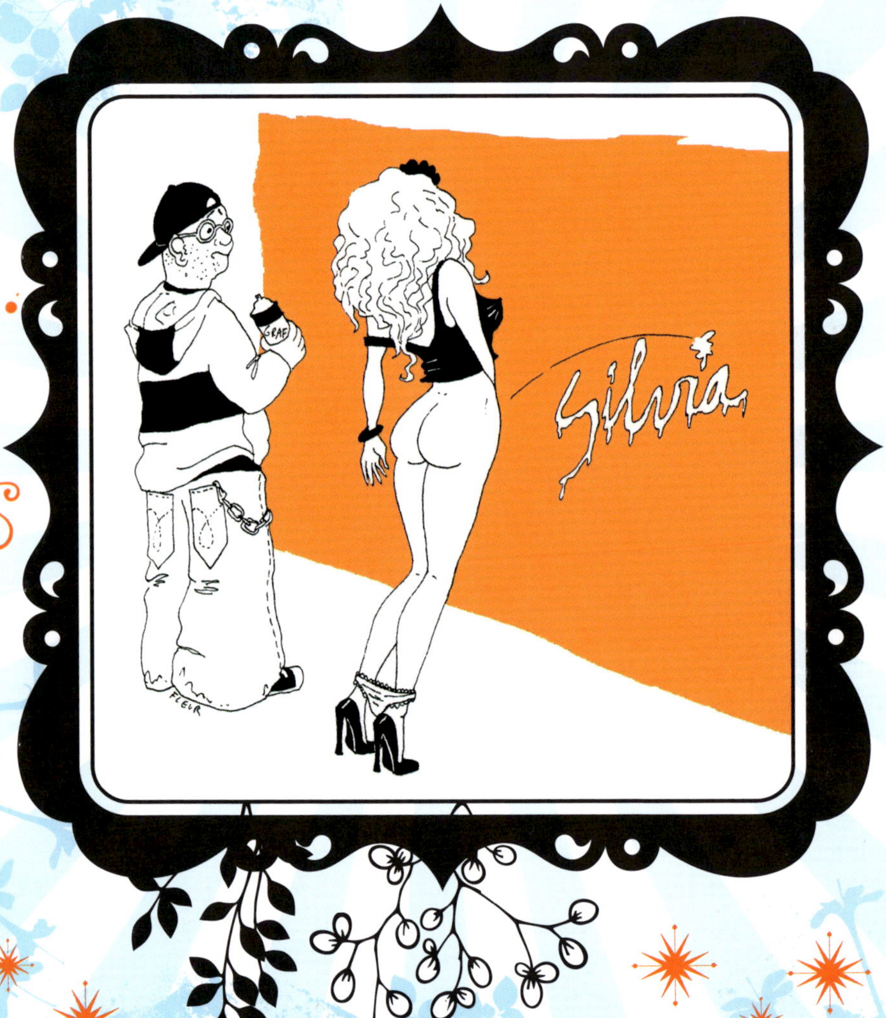
GRAF
Silvia
FLEUR

Squirten: Auch Frauen spritzen ab

»Ich habe die Ejakulation als Teenager entdeckt. Beim ersten Mal bekam ich einen Riesenschreck und dachte, ich hätte mir in die Hose gemacht. Anfangs war ich irritiert, aber als mir das immer wieder passierte, habe ich mich daran gewöhnt. Beim ersten Mal hat es sich angefühlt, als müsste ich Pipi, und es schien tatsächlich Feuchtigkeit aus meiner Harnröhre zu kommen. Ich wusste nicht genau, was dahintersteckt – nur dass es ein wunderbar warmes, befreiendes Gefühl war und ist!«

Julia, 41

Nicht nur Männer, sondern auch Frauen können ejakulieren. Weil dieses Phänomen ziemlich unbekannt ist, denken viele Frauen, sie würden urinieren statt ejakulieren. In Wahrheit wird keinerlei Urin abgegeben. Weil die Klitorisschenkel die aufgrund der Erregung angeschwollene Harnröhre abklemmen, sondert die Blase nur ein helles, klares, geruchloses Sekret ab. Beim Orgasmus sorgen Muskelzuckungen dafür, dass es ausgestoßen wird. So können Frauen ejakulieren.

Squirten ist eine heftige Form der Ejakulation. In diesem Fall sind die Muskelzuckungen so stark, dass das Sekret im wahrsten Sinne des Wortes aus der Vagina spritzt. Das kommt jedoch eher selten vor. Squirtende Frauen in Pornos zeichnen also ein irreführendes Bild. Diese so genannten Squirtsessions funktionieren fast ausnahmslos mit Urin oder einer vorher injizierten Flüssigkeit.

Squirten: Eine alte Geschichte

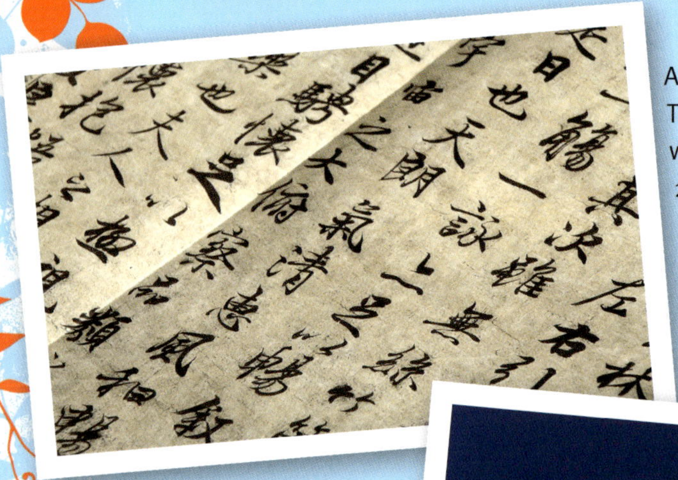

Alte chinesische und indische Texte über Sexualität haben die weibliche Ejakulation schon vor 2000 Jahren beschrieben.

Griechische Wissenschaftler und Philosophen wie Aristoteles berichteten sogar sehr genau darüber.

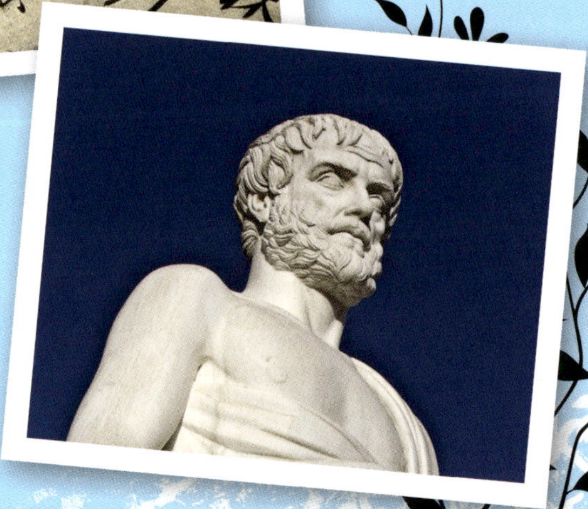

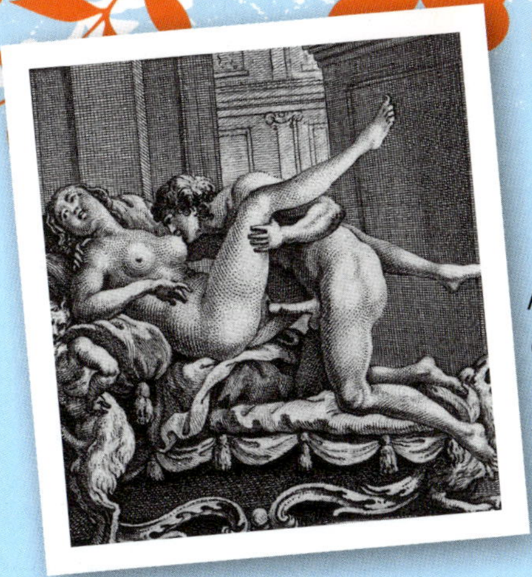

Auch in der Renaissance wurde die Existenz weiblicher Drüsen, die ein Ejakulat produzieren, ausführlich beschrieben.

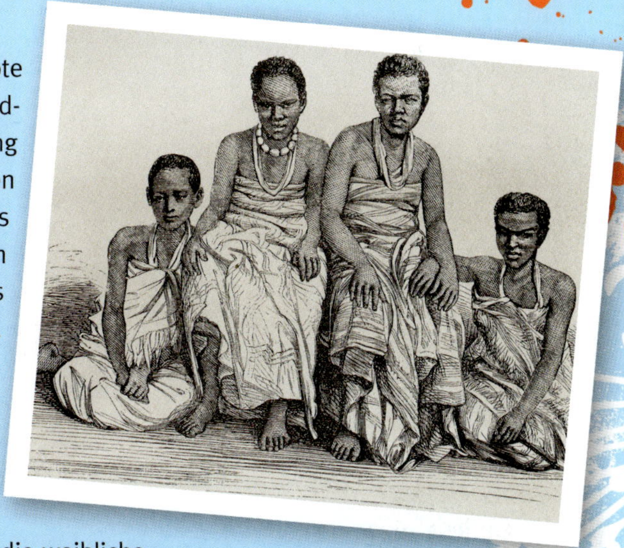

Im Japan des 16. Jahrhunderts glaubte man, das Sekret würde eine gesundheitsfördernde, stimulierende Wirkung besitzen. Deshalb fingen es die Frauen in speziellen Gefäßen auf. Frauen des ugandischen Batoro-Stammes haben sogar ein Wort dafür: *kachapati*, was »die Wände anspritzen« bedeutet. Obwohl die weibliche Ejakulation in vielen Kulturen als etwas Heiliges, Gesundes galt, wurde sie im 18. und 19. Jahrhundert wie Sex generell geleugnet. Aber dank der sexuellen Revolution im 20. Jahrhundert ist auch die weibliche Ejakulation wieder ins Zentrum des Interesses gerückt.

Eine Feuchtigkeitsquelle

Da sich Frauen beim Ejakulieren so fühlen, als müssten sie Pipi, glauben viele, sie würden Urin ausscheiden. Ganz ausschließen lässt sich das nicht, denn es gibt zwei Arten von weiblichem Ejakulat.

Das eine wird durch natürliche, orgiastische Reflexe produziert: Sie führen dazu, dass Schwellkörper und Drüsen um die Harnröhre ein Sekret absondern, das in seiner Zusammensetzung große Ähnlichkeit mit der Prostataflüssigkeit des Mannes besitzt. Das andere kommt bei Frauen vor, die sich bewusst ums Squirten bemühen, indem sie die Schammuskeln anspannen. Dadurch kann die Blase etwas Urin abgeben, der sich dann mit tatsächlichem Ejakulat mischt.

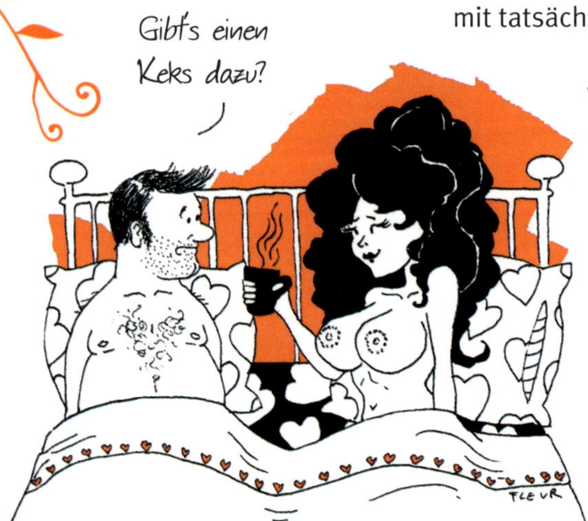

Wie viel Ejakulat eine Frau jedes Mal abgibt, ist unterschiedlich. Das können wenige Tropfen, aber auch der Inhalt zweier Teetassen sein. Frauen, die nur wenige Tropfen ejakulieren, merken das oft gar nicht. Wer dagegen eine ganze Tasse füllt, sollte lieber ein Handtuch unterlegen …

Squirte ich, oder bin ich nur feucht?

Das lässt sich ganz einfach auseinanderhalten: Feucht wird man nach und nach, bei Erregung beginnen die Vaginawände gewissermaßen zu »schwitzen«. Eine Ejakulation ist dagegen ein kurzer, heftiger Prozess, bei dem vor allem der Schwellkörper um die Harnröhre kurz vor dem Orgasmus Feuchtigkeit absondert.

Frauen, die nicht ejakulieren, müssen nicht befürchten, dass sich das Sekret irgendwo im Körper staut. Ejakulat, das nicht ausgestoßen wird, fließt in die Blase und wird ganz normal ausgeschieden. Ejakulieren ist ein angenehmer Nebeneffekt des Orgasmus. Eine Art »Orgasmus-Beweis« wie bei Männern. Über die Orgasmus-Qualität sagt es jedoch nichts aus.

Ejakulieren kann man lernen

Wer gern um eine Erfahrung reicher sein will, kann das Squirten lernen. Manche Frauen sind talentierter als andere. Am besten klappt es, wenn man den G-Punkt findet und ihn stark stimuliert. Mehr zu diesem Thema erfahren Sie im Abschnitt »Kleine Hilfestellung für Detektivinnen«.

Lieber selbst Hand ANLEGEN ALS …

Bei der Masturbation oder Selbstbefriedigung stimuliert man die erogenen Zonen des Körpers, meist um zum Orgasmus zu gelangen. Bei Frauen sind das vor allem Brustwarzen, Brüste, Po, Vulva und G-Punkt. Die Stimulation kann aus Reiben, Rubbeln oder Streicheln bestehen. Eine der empfindlichsten Stellen ist die Klitoris, aber auch die indirekte Stimulation kann herrlich sein. Reiben Sie mal mit der Hand über die gesamte Vagina: Toll, oder?

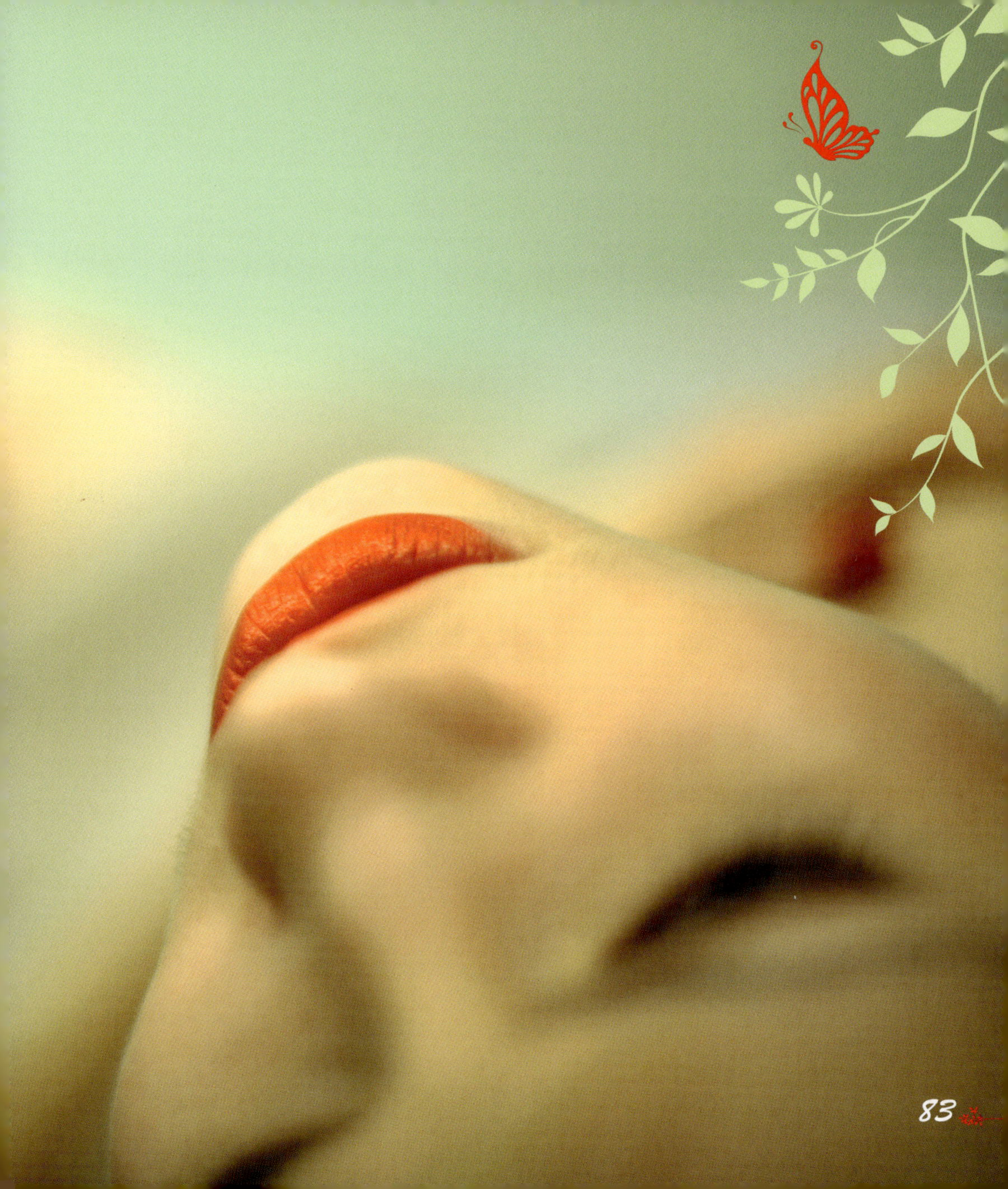

Masturbation im Lauf der Jahrhunderte

Die Masturbation hat einen langen Weg hinter sich. Vor dem Viktorianischen Zeitalter war es ziemlich normal, sich selbst zu befriedigen. Anschließend verdammte die Wissenschaft Masturbation: Angeblich verursachte sie Krebs, Gelbsucht, Wahnsinn, Impotenz, Taub- und Blindheit, Erschöpfung und Blässe. Die Geschlechtsorgane würden so auf jeden Fall deformiert und verschlissen. Reiner Blödsinn natürlich, trotzdem wurde Solosex zum Tabu und sollte es lange bleiben.

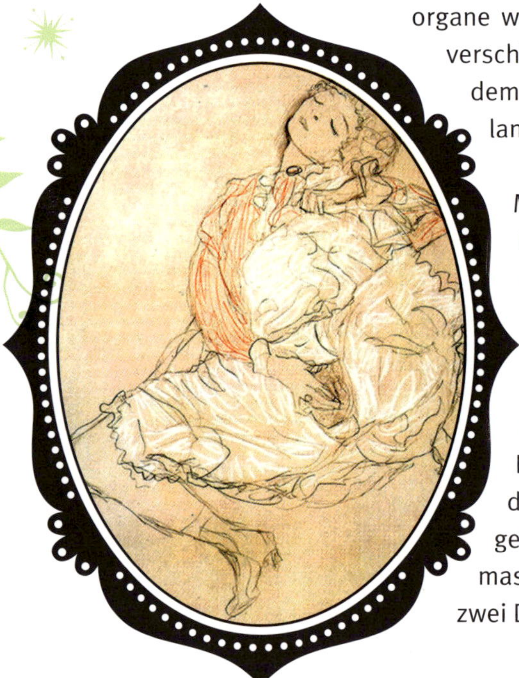

Mädchen, die man verdächtigte, sich zu befriedigen, zwang man, sich die Klitoris operativ entfernen zu lassen. Da lässt man die Hände doch lieber über der Bettdecke! Obwohl Masturbation heute kein Tabu mehr ist, ist die Hemmschwelle für Mädchen und Frauen immer noch hoch. Niederländische Untersuchungen aus dem Jahr 2005 haben ergeben, dass ungefähr ein Fünftel der 13-jährigen Mädchen masturbiert. Mit 16 tun es ein Drittel, ab 18 zwei Drittel.

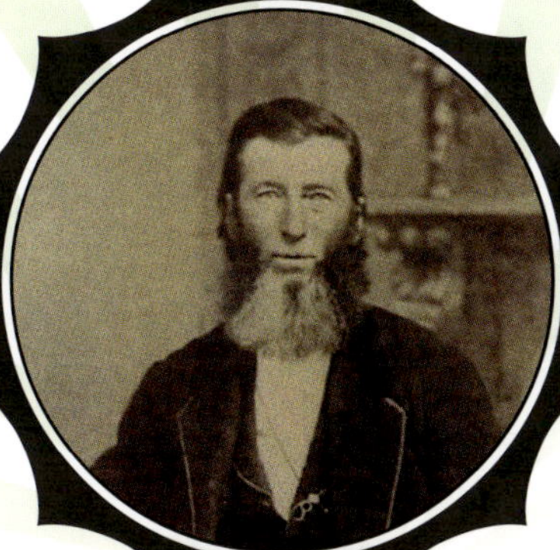

Wusssten Sie, dass …

der amerikanische Arzt John Harvey Kellogg die Cornflakes erfand, weil er glaubte, sie würden sexuelle Begierden unterdrücken? Dieser lustfeindliche Mann war der Meinung, Masturbation gehöre bestraft, und zwar nicht nur durch den Genuss von Cornflakes. »Bei Mädchen ist die Behandlung der Klitoris mit unverdünnter Karbolsäure (Phenol) hervorragend geeignet, die unnatürliche Erregung zu mindern.«

Friede sei mit dir

Was entgeht Frauen, die nicht (mehr) selbst Hand anlegen? Das erfahren Sie erst, wenn Sie der Masturbation (erneut) eine Chance geben. Also los, was haben Sie schon zu verlieren?

Belohnen Sie sich manchmal mit einem Stück Schokolade, einem leckeren Eis oder einem Shoppingtag? Dann wissen Sie, wie gut so was tut. Zögern Sie nicht, sich regelmäßig mit einer Masturbation zu beglücken. Das kostet nichts, und den Orgasmus gibt's gratis dazu!

Masturbieren …

- ist herrlich entspannend und erregend.
- lindert Menstruationsbeschwerden.
- gibt einem die Chance, sich Fantasien hinzugeben.
- ist die ideale Methode, den eigenen Körper zu erkunden.
- ist befreiend und gesund.
- ist normal, auch innerhalb einer festen Beziehung.
- zeigt einem, was man mag und wie man sich selbst zum Höhepunkt bringen kann.

Liebe mit sich selbst ist eine gesunde Art, die eigene Sexualität auszuleben, sowie eine Entdeckungsreise in und über den eigenen Körper. Denn wie soll Ihr Partner Sie befriedigen, wenn Sie selbst nicht mal wissen, was Ihnen gefällt?

Ménage à moi

Wortkünstler und Masturbationsfans aller Länder, vereinigt euch! Hat die weibliche Masturbation nicht mindestens tausend schöne Synonyme verdient? Das ist schon mal ein Anfang:

Die Muschi streicheln

Im Honigtopf rühren

Fingern

Die Auster knacken

Den Ölstand kontrollieren

Den Sender neu justieren

Den Rahm abschöpfen

Eine Handarbeitsstunde einlegen

Ménage à moi

...

Darf ich vorstellen?

Die beste Voraussetzung für Selbstbefriedigung ist, dass man sich in seinem Körper wohlfühlt. Lächeln Sie Ihrem Spiegelbild zu. Schon viel besser, oder? Aber kommen wir zu Ihrer Vagina: 50 Prozent der Belgierinnen geben zu, dass sie kaum etwas darüber wissen. Für eine Studie (Harris Interactive, 2004) wurden 1100 Frauen zwischen 18 und 44 zu ihrer Vagina befragt. Nur 36 Prozent verbinden etwas Positives damit. Nur 10 Prozent schämen sich nicht dafür, und über 35 Prozent sprechen nie über die Vagina. Gleichzeitig finden 79 Prozent der Frauen, dass ihr Partner ein gutes Verhältnis dazu hat. Bizarr!

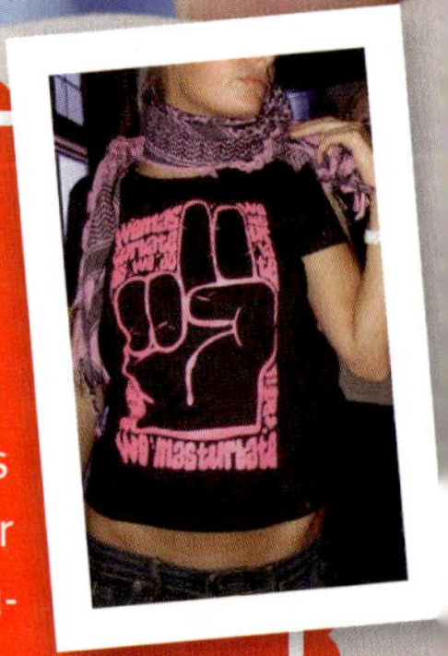

Daumen hoch!

Junge Mädchen werden immer selbstbewusster. Das beweist die niederländische Webseite *We masturbate (yes we do)*. Sie will das Tabu rund um masturbierende Mädchen brechen. Dass Jungen masturbieren, gilt als normal, aber Mädchen? Auf dieser Webseite können sich Mädchen über Selbstbefriedigung austauschen, man kann dort auch witzige T-Shirts und Anstecker kaufen. Die von den belgischen Studenten Toon und Dries ins Leben gerufene Seite hat inzwischen mehr als 10 000 Freunde sowie eine Viertelmillion Besucher. Dann mal los, Mädels!

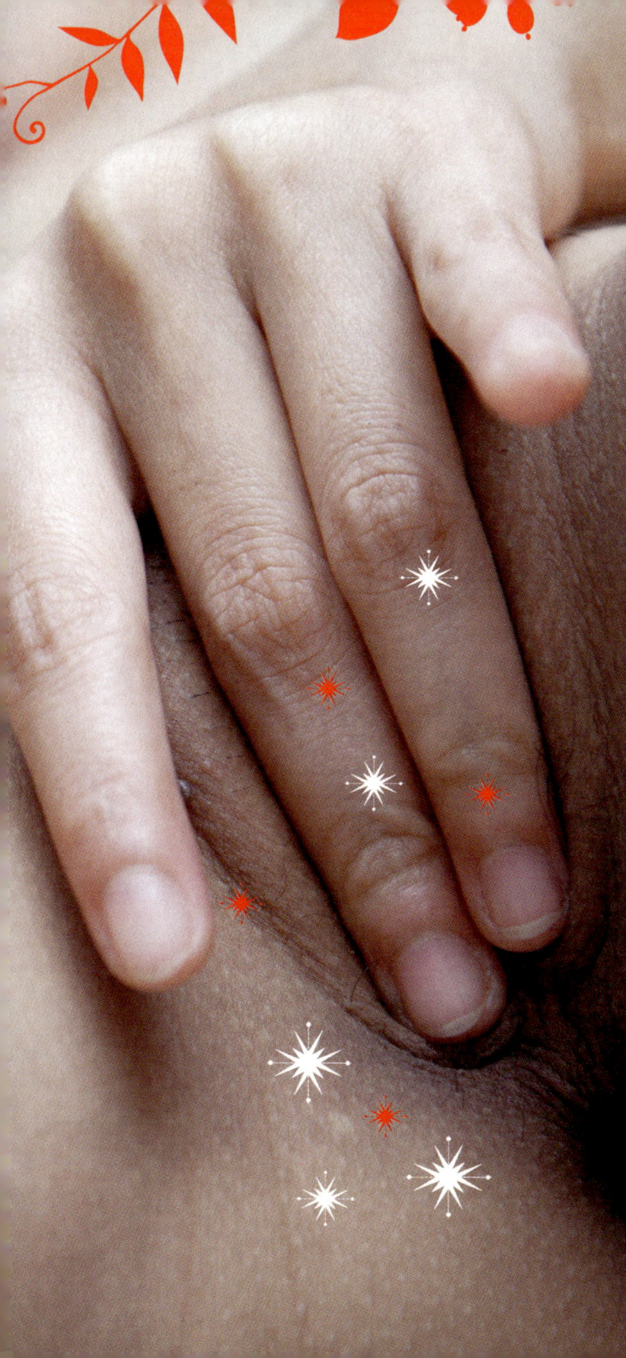

Weil sich bei Frauen alles im Körperinnern abspielt, ist es ganz normal, dass sie ihren Körper bewusster entdecken müssen. Jungen spielen von klein auf mit ihrem Pimmel und üben das Weitpinkeln, während Mädchen keine Ahnung haben, was bei ihnen alles so passiert. Außerdem hören sie bei der ersten Regel, das sei eklig, sodass ihre Periode oft von Schamgefühlen begleitet wird. Zu dumm aber auch! Denn was Sie da zwischen den Beinen haben, meine Damen, ist Gold wert!

Angenehm!

Frauen, die ein negatives Verhältnis zu ihrer Vagina haben, haben weniger Lust und mehr Probleme beim Sex. Am besten lässt sich diese negative Einstellung überwinden, indem man die Vagina richtig kennenlernt. Sie dürfen schon mal den Handspiegel bereitlegen!

Unter der Klitoris (1) befindet sich der Ausgang der Harnröhre (2) und darunter die Vagina. Die Vagina ist ein elastischer Schlauch, der zur Gebärmutter (4) führt. Der Teil unter der Vagina beziehungsweise um sie herum wird auch *introitus* (lateinisch für »Eingang«) genannt. Dieser Eingang wird von den inneren (5) und äußeren (6) Schamlippen verschlossen. Um diesen Eingang befinden sich immerhin 90 Prozent aller vaginalen Nervenenden, der Bereich ist also hochempfindlich! Der innere Teil der Vagina ist ein fast horizontaler, platter Schlauch, dessen Wände sich berühren. Im Grunde sieht sie so ähnlich aus wie ein nicht aufgeblasener Luftballon.

Die Vagina (7) ist 7,5 bis 10 Zentimeter lang und verbindet den Gebärmutterhals mit der Vulva. Das Auffälligste an der Vagina ist ihre enorme Dehnbarkeit. Das liegt an ihren vielen Schichten und Falten. Eine Vagina ist längst nicht so glatt und fest, wie es einem die stark bearbeiteten Fotos in gewissen Zeitschriften weismachen wollen!

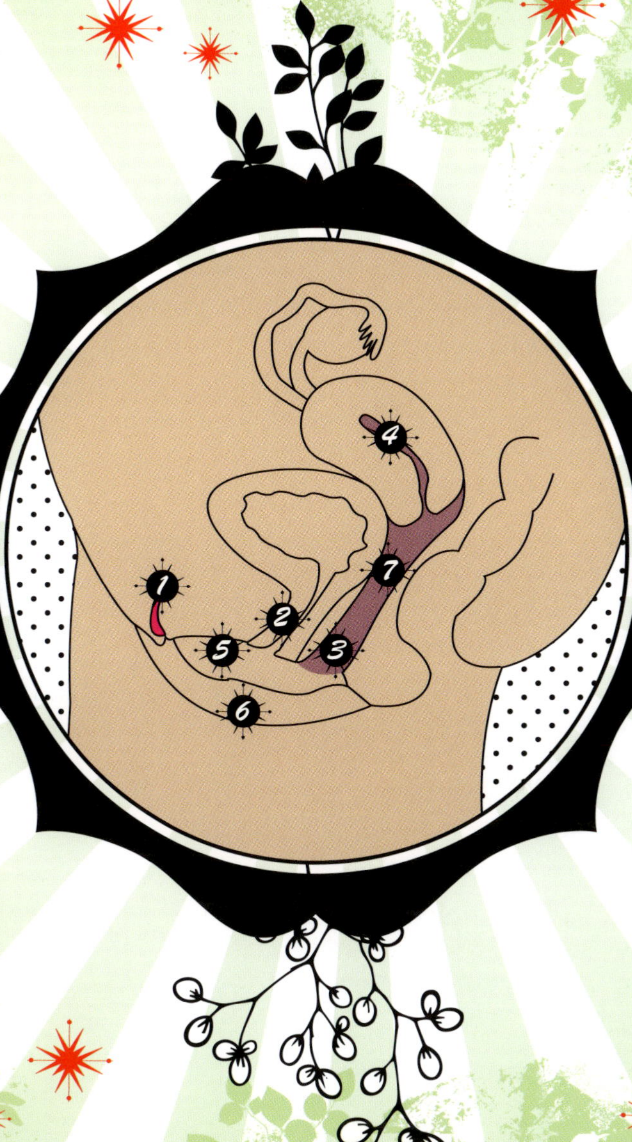
1
2
3
4
5
6
7

Vaginal = (a)normal?

Nachdem Sie die Vagina aus der Nähe betrachtet und ertastet haben, wissen Sie, wie es da unten aussieht. Viele Zeitschriften und Filme zeichnen ein völlig falsches Bild davon, wie eine Vagina auszusehen, sich anzufühlen und zu riechen hat. Bitte orientieren Sie sich nicht daran, denn so etwas wie »normal« gibt es nicht. Eine Vagina besteht aus Haut, Fett und Muskeln – und jede ist einzigartig!

Vagina-Komplexe sind also komplett überflüssig! Informieren Sie sich mithilfe der Texte und Abbildungen in diesem Buch. Die größten Missverständnisse habe ich hier aufgezählt, Sie können sie also gleich von Ihrer Sorgenliste streichen:

- Eine Vagina, die »riecht«, ist ungesund.
- Die inneren Schamlippen dürfen nicht größer sein als die äußeren.
- Eine Vagina sieht straff, glatt und faltenfrei aus.
- Eine Vagina ist ein schwarzes Loch, in dem Gegenstände wie Tampons verloren gehen können.
- Der Gebärmutterhals ist ein zukünftiger Krebsherd.
- Schamhaar muss so kurz und künstlich wie möglich frisiert werden.

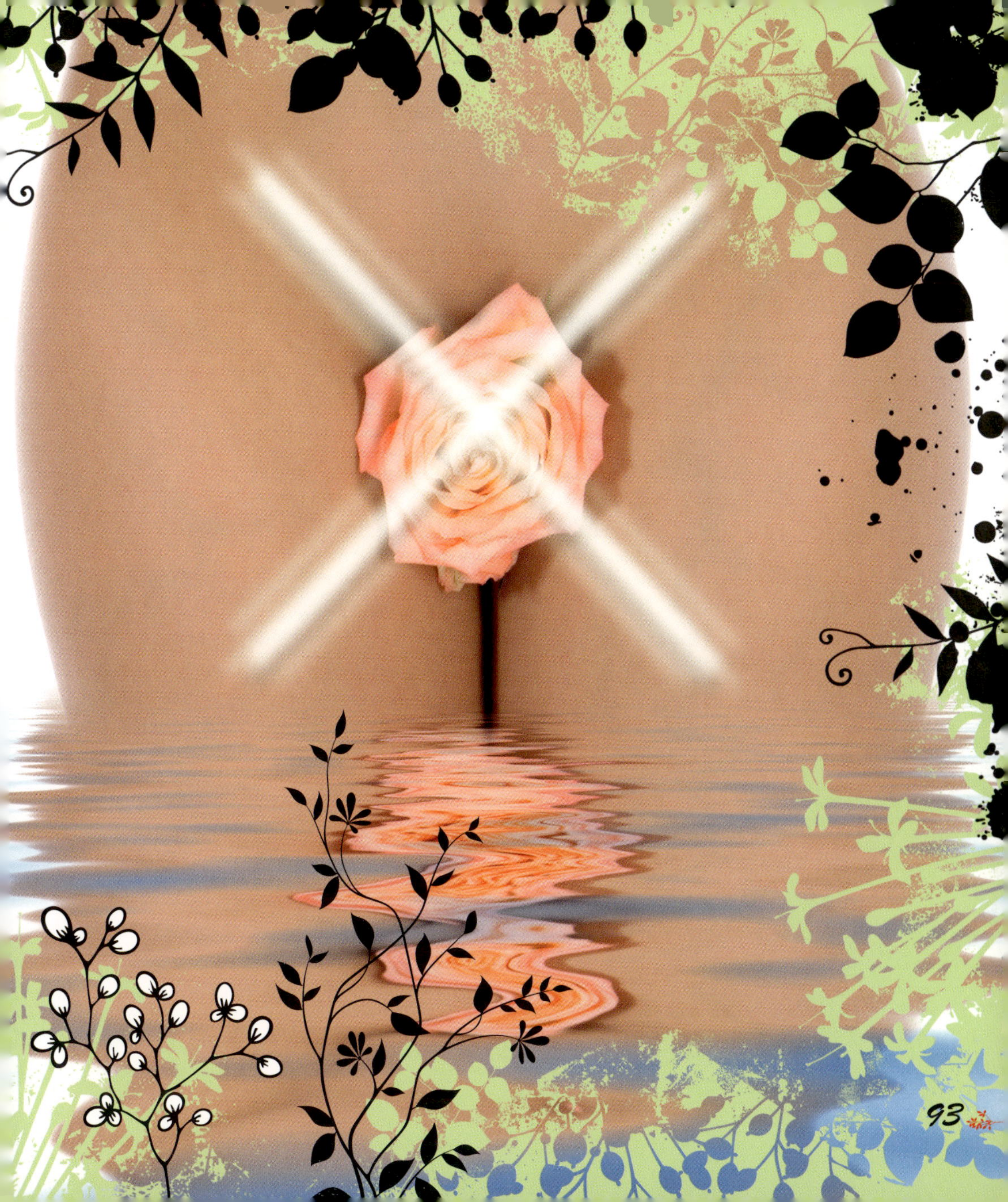

Gucken und Anfassen erlaubt

Höchste Zeit für einen Praxistest! Dass die Vagina für viele Frauen eine Unbekannte ist, hat mit Angst zu tun: mit der Angst vor dem Unbekannten, vor Infektionen, davor, sich zu verletzen… Aber glauben Sie mir, meine Damen: Diese Angst ist vollkommen unbegründet. Die Vagina ist ein perfektes, sich selbst regulierendes System, das keine desinfizierenden Seifen oder Duschen braucht und bei Verletzungen rasch heilt.

Frauen, die ihre Vagina kennen und schätzen, fühlen sich gleich weiblicher. Indem Sie sich berühren, lernen Sie Zonen kennen, die beim Sex gern verwöhnt werden wollen und Sie eventuell zum Höhepunkt bringen. Um die Orgasmus-Schwelle zu erreichen, sollten Sie sich ein wenig zurückziehen, sich liebevoll berühren und das Prickeln im Unterbauch genießen. Masturbieren ist der erste Schritt zu einem Höhepunkt. Doch wer seinen Körper nicht kennt, wird das kaum schaffen! Also lassen Sie die Jungs anfangs außen vor, denn je besser Sie Ihre Vagina kennenlernen, desto größer der Genuss beim Sex.

Anfangs kann sich Selbstbefriedigung seltsam anfühlen. Vielleicht hilft es Ihnen, wenn Sie die Masturbation als eine Art Check-up betrachten, als eine Kontrolluntersuchung. Entdecken Sie Schritt für Schritt, welche Berührungen Ihnen in der Vagina und um sie herum gefallen.

Greifen Sie zum Handspiegel, und legen Sie sich in einem ungestörten Moment bei geschlossener Tür aufs Bett. Atmen Sie tief ein und aus, und konzentrieren Sie sich auf Ihren schönen Körper. Entblößen Sie den Unterleib, und betrachten Sie ihn mithilfe des Spiegels. Streicheln Sie sich, und bewundern Sie die Vulva in ihrer ganzen Pracht. Nehmen Sie sich Zeit, sich an Ihren Körper zu gewöhnen und ihn zu *ver*wöhnen. Spreizen Sie die äußeren Schamlippen, damit Sie die inneren aus der Nähe betrachten können. Suchen Sie auch nach Klitoris und Vagina.

Schließen Sie die Augen, legen Sie den Spiegel beiseite, und holen Sie tief Luft. Berühren und streicheln Sie Ihre Vagina sanft, und erkunden Sie Ihre erogenen Zonen. Experimentieren Sie mit Druck und Rhythmus. Überlassen Sie sich Ihrer Erregung, steigern Sie sie, und verreiben Sie Ihre Vaginalsekrete. Stecken Sie die Finger in Ihre Vagina, und schauen Sie, ob Sie einen G-Punkt haben. Oder sagt Ihnen Ihr Körper, dass Sie sich auf die Klitoris konzentrieren sollen? Tun Sie, was sich gut anfühlt.

Wer sich einen Orgasmus wünscht, konzentriert sich am besten auf die Klitoris und nimmt vielleicht sogar noch einen Vibrator zu Hilfe.

In Japan heißt männliche Masturbation *senzuri*, »1000 zärtliche Bewegungen«. Die weibliche wird dagegen *manzuri* oder »10 000 zärtliche Bewegungen« genannt.

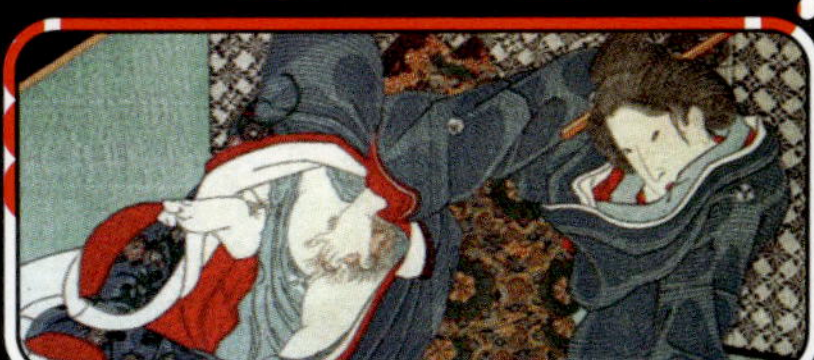

Achtung: Den restlichen Körper nicht vergessen!

Der Körper ist eine regelrechte Schatztruhe (versteckter) erogener Zonen – und das größte Prunkstück ist der Genitalbereich! Was gibt es Schöneres, als sie nacheinander zu erkunden, bevor Sie explodieren? Zum Beispiel die Stellen, die Sie zum Zucken, Zittern und Stöhnen bringen oder Ihnen Gänsehaut bescheren. Genießen Sie es einfach, streicheln Sie sie, und zeigen Sie sie Ihrem Partner. Vielleicht kann er die Zunge benutzen? Hier ein paar Tipps:

- Wie wär's mit der Ohrläppchenrückseite?
- Wenn Sie sich seitlich am Hals berühren, bekommen Sie dann Gänsehaut?
- Erbeben Sie bei der Berührung Ihrer Achseln?
- Vergessen Sie Brustwarzen und Brüste nicht!
- Umkreisen Sie zärtlich Ihren Nabel …
- … den Anus.
- Liebkosen Sie die Schenkelinnenseiten.
- Streicheln Sie Ihre Kniekehlen mit den Fingerspitzen.
- Streicheln Sie Füße und/oder Zehen.

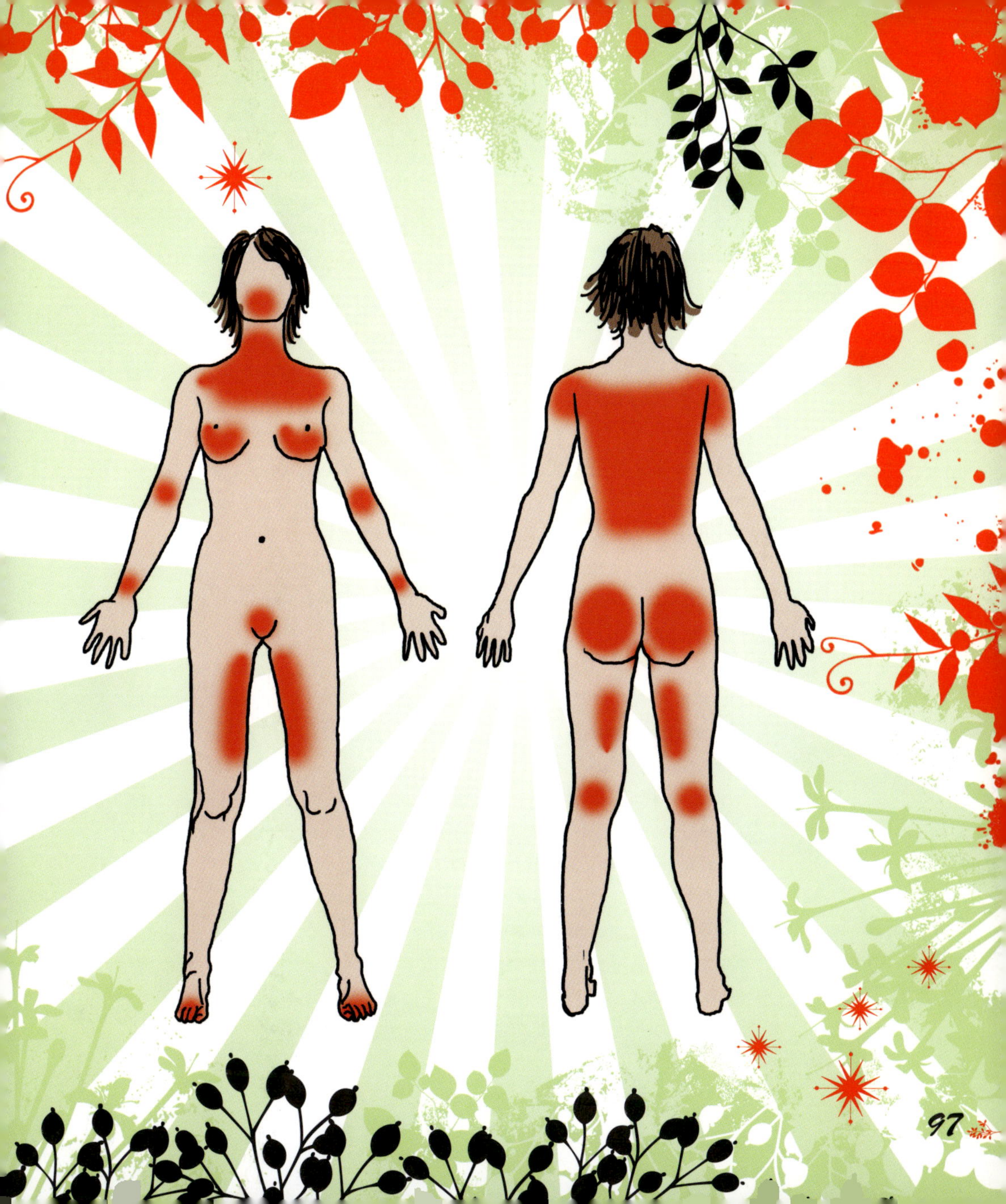

Make some noise!

Wer es etwas gewagter und extrovertierter mag, kommt hier bestimmt auf seine Kosten. Denn beim Masturbieren darf ausnahmsweise vorgetäuscht werden – zum Beispiel indem Sie einen heftigen Orgasmus herbeifantasieren. Und das geht so:

- Sorgen Sie dafür, dass Sie mindestens eine halbe Stunde ungestört sind.
- Schließen Sie die Tür ab, ziehen Sie sich aus, und machen Sie es sich bequem.
- Vergessen Sie die Alltagssorgen, und geben Sie sich aufregenden Fantasien hin.
- Streicheln und berühren Sie sich zärtlich: überall dort, wo es Ihnen gefällt.
- Sobald Sie spüren, wie die Erregung steigt, stellen Sie sich vor, Sie stünden kurz vor dem Orgasmus.
- Stimulieren Sie Klitoris und/oder Vagina, spannen Sie die Muskeln an, versteifen Sie sich, und lassen Sie das Becken kreisen.
- Aber vor allem: Stöhnen und schreien Sie so, wie das Ihrer Meinung nach zu einem richtigen Orgasmus gehört.
- Hören Sie unter Umständen kurz auf, sich zu berühren, und klammern Sie sich an Bett, Laken usw.
- Immer noch nicht geil genug? Dann masturbieren Sie getrost weiter. Einfach loslassen und genießen!

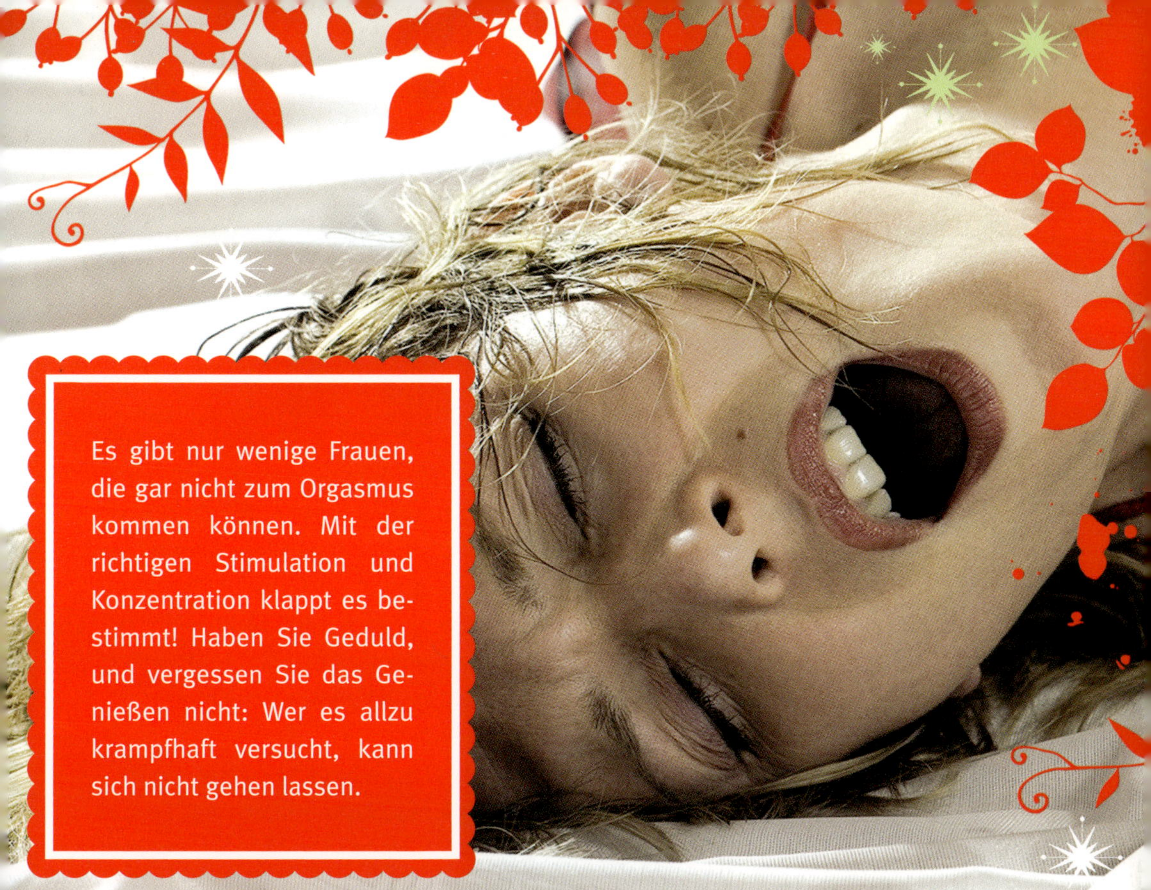

Es gibt nur wenige Frauen, die gar nicht zum Orgasmus kommen können. Mit der richtigen Stimulation und Konzentration klappt es bestimmt! Haben Sie Geduld, und vergessen Sie das Genießen nicht: Wer es allzu krampfhaft versucht, kann sich nicht gehen lassen.

Anfangs kann sich das komisch anfühlen. Aber geben Sie nicht auf, probieren Sie es unbedingt mehrmals aus, denn Übung macht den Meister. Sie spielen die Hauptrolle in Ihrer eigenen Orgasmus-Fantasie! Ein bisschen übertreiben kann nicht schaden – solange Ihnen klar ist, dass das keine Realität ist. Denn wie Sie tatsächlich beim Höhepunkt reagieren, sieht sicherlich anders aus. Sie können diese Übung ruhig zwei bis drei Mal die Woche machen. Sie garantiert zwar keinen Orgasmus, aber dafür Lust, Erregung und sexuelles Selbstbewusstsein!

Immer dasselbe?

Haben Sie Ihre Methode, zum Höhepunkt zu kommen, gefunden? Nur, dass Ihr Partner das nicht bewerkstelligen kann, obwohl er genau dasselbe tut? Oder finden Sie Ihre Technik auf die Dauer etwas langweilig? Beides ist möglich. Wenn Sie nur einen Weg zum Orgasmus kennen (mit dem Vibrator oder indem Sie Ihre Klitoris auf eine bestimmte Art streicheln), kann eine sexuelle Angewohnheit entstehen, die Sie so schnell nicht mehr loswerden. Aber das ist ja auch kein Wunder, wenn es jedes Mal funktioniert und Sie die schönste Belohnung überhaupt bekommen: einen Orgasmus.

Nur schade, dass Sie bei anderen Varianten des Liebesspiels nicht auf Touren kommen. Man kann Sie berühren, streicheln oder penetrieren, so viel man will – solange Ihr Körper nicht bekommt, was er gewohnt ist, gerät er höchstens ins Schwitzen. Doch mit etwas gutem Willen lässt sich aus dieser Routine ausbrechen. Sind Sie bereit?

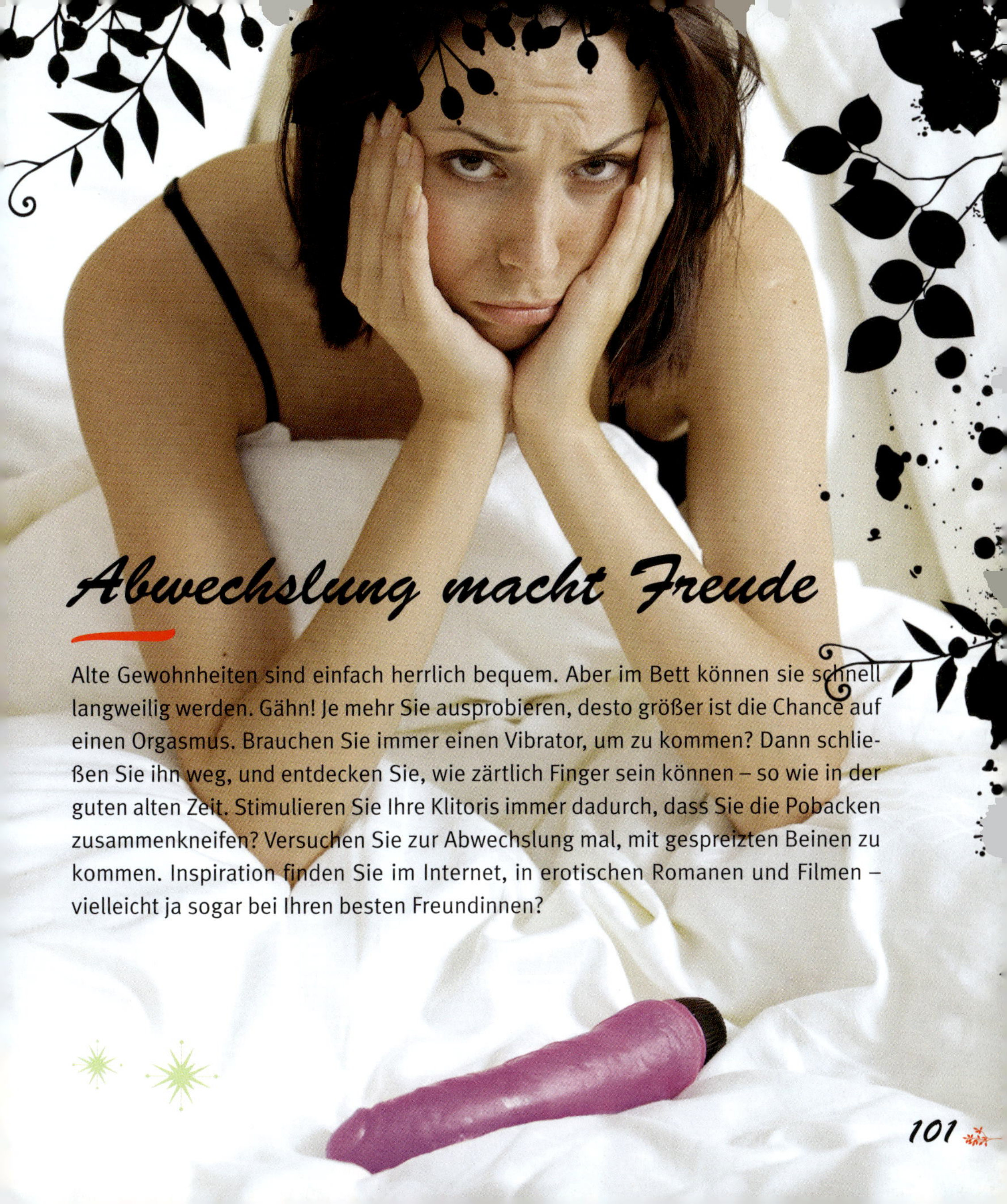

Abwechslung macht Freude

Alte Gewohnheiten sind einfach herrlich bequem. Aber im Bett können sie schnell langweilig werden. Gähn! Je mehr Sie ausprobieren, desto größer ist die Chance auf einen Orgasmus. Brauchen Sie immer einen Vibrator, um zu kommen? Dann schließen Sie ihn weg, und entdecken Sie, wie zärtlich Finger sein können – so wie in der guten alten Zeit. Stimulieren Sie Ihre Klitoris immer dadurch, dass Sie die Pobacken zusammenkneifen? Versuchen Sie zur Abwechslung mal, mit gespreizten Beinen zu kommen. Inspiration finden Sie im Internet, in erotischen Romanen und Filmen – vielleicht ja sogar bei Ihren besten Freundinnen?

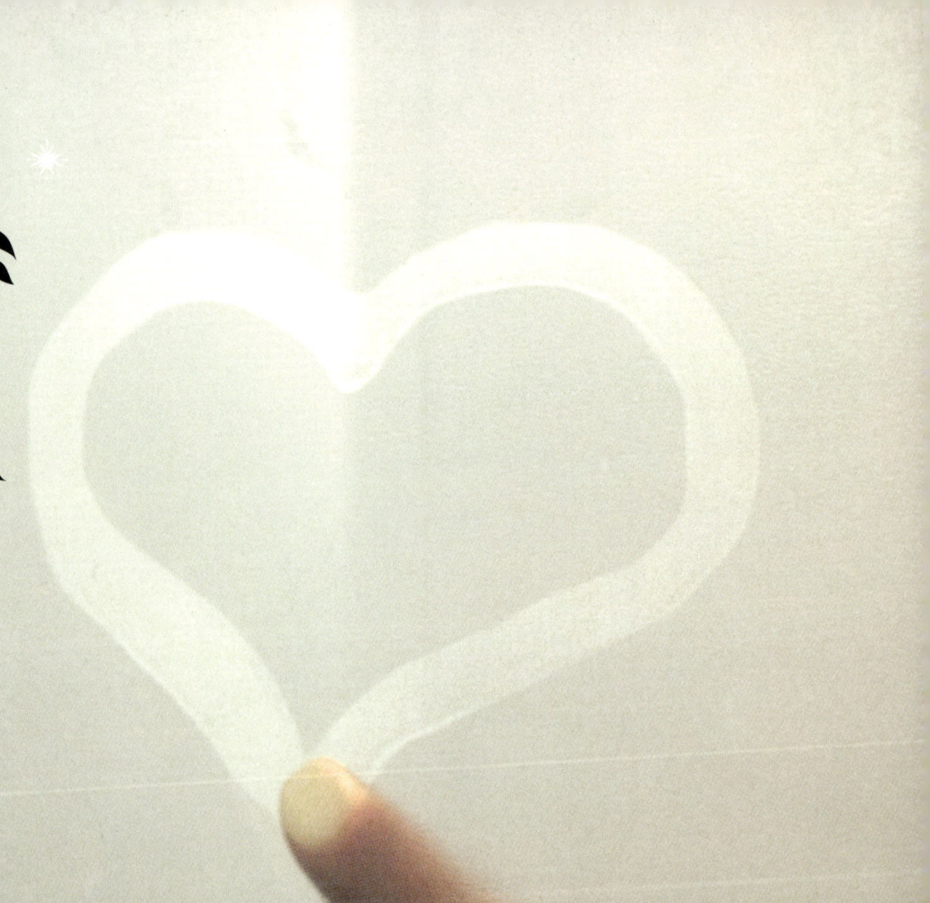

Der Schlüssel zum Paradies

Entdeckt man das Masturbieren nicht schon als Kind oder Teenager, ist es anscheinend alles andere als selbstverständlich. Etwa 20 Prozent der Frauen geben an, in Kindheit und Jugend nicht masturbiert zu haben, weil sie gar nicht wussten, wie das geht. Außerdem wurde vielen eingeredet, es wäre unkeusch, sich zu berühren. (Quelle: Solot und Miller, 2007)

Als Erwachsene haben Sie unzählige Methoden zur Auswahl:

- Streicheln, reiben oder rubbeln Sie Ihre Klitoris mit einem oder zwei Fingern. Das ist die häufigste Form weiblicher Masturbation.
- Wasser bringt's! Wasserstrahlen haben ein nicht zu unterschätzendes Orgasmus-Potenzial! Der Duschkopf, kräftige Jacuzzi-Strahlen oder ein Schwall aus dem Badewannenhahn sind bei vielen Frauen nicht umsonst so beliebt!
- Benutzen Sie einen Vibrator, um Ihre Klitoris zu stimulieren.
- Führen Sie Ihren Finger oder ein Sexspielzeug in Ihre Vagina ein.
- Lieben Sie Ihre Brüste und Brustwarzen und zeigen Sie es ihnen!
- Spannen Sie sämtliche Muskeln an.
- Reiben Sie sich mit der Klitoris an einem Kissen, Stofftier oder Hocker – an allem, was sich gut anfühlt.
- Malen Sie sich aufregende Stellungen oder eine erotische Geschichte aus, in der Sie die Hauptrolle spielen …

Kombinieren Sie diese Möglichkeiten nach Belieben – *na los, variieren Sie!*

Leichter getan als gesagt

Sie können nur gewinnen, wenn Sie alles Mögliche ausprobieren. Selbst wenn Sie am Ende nicht beschenkt werden, gilt: Der Weg ist das Ziel!

Cold-Turkey-Methode

- Verbannen Sie alte Masturbationsmethoden, und probieren Sie neue aus.
- Und zwar zwei, drei Mal die Woche, mindestens sechs Wochen lang.
- Weg mit alten Gewohnheiten: Abwechslung macht Freude!
- Mit der Zeit wird Ihr Körper immer heftiger auf neue Stimulationen reagieren.

Gemächliche Methode

- Masturbieren Sie wie gewohnt – aber nur für eine Minute!
- Versuchen Sie es dann mindestens drei Minuten lang mit einer anderen Stimulation.
- Lässt Ihre Erregung nach, verfallen Sie für eine Minute wieder ins alte Verhaltensmuster.
- Genießen Sie es, bis Sie kommen.
- Enden Sie stets mit einer neuen Stimulation.
- Das Ganze zwei, drei Mal die Woche, mindestens acht Wochen lang. Konzentrieren Sie sich auf den Reiz des Neuen – und bleiben Sie cool!

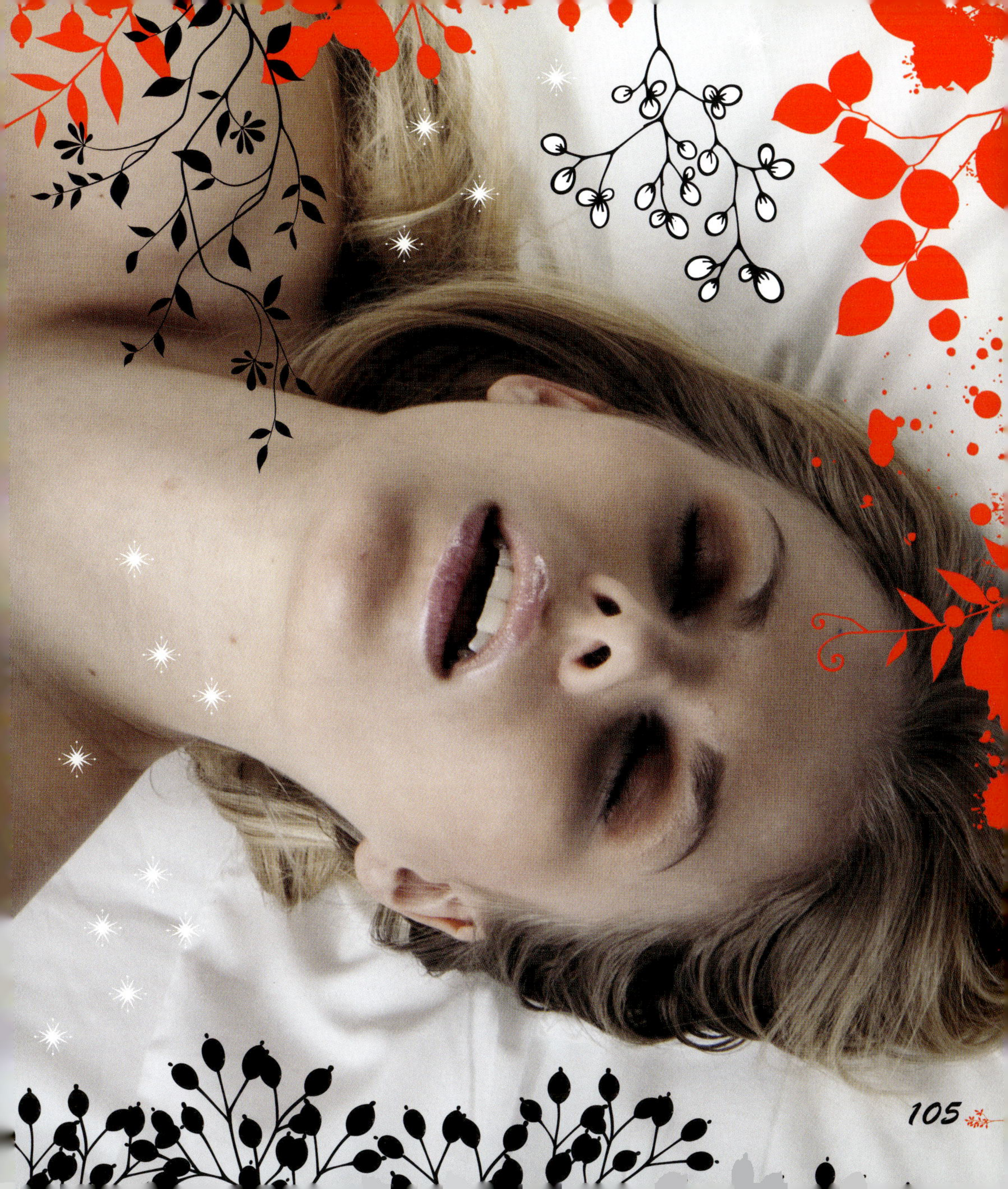

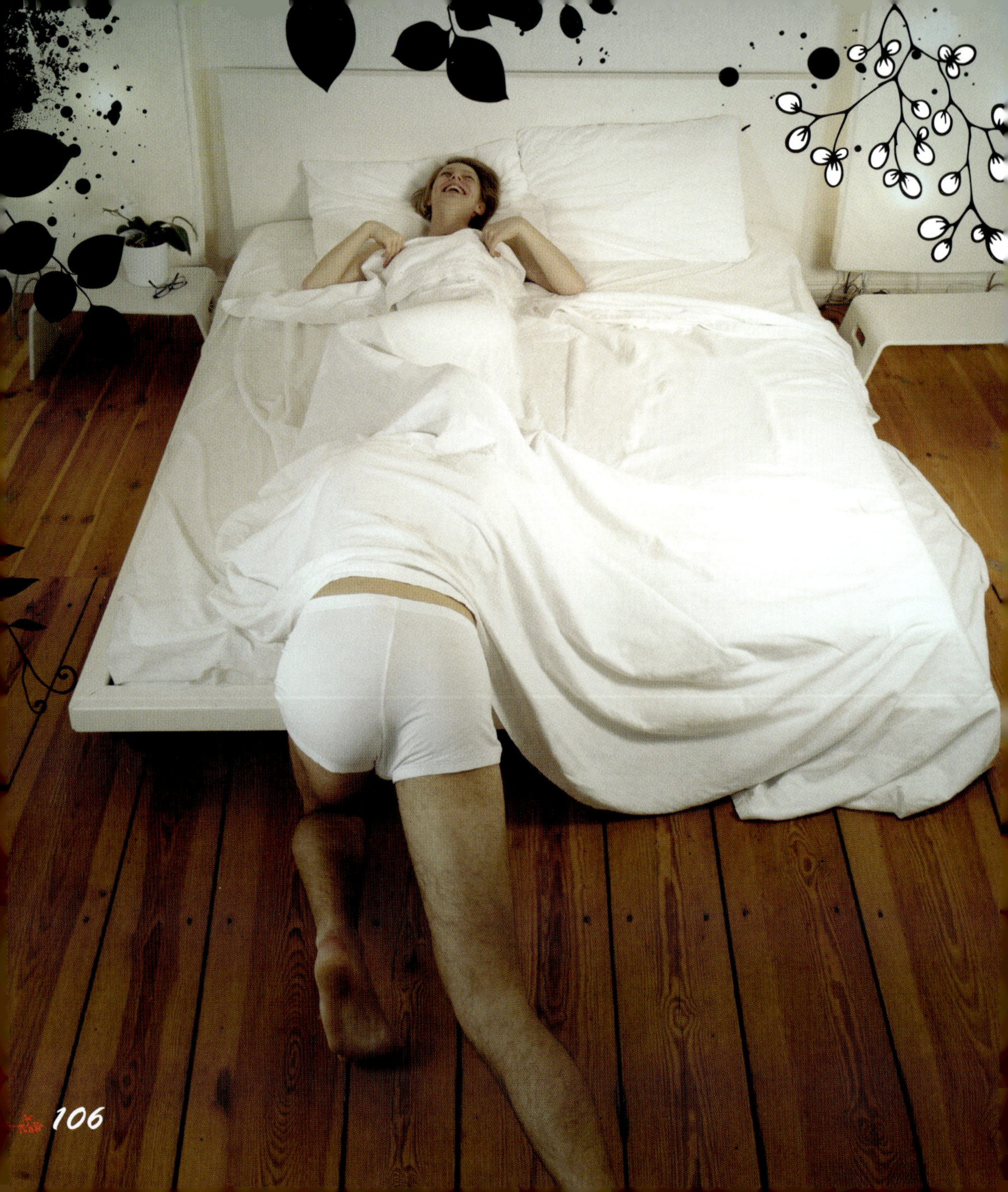

With a little help from my friend

Weil man beim ersten Masturbieren meist noch ein Kind oder Teenager ist, glaubt man, das sei eher was für einsame Stunden. Aber das muss nicht so sein: Frauen, die sich in ihrer Haut wohlfühlen und keine falsche Scham kennen, teilen ihre Masturbationserfahrungen gern mit dem Partner. Sie befriedigen sich während des Liebespiels oder bitten ihn, ihre erogenen Zonen zu stimulieren. Mehr dazu finden Sie im Abschnitt »So machen Sie eine gute Figur im Bett: Sechs Orgasmustipps«. Auch das ist eine Form von Masturbation.

Thomas Laqueur, Professor für Geschichte an der Universität Berkeley, schrieb *Die einsame Lust*, ein Buch über die Geschichte der Masturbation. Laqueur zufolge ist es sogar noch heute verpönt, über Selbstbefriedigung zu reden. Man reißt höchstens Witze darüber.

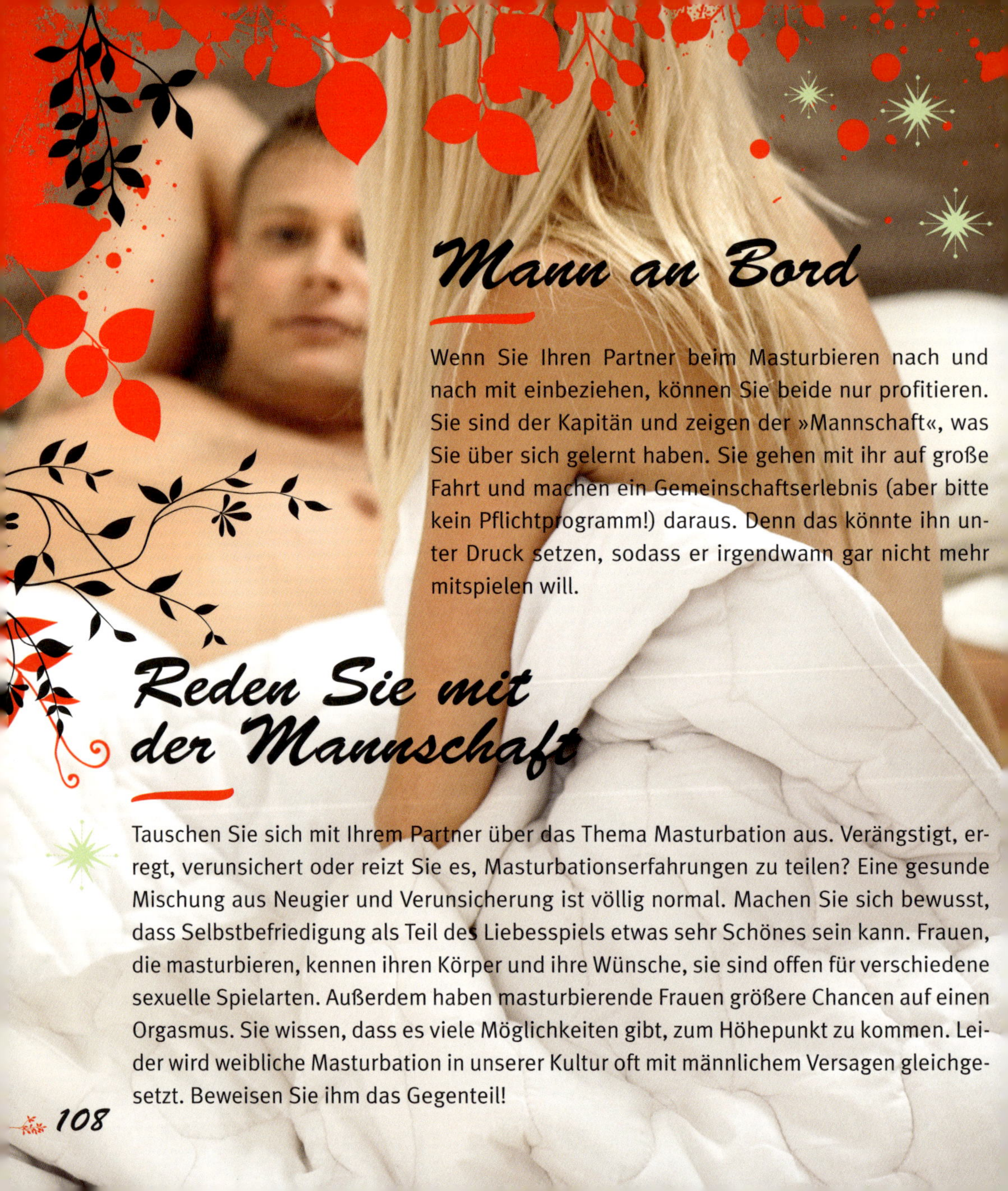

Mann an Bord

Wenn Sie Ihren Partner beim Masturbieren nach und nach mit einbeziehen, können Sie beide nur profitieren. Sie sind der Kapitän und zeigen der »Mannschaft«, was Sie über sich gelernt haben. Sie gehen mit ihr auf große Fahrt und machen ein Gemeinschaftserlebnis (aber bitte kein Pflichtprogramm!) daraus. Denn das könnte ihn unter Druck setzen, sodass er irgendwann gar nicht mehr mitspielen will.

Reden Sie mit der Mannschaft

Tauschen Sie sich mit Ihrem Partner über das Thema Masturbation aus. Verängstigt, erregt, verunsichert oder reizt Sie es, Masturbationserfahrungen zu teilen? Eine gesunde Mischung aus Neugier und Verunsicherung ist völlig normal. Machen Sie sich bewusst, dass Selbstbefriedigung als Teil des Liebesspiels etwas sehr Schönes sein kann. Frauen, die masturbieren, kennen ihren Körper und ihre Wünsche, sie sind offen für verschiedene sexuelle Spielarten. Außerdem haben masturbierende Frauen größere Chancen auf einen Orgasmus. Sie wissen, dass es viele Möglichkeiten gibt, zum Höhepunkt zu kommen. Leider wird weibliche Masturbation in unserer Kultur oft mit männlichem Versagen gleichgesetzt. Beweisen Sie ihm das Gegenteil!

So verlassen Sie den sicheren Hafen

Nichts ist aufregender als eine Frau, die Lust empfindet. Es gibt keinen Grund, dieses Abenteuer nicht zu wagen!

Unsicherheit und Scham machen es Ihnen unnötig schwer. Am besten, Sie planen die Aktion bewusst ein.

- Suchen Sie sich einen Ort, an dem Sie nicht gestört werden können und alle Zeit der Welt haben.
- Sorgen Sie für eine erotische Atmosphäre: Kerzen, gedimmtes Licht, Wärme …
- Wie wär's, wenn Sie zusammen duschen oder baden, um sich so richtig zu entspannen? Streicheln und küssen Sie sich.
- Dann übernehmen Sie das Kommando und befriedigen sich ganz langsam selbst, damit Ihr Partner genau mitbekommt, was Sie da machen und fühlen. Geben Sie ihm auch eine Chance – vielleicht ist er äußerst lernfähig!

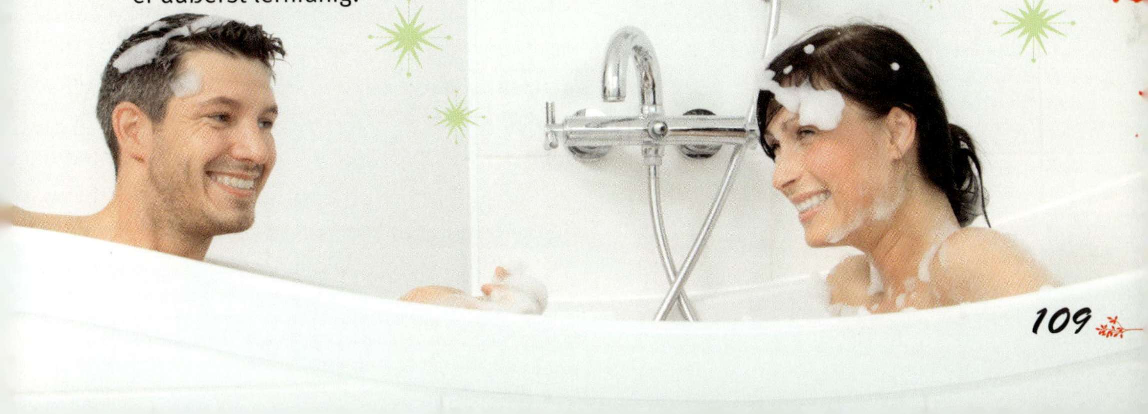

Von oo zu ooooo!

Orgasmen können klein und fein, wild und heftig, aber auch alles dazwischen sein. Unterschiedliche Stellungen, Liebesworte, Sex- und Rollenspiele, Streicheleinheiten und Stöße bereichern das Liebesleben. Mit etwas Übung lernen Sie, die Beckenbodenmuskeln zu kontrollieren. Dadurch lässt sich die Orgasmus-Häufigkeit und -Intensität steigern. Aber das ist noch längst nicht alles! Sie bekommen dadurch auch mehr Lust auf Sex und sind leichter und stärker erregbar. Bereiten Sie sich auf höchsten Genuss vor!

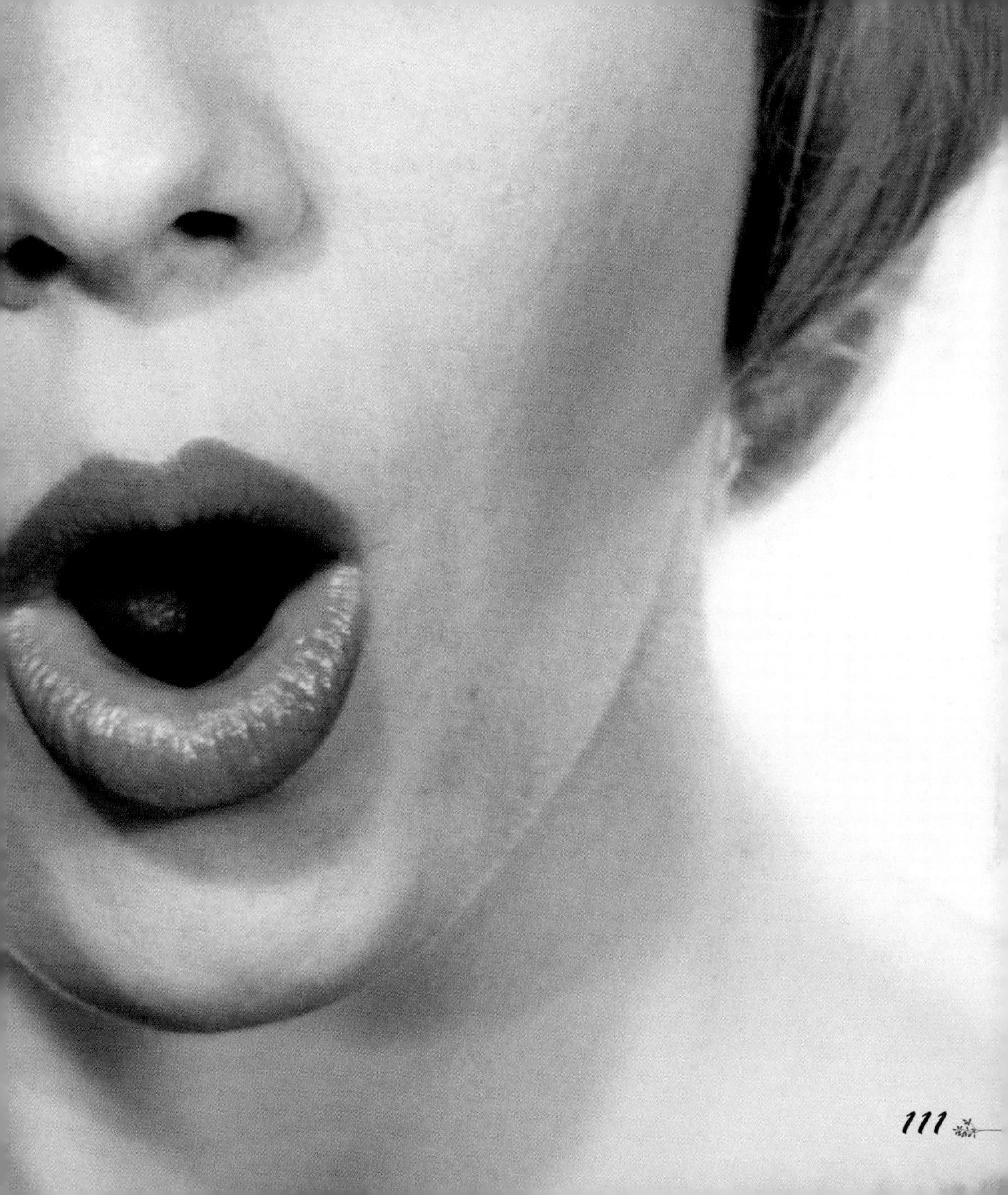

Der PC oder Beckenbodenmuskel

Der Musculus pubococcygeus (kurz PC) heißt auf Deutsch Beckenbodenmuskel (BBM) und im Volksmund Sexmuskel. Letzteres, weil er für das Lustempfinden eine wichtige Rolle spielt. Warum, erfahren Sie hier.

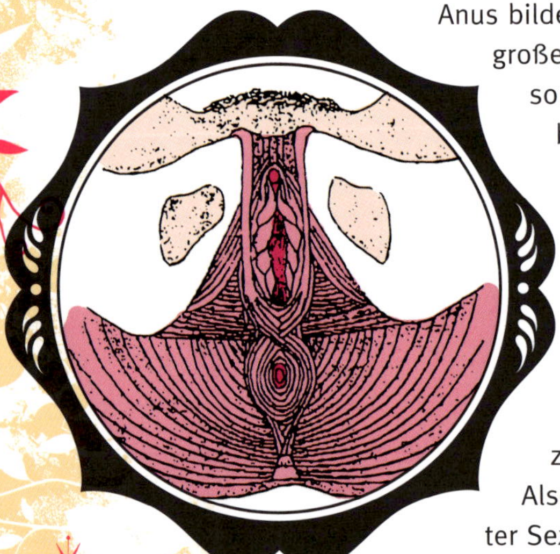

Der Beckenbodenmuskel, der eine Art Acht um Vagina und Anus bildet, ist etwas ganz Besonderes. Er ist kein großer Muskel, der den Orgasmus garantiert, sondern eine Ansammlung miteinander verbundener großer und kleiner Muskeln, die die inneren Geschlechtsorgane an Ort und Stelle halten.

Eine fantastische Erfindung von Mutter Natur – wenn dieser Muskel nur nicht nach dem 25. Lebensjahr erschlaffen und verschleißen würde. Nicht zuletzt durch zu vieles Sitzen und Schwangerschaften. Also an die Arbeit, Mädels, denn ein trainierter Sexmuskel ist der schnellste Weg zu lustvollem Genuss!

Tao Yin ist in

Chinesische Taoisten streben ein Leben lang nach Bescheidenheit und Harmonie. Kein Wunder, dass die Taoisten des alten China (circa 2205 bis 205 v. Chr.) die Vorzüge eines trainierten BBM kannten. Sie entwickelten Yogaübungen, die hauptsächlich im Sitzen oder Liegen durchgeführt werden: Tao Yin. Damit werden bestimmte Bereiche an- und wieder entspannt, zum Beispiel Bauch, Rumpf und Beckenregion. Auch die Muskeln des unteren Rückens und der Beckenboden werden trainiert. Mehr als 20 Jahrhunderte später ist Tao Yin immer noch sinnvoll: Plobielen Sie diese ulalten Übungen doch mal aus – das beleichelt spilituell wie sexuell!

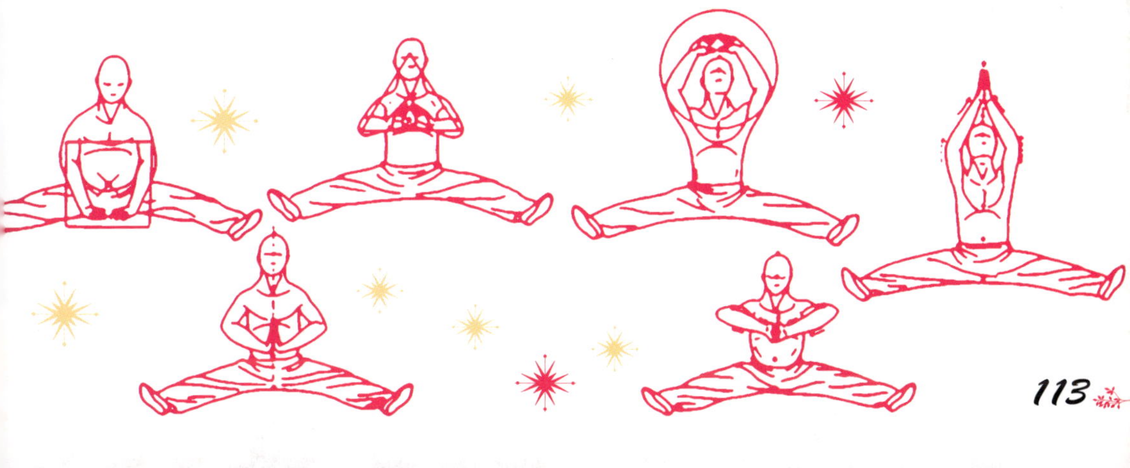

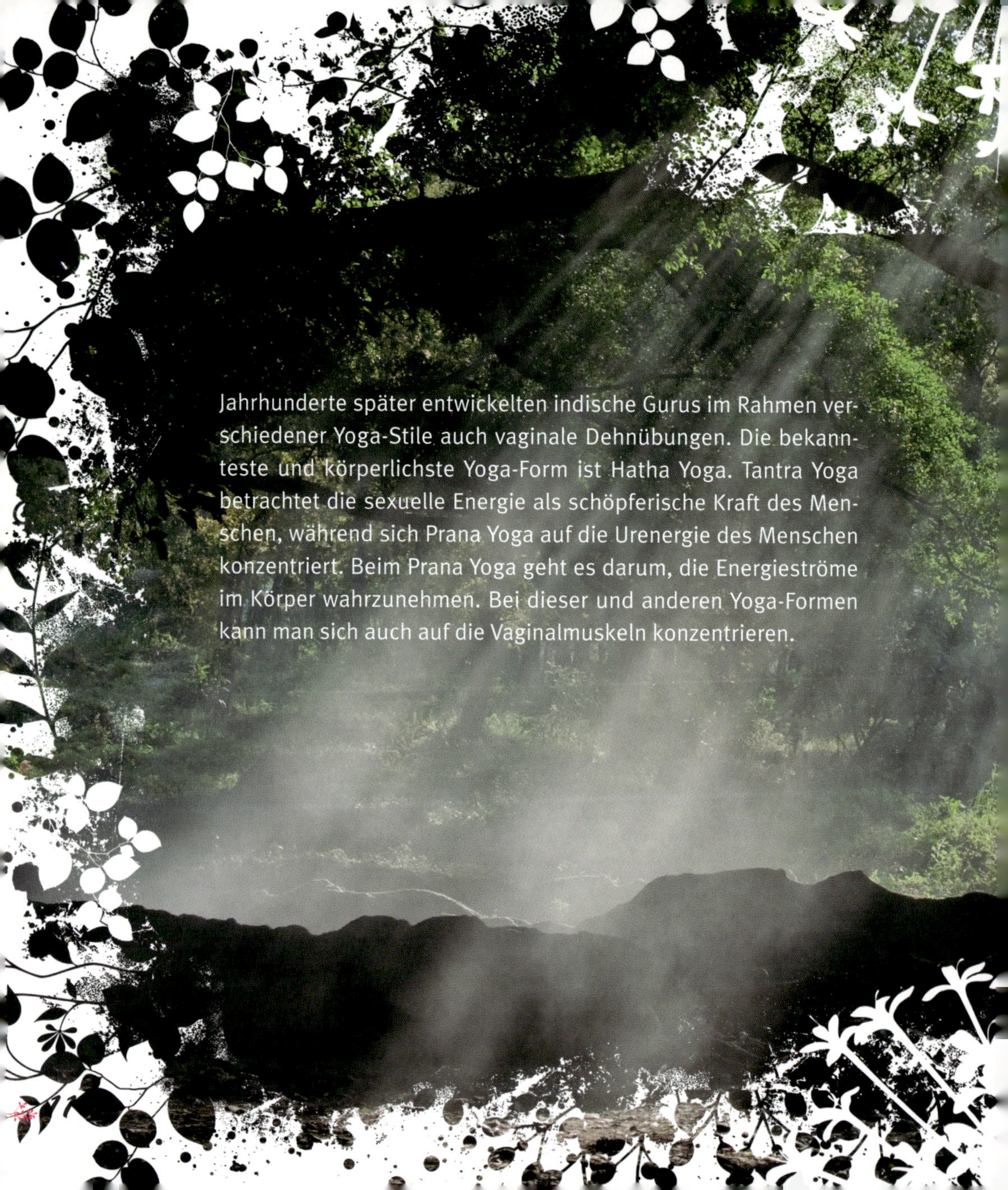

Jahrhunderte später entwickelten indische Gurus im Rahmen verschiedener Yoga-Stile auch vaginale Dehnübungen. Die bekannteste und körperlichste Yoga-Form ist Hatha Yoga. Tantra Yoga betrachtet die sexuelle Energie als schöpferische Kraft des Menschen, während sich Prana Yoga auf die Urenergie des Menschen konzentriert. Beim Prana Yoga geht es darum, die Energieströme im Körper wahrzunehmen. Bei dieser und anderen Yoga-Formen kann man sich auch auf die Vaginalmuskeln konzentrieren.

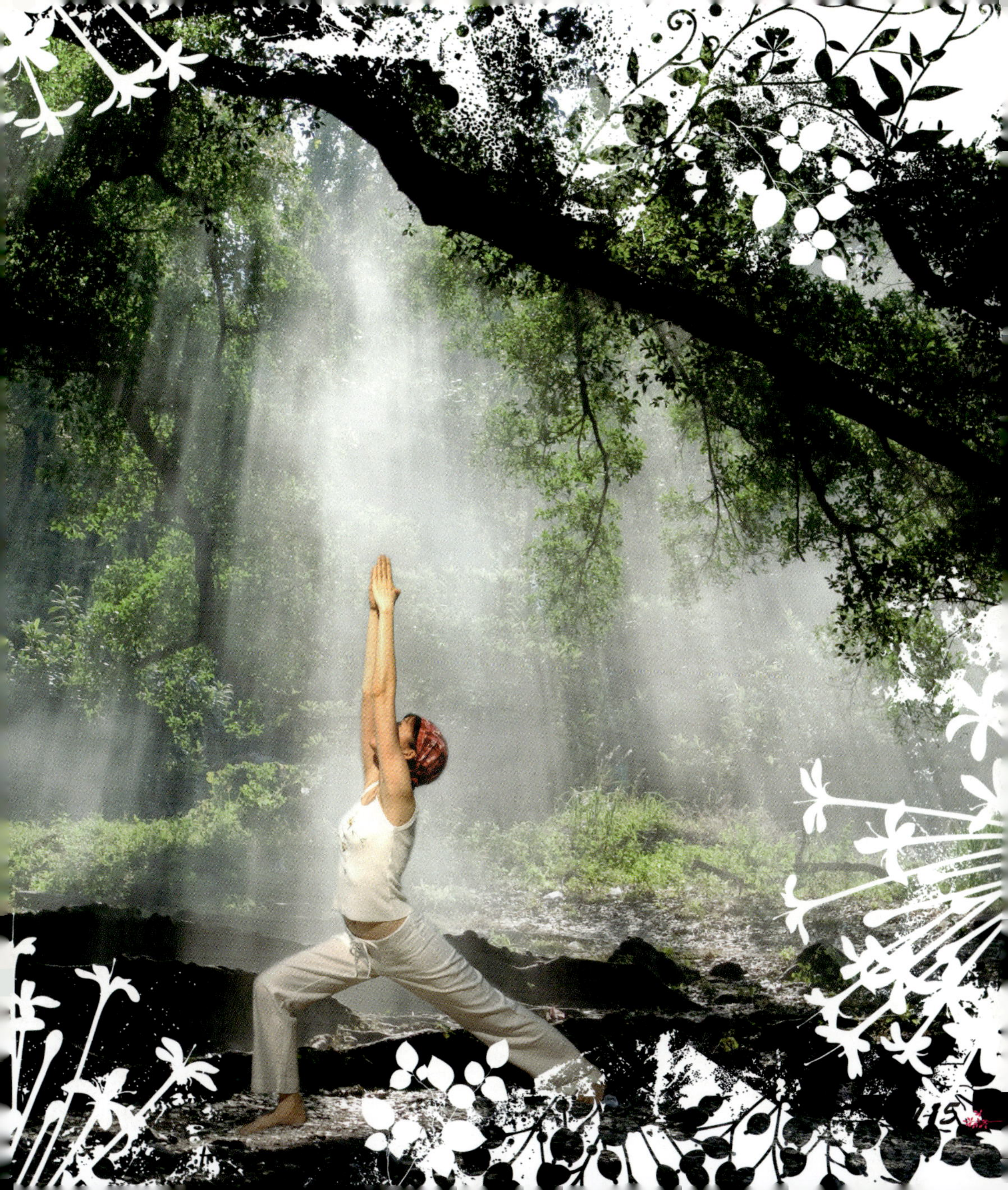

Das Geheimnis des Dr. Kegel

Der Hype um das Beckenbodentraining entstand 1952 dank des Gynäkologen Arnold Kegel. Der Mann hatte regelmäßig Frauen mit Inkontinenzproblemen in seiner Praxis und stellte fest, dass deren Vaginalmuskeln nicht gerade in Topform waren. Um ihre Probleme ein für alle Mal zu lösen, dachte er sich eine Reihe von Übungen aus: »Anspannen 1, 2, 3, entspannen 1, 2, 3 …« Die Damen legten los, und in Kürze waren ihre Beschwerden verschwunden … mit einem angenehmen Nebeneffekt: bessere Orgasmen!

Die Erklärung dafür? Dank der Kegel-Übungen wird die Schamregion stärker durchblutet und somit empfindlicher. Die Übungen sind eine hervorragende Basis fürs Beckenbodentraining – und damit für besseren Sex. Sobald die Beckenbodenmuskeln in Form gebracht wurden, müssen sie jedoch auch weiterhin »gepflegt« werden: Nutzen Sie langweilige Momente wie das Warten in der Supermarktschlange, das Zähneputzen und Autofahren, um »mit Ihrer Vagina zu lächeln« beziehungsweise Beckenbodenübungen zu machen.

Wussten Sie, dass …

der Mensch, hätte er denn einen Schwanz, mit den Beckenbodenmuskeln wedeln würde?

Machen Sie Kegel-Übungen!

Kegel-Übungen bitte nicht nur beim Urinieren machen, denn das fördert Blasenentzündungen. Ansonsten machen Sie sie, wann und wo Sie wollen – niemand wird Ihnen auch nur das Geringste ansehen. Aber übertreiben Sie es nicht, und nehmen Sie die nächste Schwierigkeitsstufe erst, wenn Sie die vorherige beherrschen.

1. Hallo Muskel, wo bist du?

Hier! Halten Sie beim Pinkeln kurz den Urinstrahl an, und lassen Sie es dann wieder laufen. Der Muskel, der Ihnen das ermöglicht, ist der BBM!

Konzentrieren Sie sich jetzt auf jeden einzelnen Muskel:

- In die Hocke gehen, einen Finger in die Vagina stecken und sie so fest wie möglich zusammenziehen. Bein- und Pomuskeln locker lassen.
- Nacheinander folgende Muskeln an- und wieder entspannen:
  - die Muskeln an der Außenwand der Vagina
  - die Muskeln in der Vagina (so, als wollten Sie einen Tampon herausziehen)
  - die Aftermuskeln (so, als wollten Sie einen Pups anhalten)

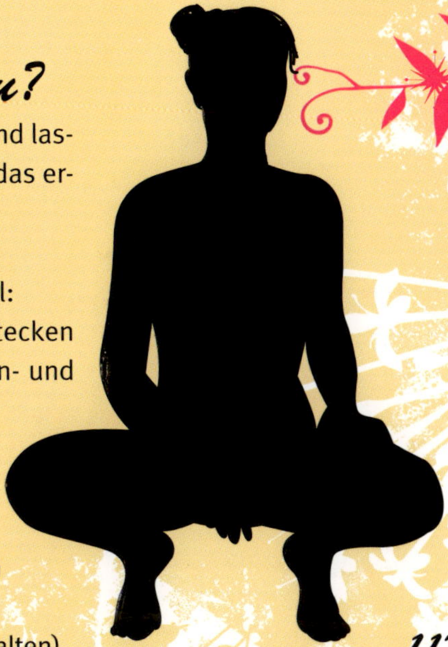

2. Gummiband

- Den BBM anspannen, bis drei zählen und locker lassen. Das nennt man »pumpen«. Ruhig weiteratmen und darauf achten, Bauch- und Pomuskeln nicht anzuspannen.

Täglich üben, bis Sie die Muskeln mindestens 10 bis 20 Sekunden anspannen können – und das 100 bis 150 Mal hintereinander. Bitte nicht weitertrainieren, bis Sie den BBM nicht 60 Sekunden am Stück anspannen können, ohne dass er erschlafft. Toi, toi, toi!

3. Jetzt wird's ernst

Von nun an geht es wirklich um besseren Sex. Der Schwierigkeitsgrad erhöht sich durch…

… verschiedene Haltungen:

1. auf einem Hocker sitzend
2. auf dem Rücken liegend, mit angezogenen Knien
3. auf dem Rücken liegend, mit einem angezogenen Knie
4. auf der Seite liegend, mit einem Kissen unter dem einen Knie
5. im Spagat, beide Beine liegen flach auf dem Boden, die Knie sind leicht gebeugt, der untere Rücken ist gerade

… neue Übungen in oben genannten Haltungen:

- Die Muskeln 20 Mal langsam und 20 Mal rasch anspannen.
- Den BBM beim Einatmen drei Sekunden an- und beim Ausatmen entspannen. So lange trainieren, bis Sie es 20 Sekunden lang durchhalten.
- Drei Minuten pumpen, so, als imitierten Sie einen langsamen Puls, dann drei Minuten wie ein schneller Puls.
- Bringen Sie die Vaginalmuskeln fünf Mal zum Zittern, indem Sie diese Übung rasch und ohne Pausen wiederholen.

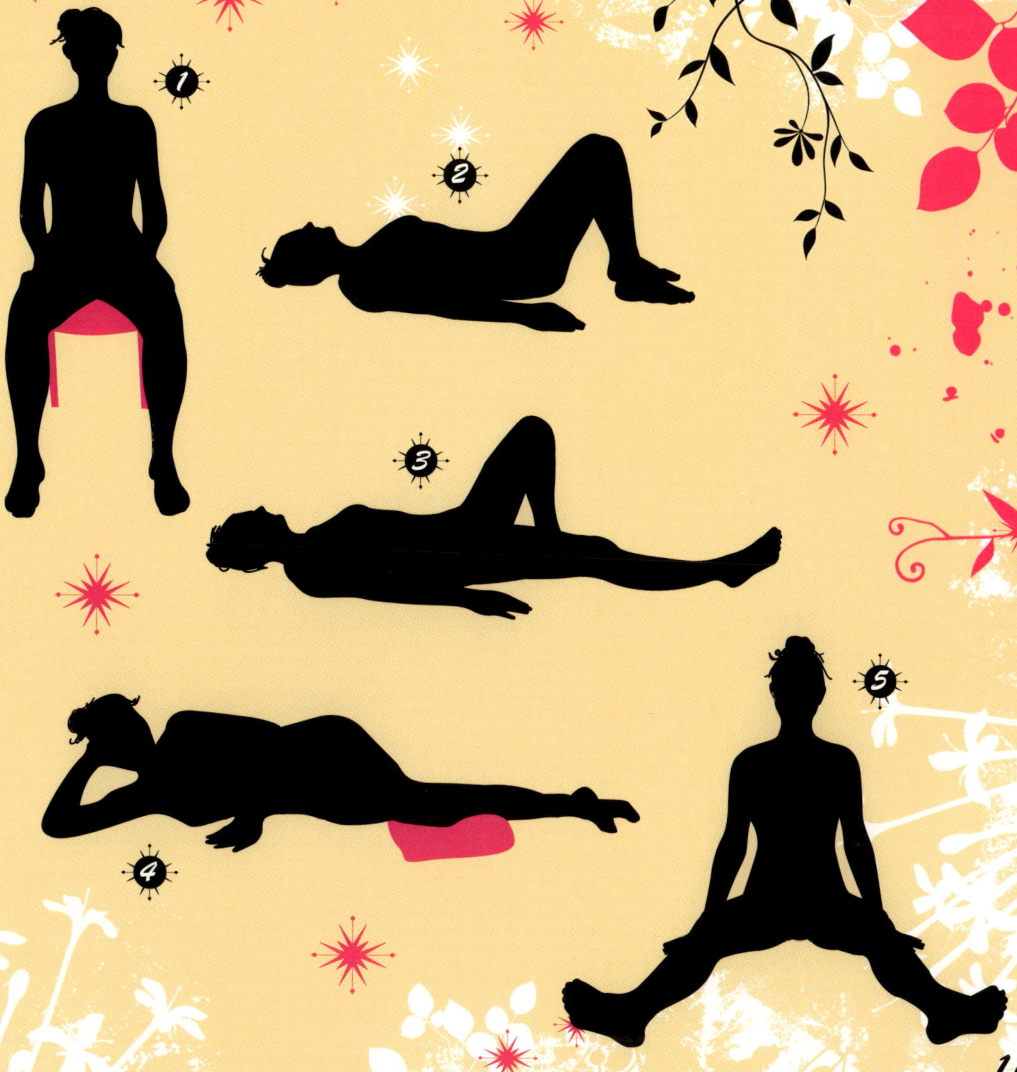
1
2
3
4
5

Kegel-Übungen für Fortgeschrittene

Fortgeschrittene absolvieren dieselben Kegel-Übungen in noch schwierigeren Haltungen und machen während des »Pumpens« »Fickbewegungen« mit dem Becken. Der Rhythmus dieser Hüftbewegungen folgt dem Pump-Rhythmus.

Haltungen:

1. Breitbeinig
2. In Ballerina- oder Charlie-Chaplin-Haltung: Beine und Fersen berühren sich, die Zehen zeigen nach außen.
3. Im Beinstretch: In die Hocke gehen, ein Bein nach hinten nehmen, das vordere Bein im 90-Grad-Winkel, sich auf dem Oberschenkel abstützen.
4. Hüftwippen: Hinlegen, beide Beine anwinkeln, sich mit Armen und Händen auf dem Boden abstützen und Fickbewegungen machen.
5. Bauch: Auf den Bauch legen, die Fußsohlen berühren sich. Sich auf die Ellbogen stützen und die Hände zusammenbringen.
6. Vierfüßerstand: Wuff!

Können Sie die Muskeln 60 bis 90 Sekunden lang problemlos anspannen, und sind drei verschiedene Haltungen hintereinander ein Witz? Dann gibt es eine Eins mit Stern, und Sie sind fit fürs nächste Trainingslevel.

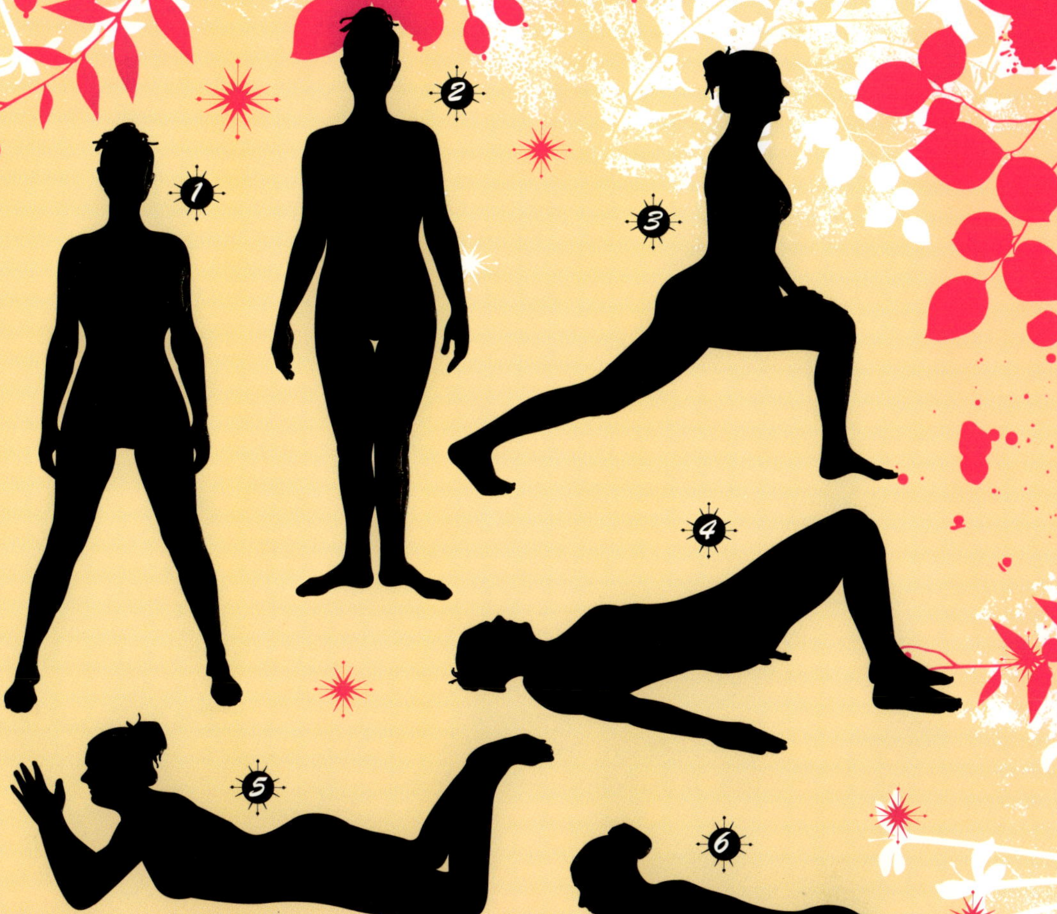

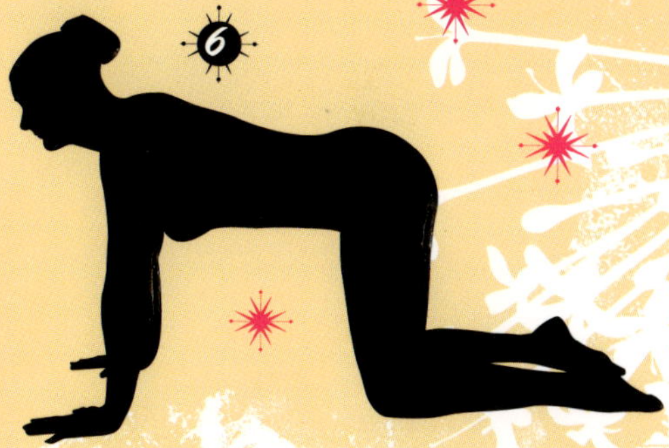

Überfordern Sie sich nicht. Sie müssen nicht gleich die Goldmedaille holen, um sexuelle Vorteile zu genießen!

Kegel-Übungen für Profis

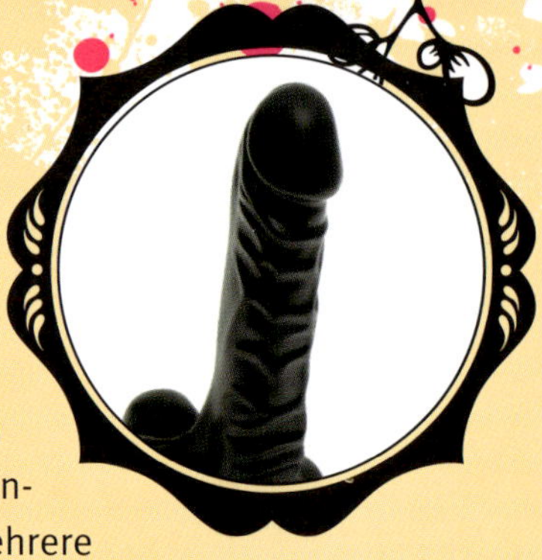

Jetzt kommt das Krafttraining. In diesem Stadium pumpen Sie mit einzelnen Muskeln und mit der gesamten Beckenbodenmuskulatur. Die Haltung ist egal, dafür wird auf mehrere Hilfsmittel Druck ausgeübt.

- **Dildo** oder PASSIVER Penis
- **Perineometer**
  Dieses Gerät misst den Druck, den Sie mit der Beckenbodenmuskulatur ausüben.

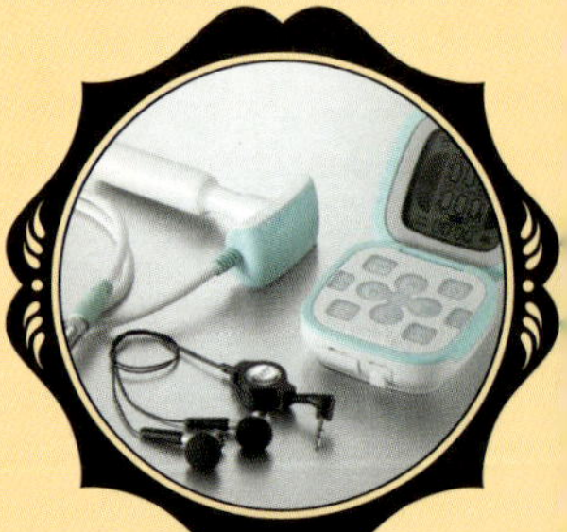

- **Vaginalkugeln** (20 bis 100 Gramm schwer in Form eines Tampons) oder chinesische Lustkugeln

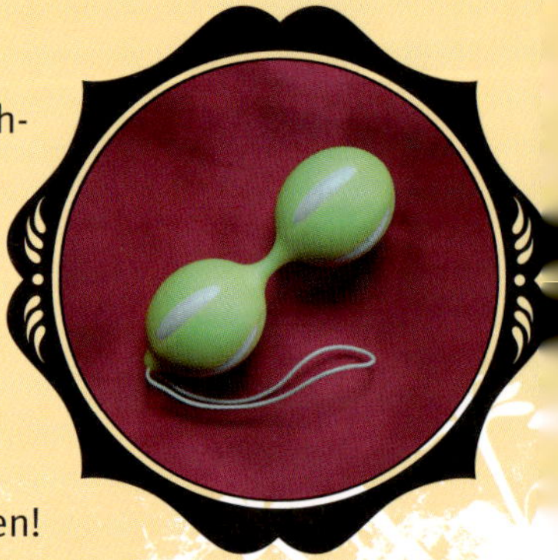

Haben Sie diese Übungen im Griff? Dann geht's weiter zu echten Sextechniken, bei denen Sie nacheinander die gesamte Beckenbodenmuskulatur zum Einsatz bringen:

- Üben Sie an einem Dildo das Ausstoßen und Einsaugen des Penis.

Beherrschen Sie diese Technik? Dann wird's Zeit zum Spielen!

Der ultimative Kegel-Test

Eine tolle Stellung, in der Sie die Kondition Ihrer Beckenbodenmuskulatur testen können, ist der »stootdans«. Dabei behalten Sie die Zügel in der Hand.

Er setzt sich auf eine Bett-, Stuhl- oder Sofakante. Sie kehren ihm den Rücken zu, setzen sich auf ihn und stützen sich auf seinen Knien ab. Bei der Penetration benutzen Sie vor allem die Beckenbodenmuskeln, um sich (und ihn) zum Orgasmus zu »pumpen«. Um den Effekt zu verstärken, spannen Sie abwechselnd die Vaginalmuskeln an und machen langsame Auf- und Abwärtsbewegungen. Fünf Mal anspannen, fünf Mal fest stoßen, fünf Mal das Becken drehen. Mitzählen unnötig! Wem das noch zu viel des Guten ist, der wechselt Fickbewegungen mit Drehbewegungen des Beckens ab.

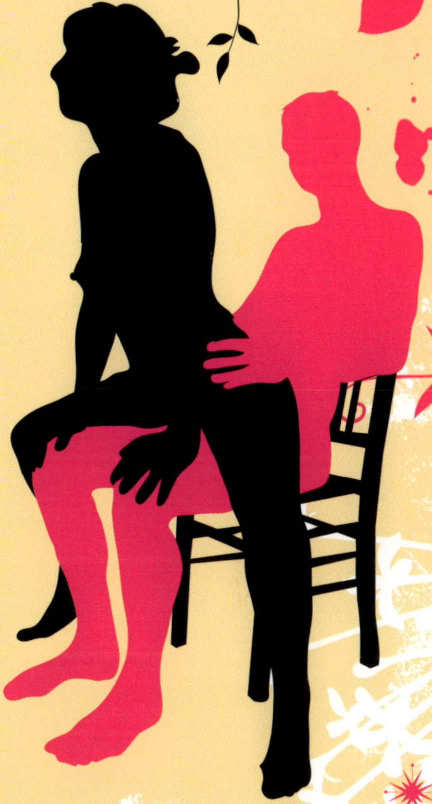

Willkommen IN FANTASIA

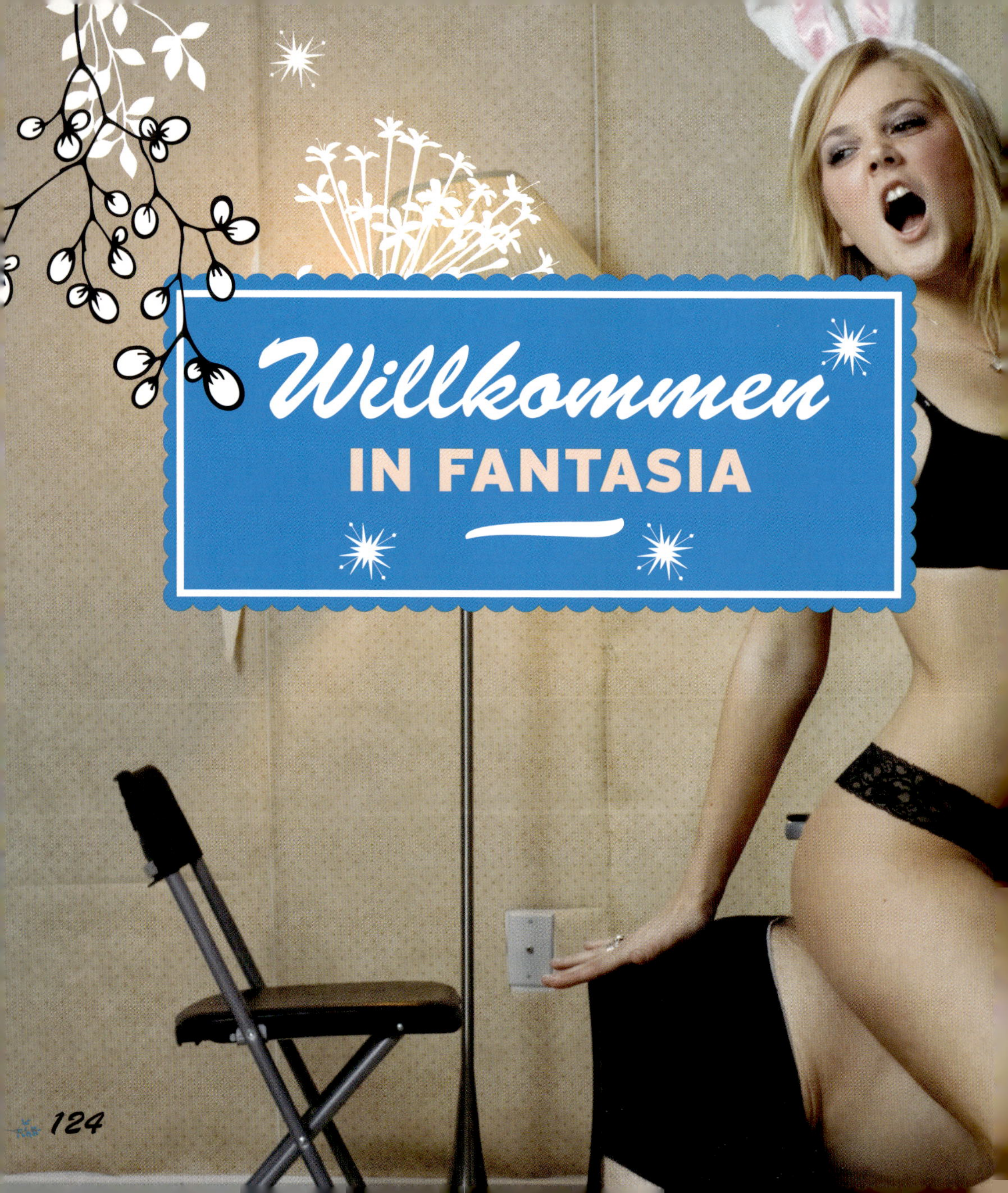

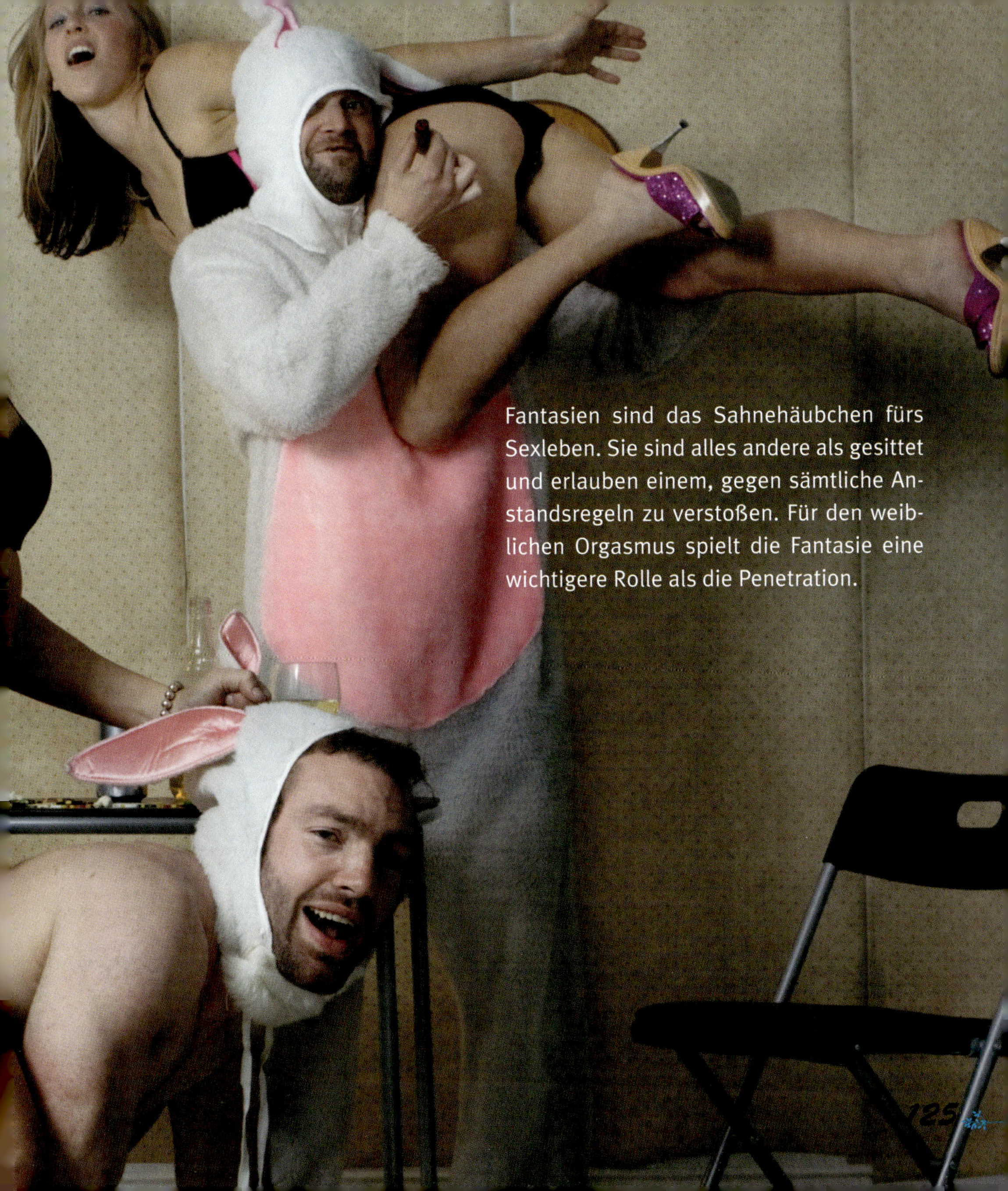

Fantasien sind das Sahnehäubchen fürs Sexleben. Sie sind alles andere als gesittet und erlauben einem, gegen sämtliche Anstandsregeln zu verstoßen. Für den weiblichen Orgasmus spielt die Fantasie eine wichtigere Rolle als die Penetration.

»Mir fällt es beim Masturbieren schwer, abzuschalten. Der Haushalt, die Arbeit … irgendwas beschäftigt mich immer. Das fördert die Erregung nicht gerade. Doch jetzt habe ich gelernt, erotische Fantasien heraufzubeschwören. So kommen Kopf und Körper auf ihre Kosten!«

Siska, 31

»Wenn ich Sex mit mir oder meinem Partner habe, habe ich oft Probleme, erregt zu bleiben. Um wieder reinzukommen, fantasiere ich wild drauflos, dann ist der Erfolg garantiert!«

Fiona, 38

»Ich lese erotische Geschichten, befriedige mich dann und stelle mir dabei vor, dass mein Partner es tut. Das ist herrlich erregend und eine fantastische Methode, sich die eigenen Wünsche bewusst zu machen.«

Leen, 41

»Ich muss eigentlich nur an Sex mit meinem Partner denken, dann komme ich beim Solosex garantiert zum Höhepunkt.«

An, 49

»Früher habe ich mich nicht getraut zu fantasieren. Ich schämte mich für meine Gedanken und die damit verbundenen Bilder. Ich hatte Schuldgefühle und Angst, mein Partner könnte was merken. Bis er mich eines Tages danach gefragt hat und ich ihm alles erzählt habe. Er fand es sehr erregend, und seitdem habe ich kein schlechtes Gewissen mehr. Ich finde es sehr befreiend und komme beim Masturbieren viel schneller zum Orgasmus.«

Nathalie, 25

»Erst denke ich an Männer, mit denen ich nie im Leben schlafen würde: an Verwandte, irgendwelche Promis, meinen Nachbarn, meinen Schwager ... davon gibt es mehr als genug. Dann denke ich an Sex mit mir und meinem Mann. Herrlich!«

Cecile, 60

Mentale Vibratoren

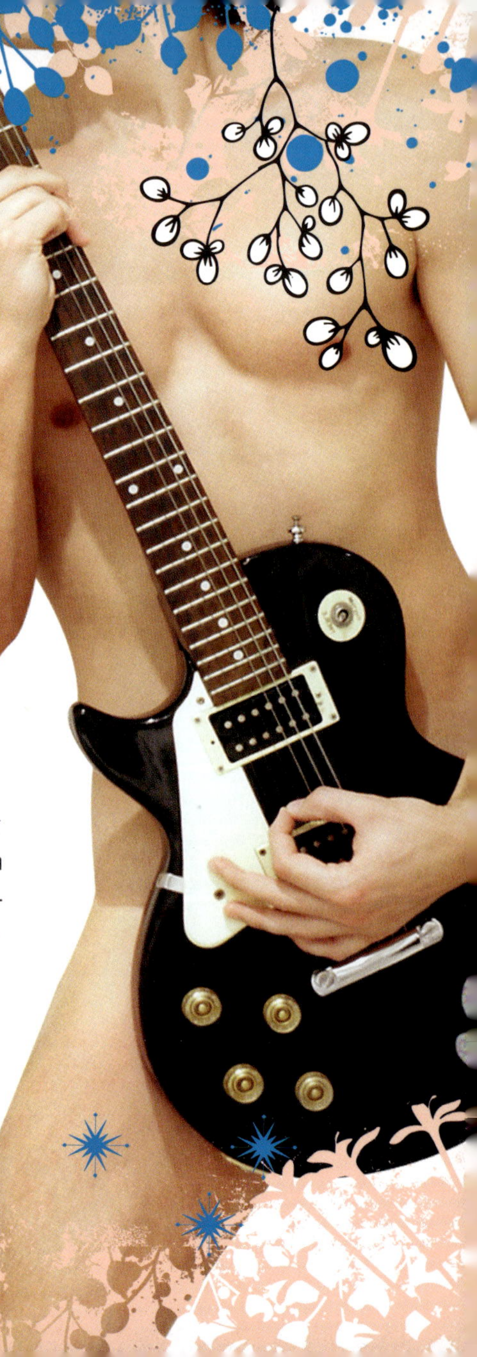

Laut Studien der Sexualforscher Solot und Miller fantasieren 93 Prozent der Frauen beim Masturbieren: eine stolze Zahl! Fantasien geben der Lust einen enormen Kick. Sie helfen, den Alltag zu vergessen, und genau das fällt vielen Frauen schwer: endlich mal abzuschalten und sich nur auf den Körper und die eigene Sexualität zu konzentrieren. So gesehen, ist es nur logisch und völlig normal, dass sie sich sexuellen Gedankenspielen hingeben, um zum Orgasmus zu kommen.

So was wie anständige Fantasien gibt es nicht

Sexfantasien sind völlig normal. Vielen Frauen macht Angst, was sie sich da alles ausdenken. Was, wenn man von einem anderen Mann als dem eigenen Partner träumt? Oder von Dingen, die man im wahren Leben niemals tun würde? Auch das ist total normal! Nur weil man von etwas fantasiert, heißt das noch lange nicht, dass man es auch umsetzen will. Im Gegenteil: Viele Gedankenspiele sind wenig dazu geeignet. Aber genau das ist ja das Tolle daran: Sie haben die Freiheit, die Grenzen der Realität hinter sich zu lassen!

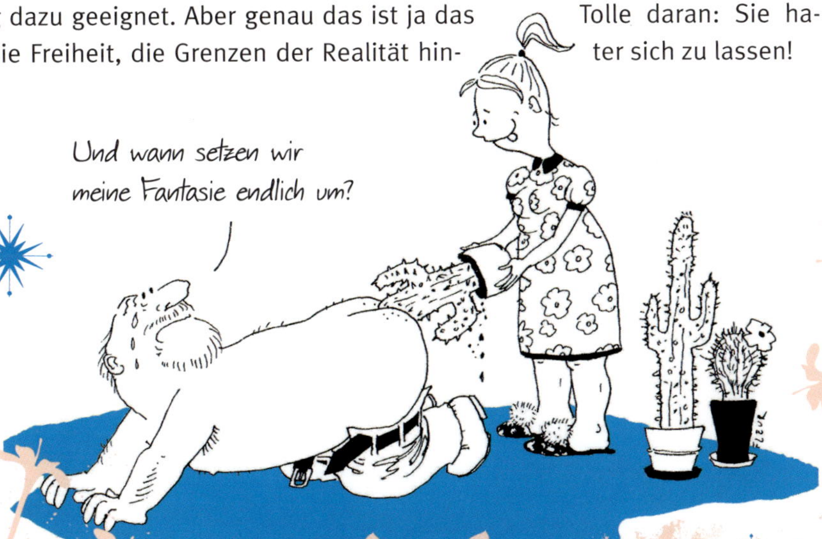

Die Gedanken sind frei

Betrachten Sie Ihre Fantasien nicht als Betrug am Partner. Sie sind nur ein mentales Vorspiel, das Sie erregen soll. Manche Frauen haben realistische Vorstellungen, die sie (noch) nicht umsetzen wollen. Andere sehen das lockerer und malen sich erotische Geschichten oder Pornoszenen aus, um ihre Fantasie anzuregen. Weibliche Fantasien sind viel komplexer als männliche. Die weibliche Libido schießt nun mal nicht gleich beim Anblick eines nackten Penis durch die Decke so wie die des Mannes, sobald er wippende Brüste sieht. Frauen brauchen eine längere Vorlaufzeit und eine schlüssigere Geschichte, um wirklich erregt zu werden. Entwickeln Sie Ihre persönliche Lieblingsfantasie, und geben Sie sich ihr bedingungslos hin!

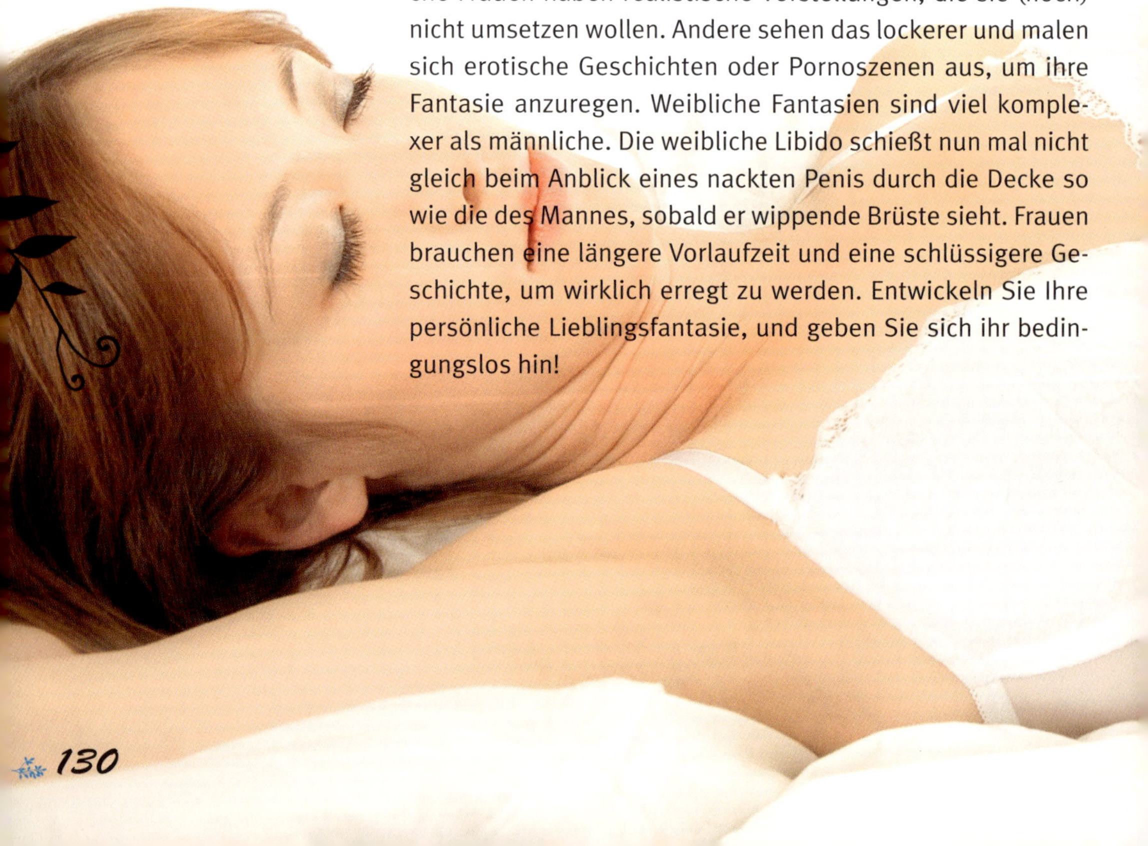

Man kann seine Fantasien auch mit dem Partner teilen. Aber erst nach reiflicher Überlegung, denn Eifersucht und Unverständnis sind schnell geweckt. Gönnen Sie sich Ihre erotischen Träume! Sollten Sie eine Ihrer Fantasien umsetzen wollen, erzählen Sie Ihrem Partner am besten erst mal von der erotischen Träumerei. Wenn Sie dann feststellen, dass sie ihn erregt, können Sie ihn fragen, was er von einer Umsetzung hält. Dabei immer locker und humorvoll bleiben!

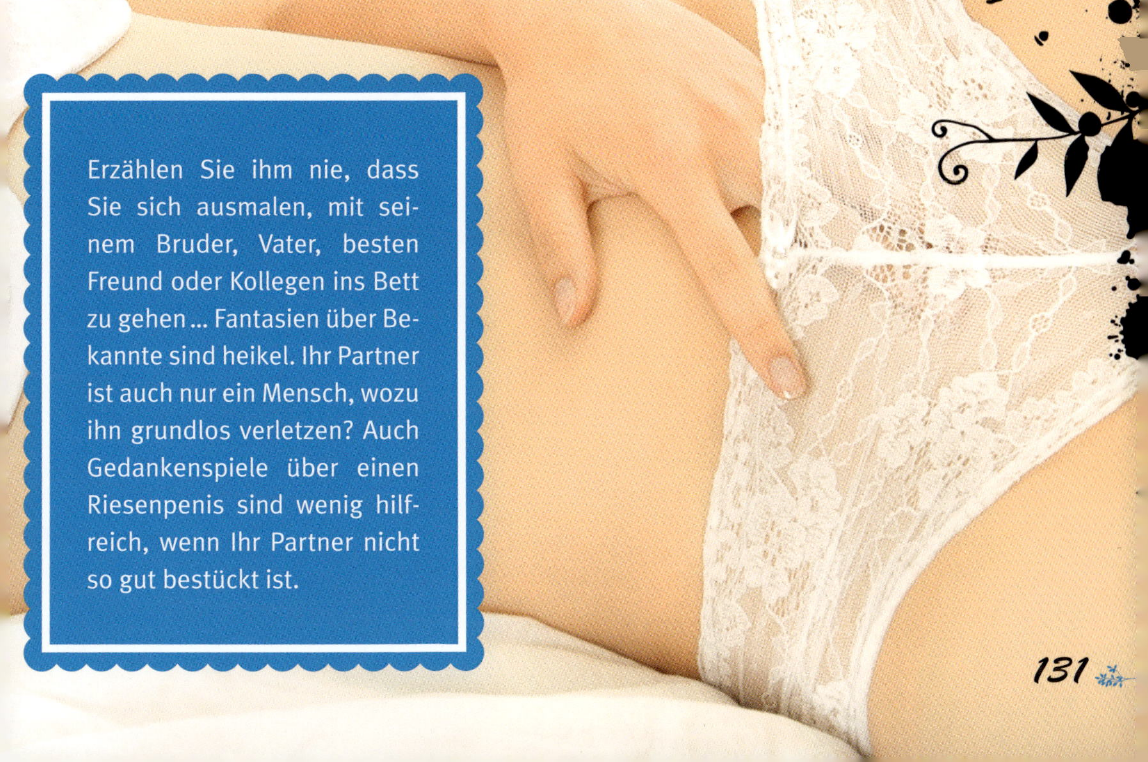

Erzählen Sie ihm nie, dass Sie sich ausmalen, mit seinem Bruder, Vater, besten Freund oder Kollegen ins Bett zu gehen … Fantasien über Bekannte sind heikel. Ihr Partner ist auch nur ein Mensch, wozu ihn grundlos verletzen? Auch Gedankenspiele über einen Riesenpenis sind wenig hilfreich, wenn Ihr Partner nicht so gut bestückt ist.

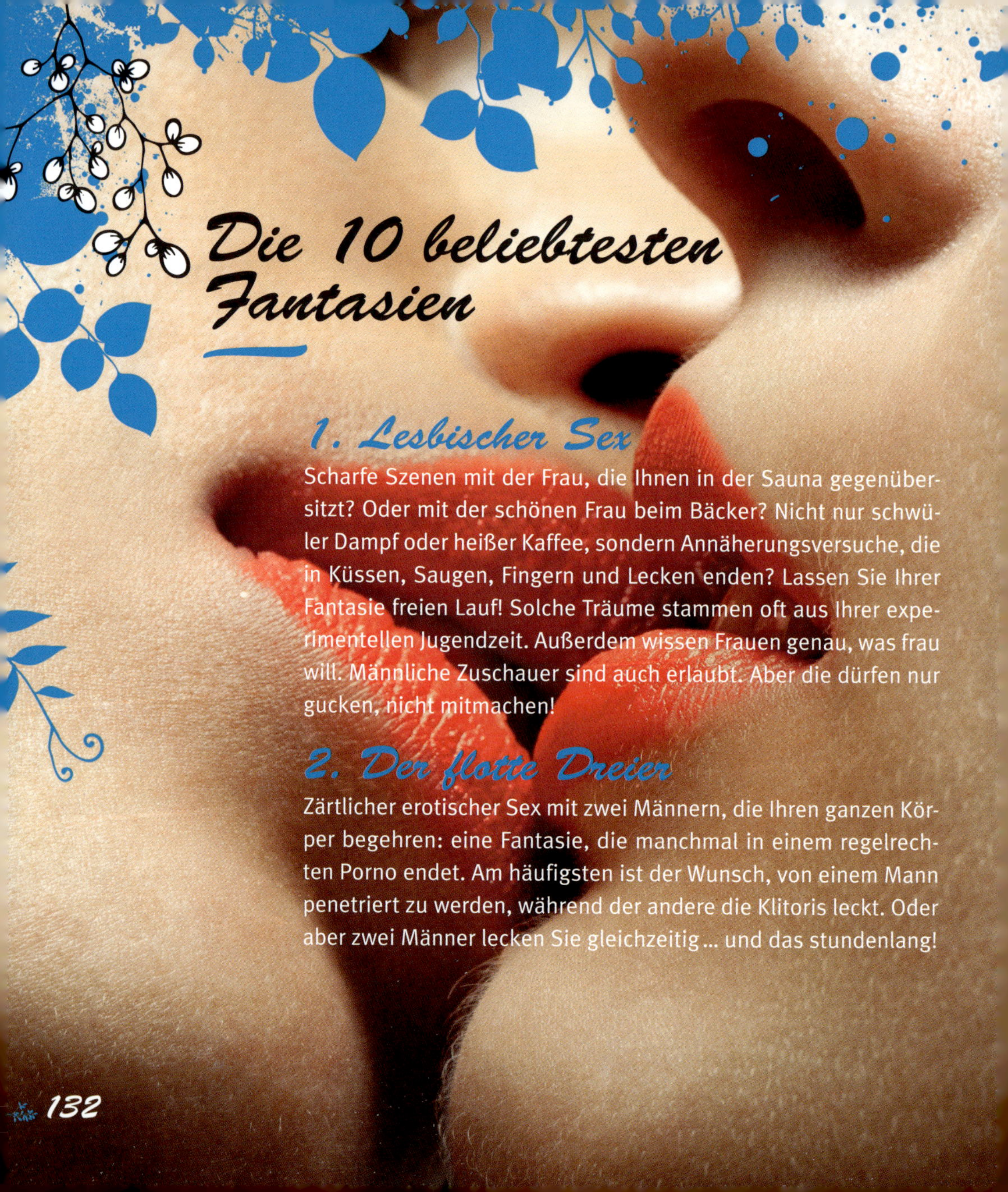

Die 10 beliebtesten Fantasien

1. Lesbischer Sex

Scharfe Szenen mit der Frau, die Ihnen in der Sauna gegenübersitzt? Oder mit der schönen Frau beim Bäcker? Nicht nur schwüler Dampf oder heißer Kaffee, sondern Annäherungsversuche, die in Küssen, Saugen, Fingern und Lecken enden? Lassen Sie Ihrer Fantasie freien Lauf! Solche Träume stammen oft aus Ihrer experimentellen Jugendzeit. Außerdem wissen Frauen genau, was frau will. Männliche Zuschauer sind auch erlaubt. Aber die dürfen nur gucken, nicht mitmachen!

2. Der flotte Dreier

Zärtlicher erotischer Sex mit zwei Männern, die Ihren ganzen Körper begehren: eine Fantasie, die manchmal in einem regelrechten Porno endet. Am häufigsten ist der Wunsch, von einem Mann penetriert zu werden, während der andere die Klitoris leckt. Oder aber zwei Männer lecken Sie gleichzeitig ... und das stundenlang!

3. Gruppensex

Sie wollen mehrere Partner am Liebesspiel beteiligen? Ganz schön gewagt! Nackte Männer, die mit einem Steifen nur darauf warten, Sie penetrieren zu dürfen? Nach Ihnen, Madame!

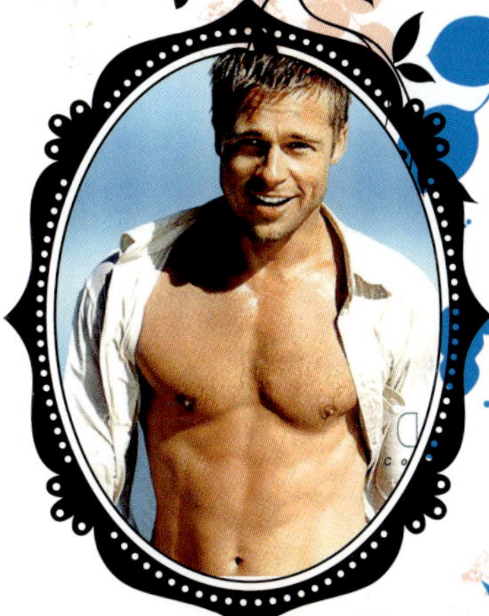

4. Sex mit einem unbekannten, unerreichbaren oder verbotenen Partner

Sogar Adam und Eva wussten, wie verführerisch verbotene Früchte sind! Wie es wohl wäre, den gut aussehenden Nachbarn unter der Dusche zu überraschen, sich bei einem Spaziergang mit einem Fremden ins Gebüsch zu verziehen oder sich von Brad Pitt nehmen zu lassen? Herrlich aufregend!

5. Erzwungener Sex

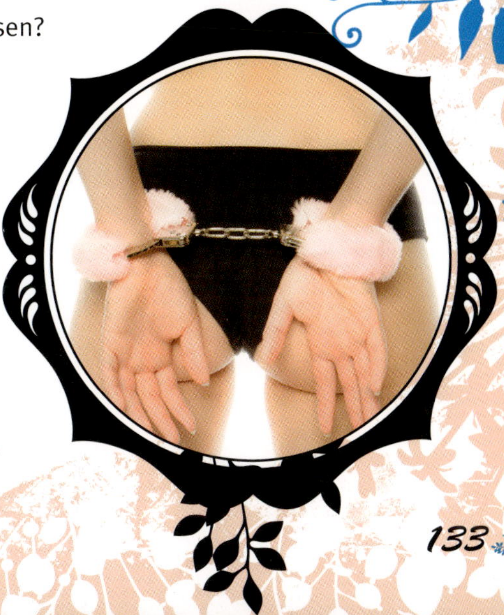

Eins starker Mann, der Sie fesselt und dominiert: Er leckt, streichelt, lutscht, (schlägt) und nimmt Sie auf jede nur denkbare Weise. Sie können nichts tun, außer sich einzureden, sich gegen dieses Geschenk wehren zu müssen. Genießen Sie es! Schließlich sind Sie diejenige, die hier den Ton angibt, und nicht der fragliche Mann. Sie befehlen, und er gehorcht. Nur dass er davon nichts weiß. Ganz schön schlau, Ladies!

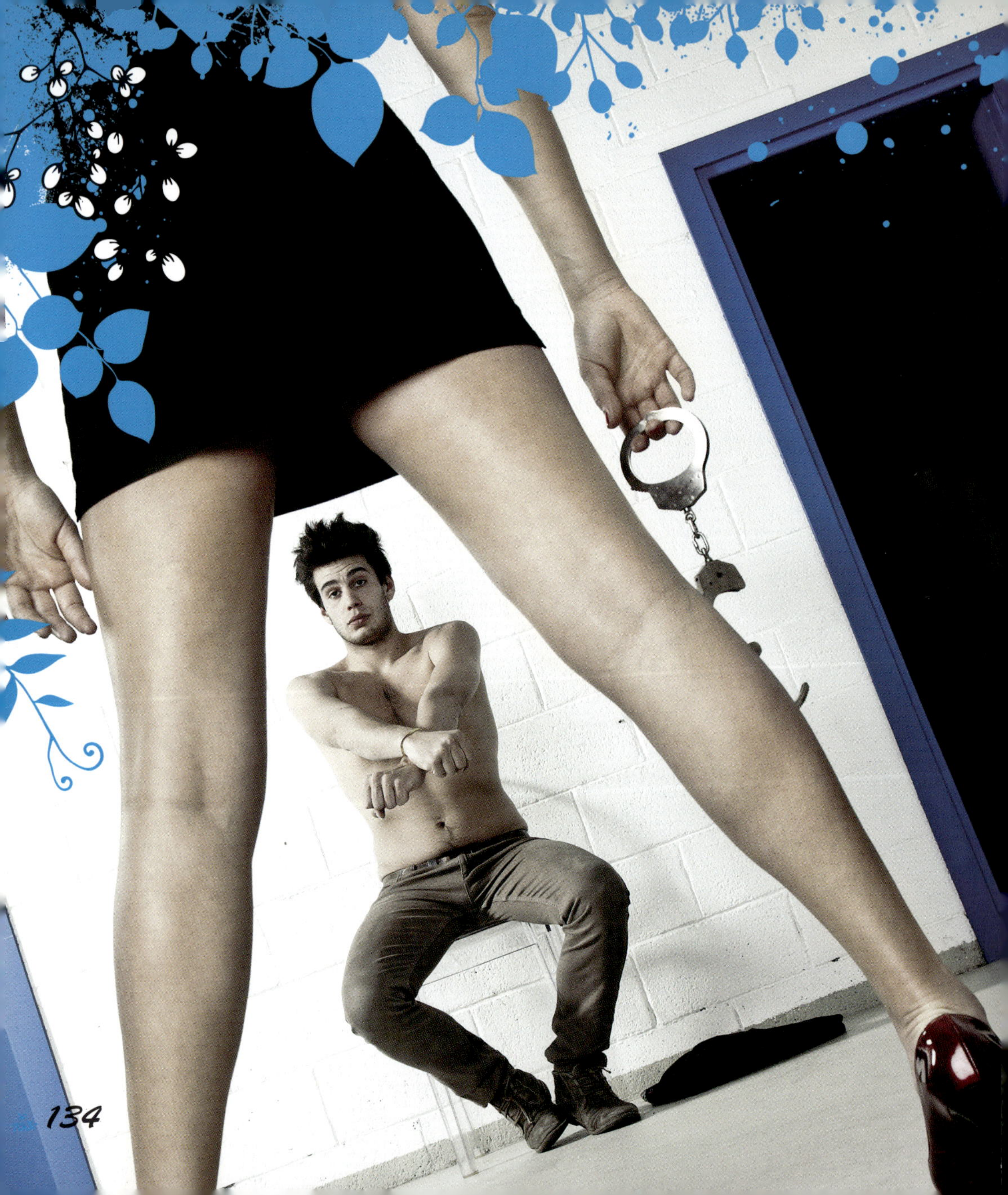

6. Sex in der Öffentlichkeit

Sie lieben es, anderen Paaren beim Sex zuzuschauen? Oder Sie lassen sich gern beim Ficken beobachten? Wer solche Fantasien liebt, träumt auch von Swingerclubs und Sex in der Öffentlichkeit.

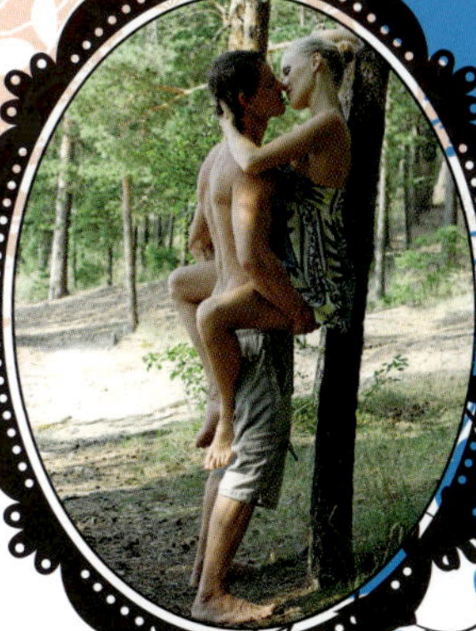

7. Domina-Fantasien

Sie haben die Macht und beherrschen den Mann. Sie versohlen ihm den Hintern und erteilen ihm Befehle. Er will auch was davon haben? Aber nur, wenn er vorher vor Ihnen auf die Knie geht …

8. Schuldmädchen-Fantasien

In erotischen Träumen werfen sich Frauen gern in eine brave Schulmädchenuniform – um dann den Lehrer zu verführen, sie übers Knie zu legen und anschließend sexuell zu verwöhnen.

9. Stripperin oder Prostituierte

Wie wär's mit einem Lapdance beim Kunden oder einer flotten Nummer im Auto des Unbekannten, der Sie auf der Straße aufgegabelt hat? Hier ist erotische Spannung garantiert!

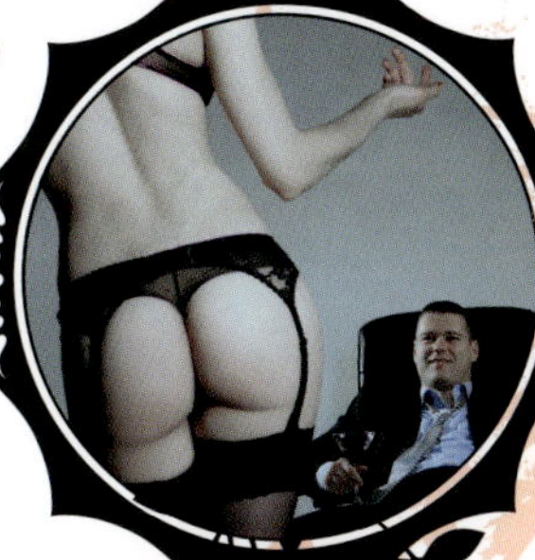

10. Vertauschte Rollen

Diesmal sind Sie der Mann in der Beziehung. Fans dieser Fantasie schnallen sich sogar einen Dildo um, um ganz in ihrer Rolle aufgehen zu können.

Am Anfang war das Wort

Der Zug des Verlangens nimmt nicht sofort volle Fahrt auf und bringt Sie auch nicht direkt von A nach B. Er ist eher eine Art Dampflok, die gut beheizt werden muss, um auf Touren zu kommen. Es gibt viele Möglichkeiten, die Fantasie anzuregen. Pikante Lektüre kann sehr hilfreich sein. Hier zehn weltberühmte Erotik-Titel:

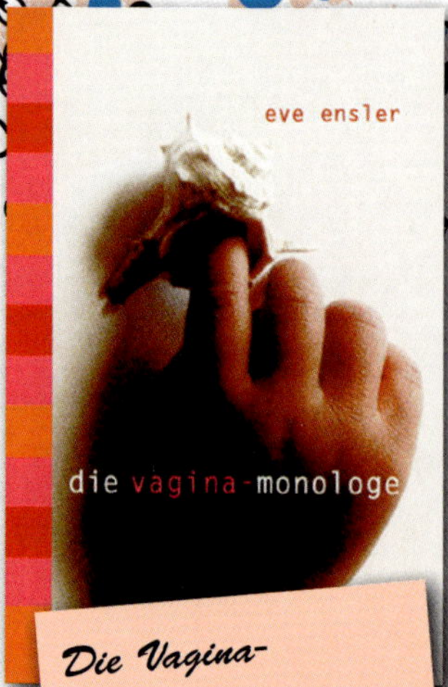

Die Vagina-Monologe, Eve Ensler

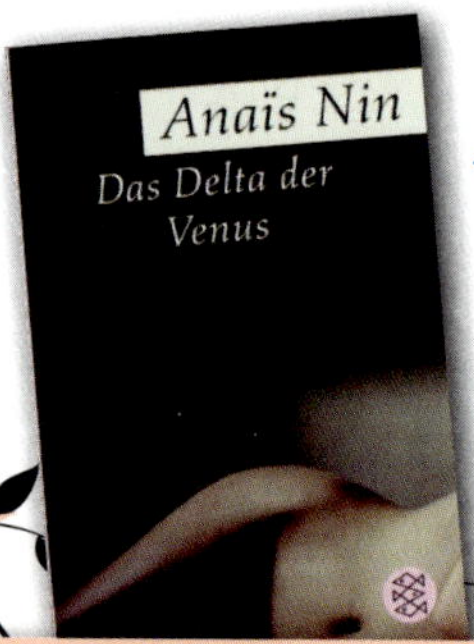

Das Delta der Venus, Anais Nin

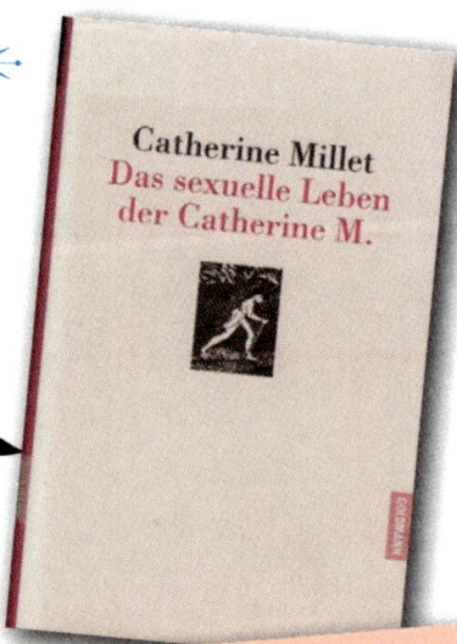

Das sexuelle Leben der Catherine M., Catherine Millet

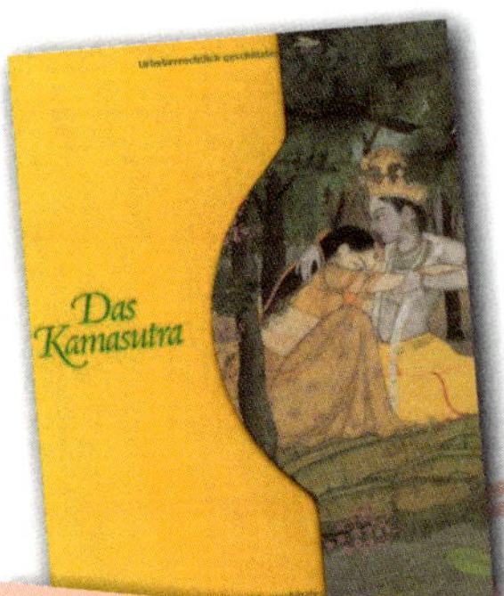

Das Kamasutra, Vatsyayana

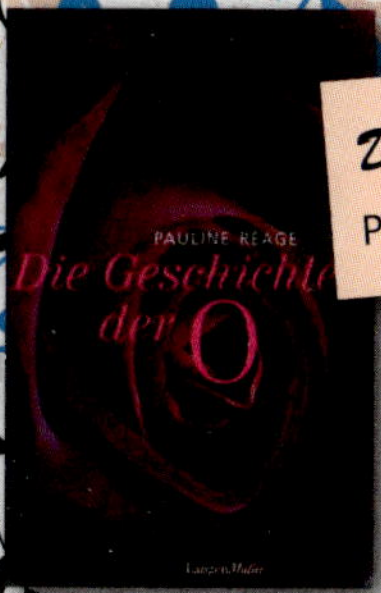

Die Geschichte der O,
Pauline Réage

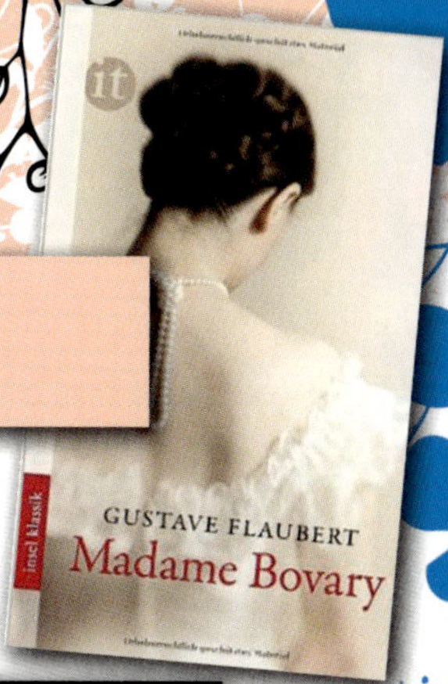

Madame Bovary,
Gustave Flaubert

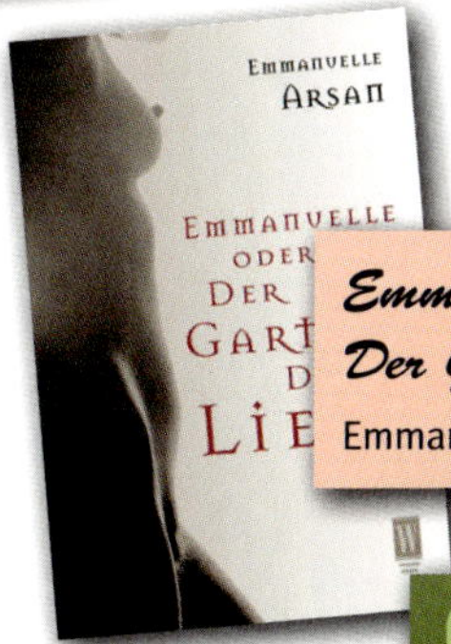

Emmanuelle oder Der Garten der Liebe,
Emmanuelle Arsan

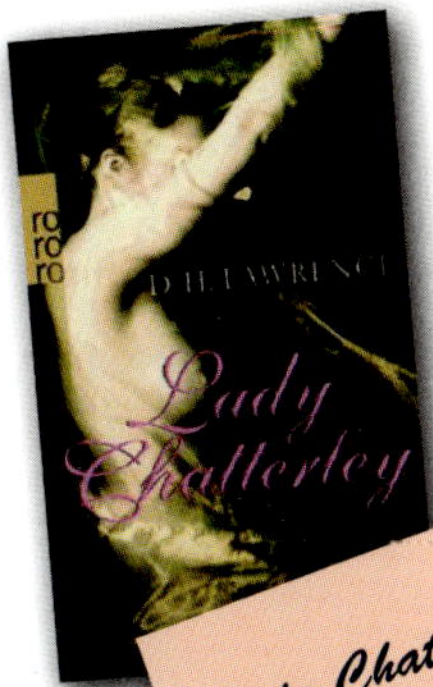

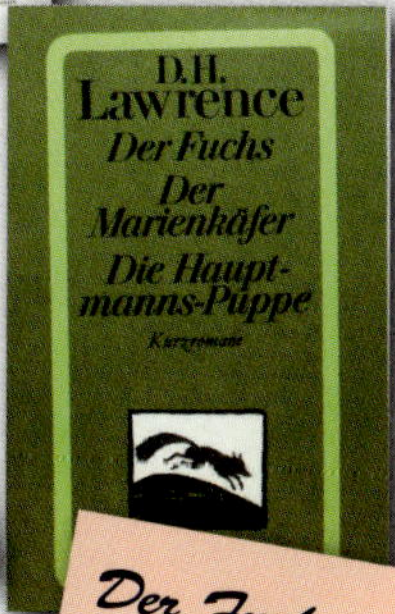

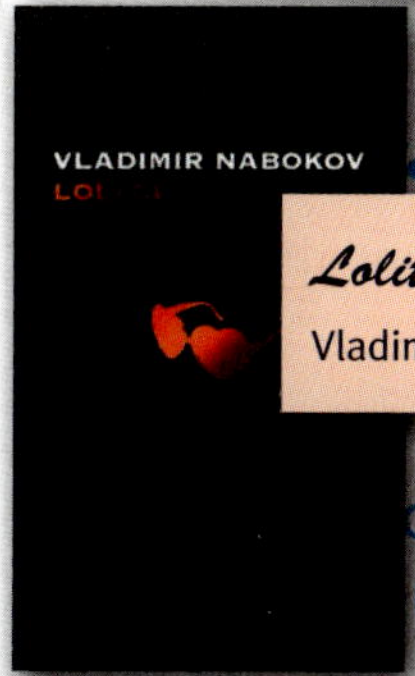

Lolita,
Vladimir Nabokov

Lady Chatterley,
D. H. Lawrence

Der Fuchs,
D. H. Lawrence

Wussten Sie, dass …

einige anzügliche Passagen aus dem *Tagebuch der Anne Frank* erst Ende des 20. Jahrhunderts, also nach dem Tod ihres Vaters, veröffentlicht werden durften? Notizen wie »In dieses Loch kannst du noch nicht mal (…) mit deinem Zeigefinger!« wurden davor zensiert.

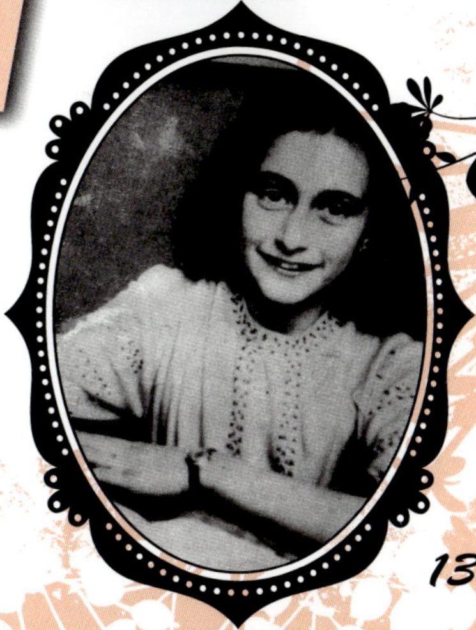

Lauf, Pferdchen, lauf!

Neben Kegel-Übungen, Fantasie- und Lektüretipps gibt es noch andere Möglichkeiten, Ihre Lust auf Trab zu bringen. Denn manchmal ist man zwar erregt, kann das Gefühl aber nicht steigern. In diesem Fall können Sie sich selbst anfeuern. Noch einmal: Es gibt kein Patentrezept, das garantiert zum Höhepunkt führt. Lassen Sie sich Zeit beim Masturbieren, wandeln Sie meine Tipps ab, kombinieren Sie sie – und hören Sie ansonsten auf Ihren Körper!

1. Wenn die Erregung zunimmt, lassen Sie den Kopf einfach über Sofa- oder Bettkante hängen. Das erhöht die Blutzufuhr zum Gehirn und verändert die Atmung – alles Faktoren, die die Körperspannung erhöhen. Und das kann oft zum Orgasmus führen.
2. Sobald Sie erregt sind, spannen Sie Hände, Beine, Bauch, Arme und Füße bewusst an.
3. Feuern Sie sich an, indem Sie das eine oder andere Hilfsmittel zur Hand nehmen, wenden Sie sich einer anderen erogenen Zone zu, oder verlangsamen Sie bei der Klitorisstimulation abrupt das Tempo und erhöhen es anschließend wieder.
4. Betrachten Sie sich beim Masturbieren im Spiegel. Geil!
5. Masturbieren Sie kurz, legen Sie dann eine kleine Pause ein, um eine erotische Passage zu lesen (oder sich einen entsprechenden Filmausschnitt anzuschauen), und befriedigen Sie sich dann erneut.

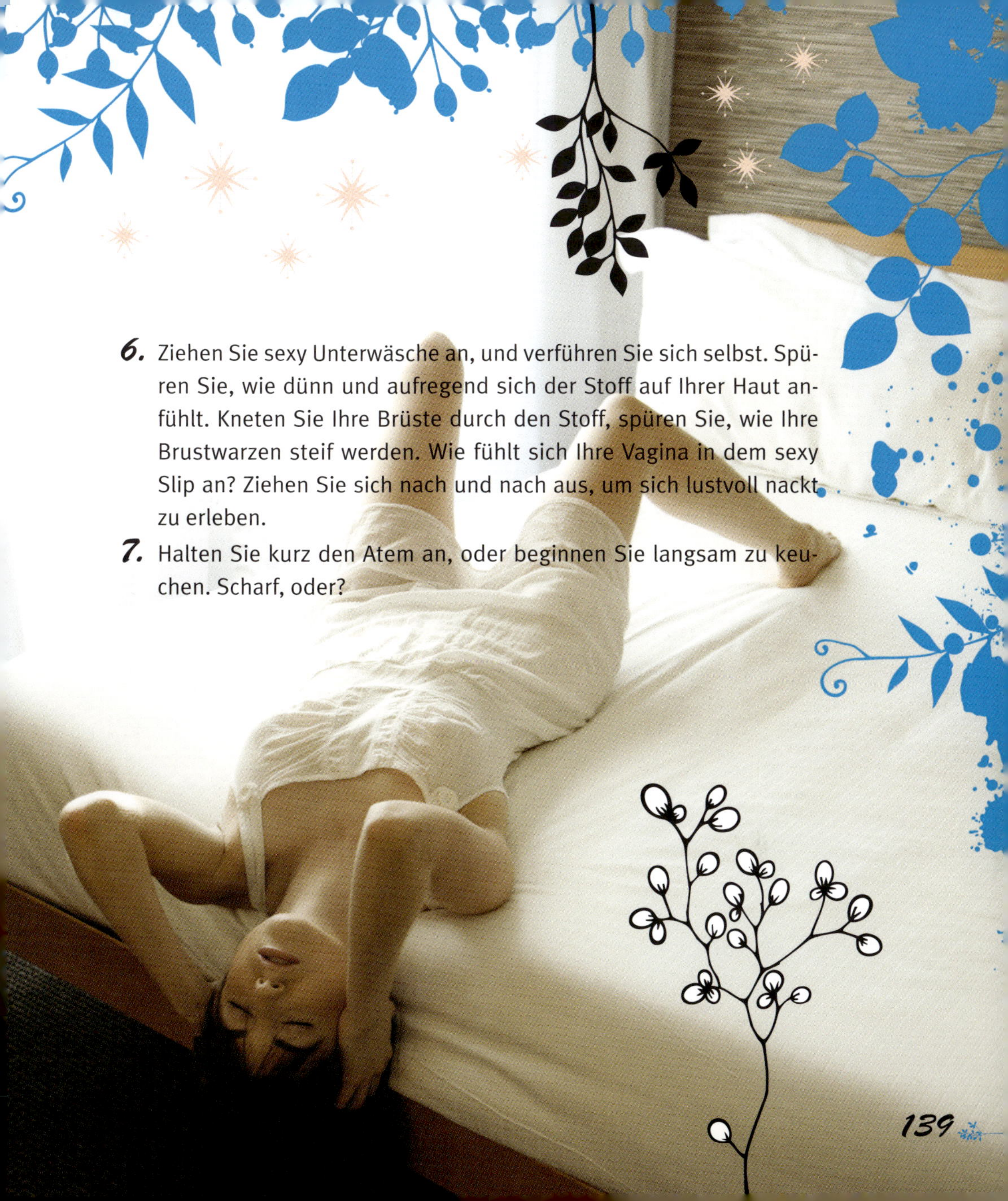

6. Ziehen Sie sexy Unterwäsche an, und verführen Sie sich selbst. Spüren Sie, wie dünn und aufregend sich der Stoff auf Ihrer Haut anfühlt. Kneten Sie Ihre Brüste durch den Stoff, spüren Sie, wie Ihre Brustwarzen steif werden. Wie fühlt sich Ihre Vagina in dem sexy Slip an? Ziehen Sie sich nach und nach aus, um sich lustvoll nackt zu erleben.
7. Halten Sie kurz den Atem an, oder beginnen Sie langsam zu keuchen. Scharf, oder?

Get ready: IHR ERSTER ORGASMUS

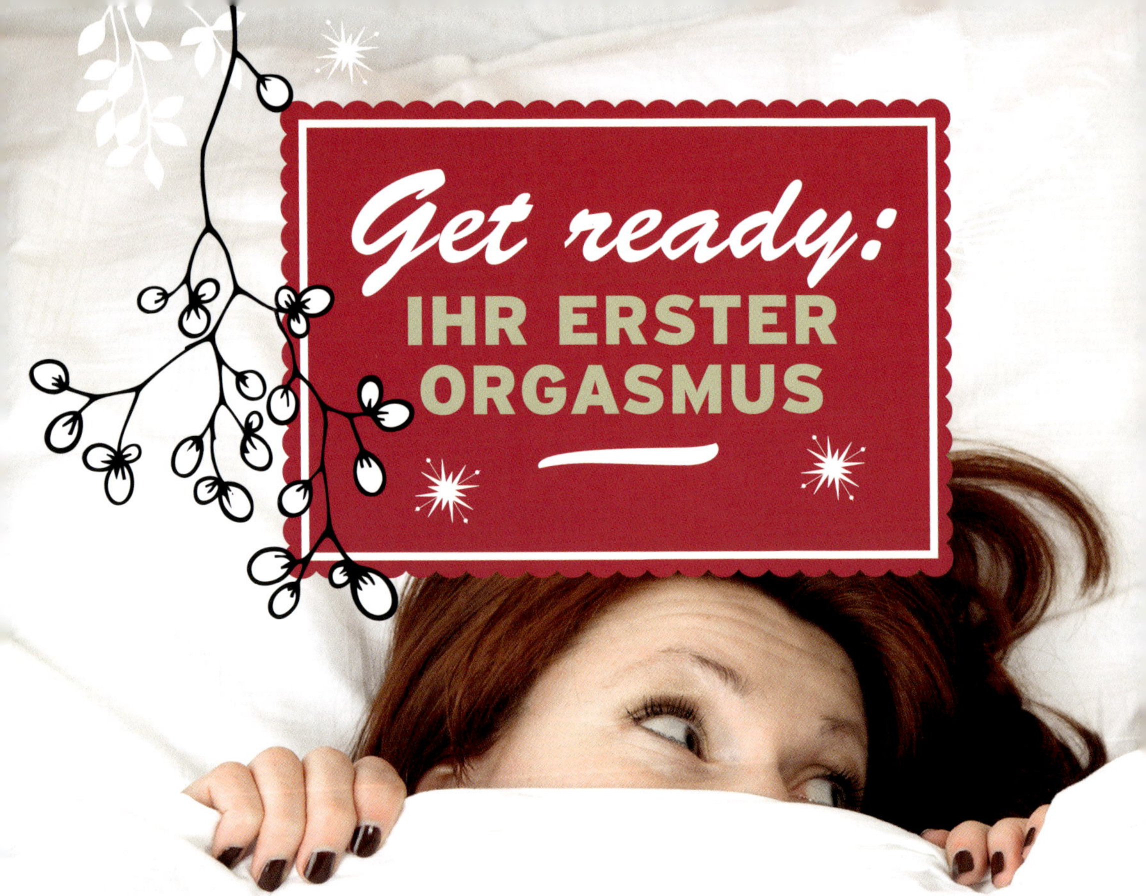

Der Weg zum ersten Orgasmus fühlt sich für viele an, als müssten sie erst einen steilen Berg erklimmen, bevor sie mit der herrlichen Aussicht belohnt werden. Im Durchschnitt erlebt die Hälfte der Europäerinnen den ersten Orgasmus mit 16, die meisten um das 20. Lebensjahr. Sollten Sie weder zum ersten noch zum zweiten Trupp gehören, sind Sie eine der Frauen, die erst mit 30, 40, 50 oder sogar erst mit 60 den Gipfel erreichen. Nur keine Panik, wenn es bei Ihnen etwas länger dauert: Laut dem *Hite Report on Female Sexuality* (1976 bis 2004) der Sexualforscherin Shere Hite haben fünf bis zehn Prozent der Frauen Schwierigkeiten, zum Orgasmus zu kommen. Machen Sie sich deswegen keinen Kopf. Solange Sie den Sex genießen, ist alles gut.

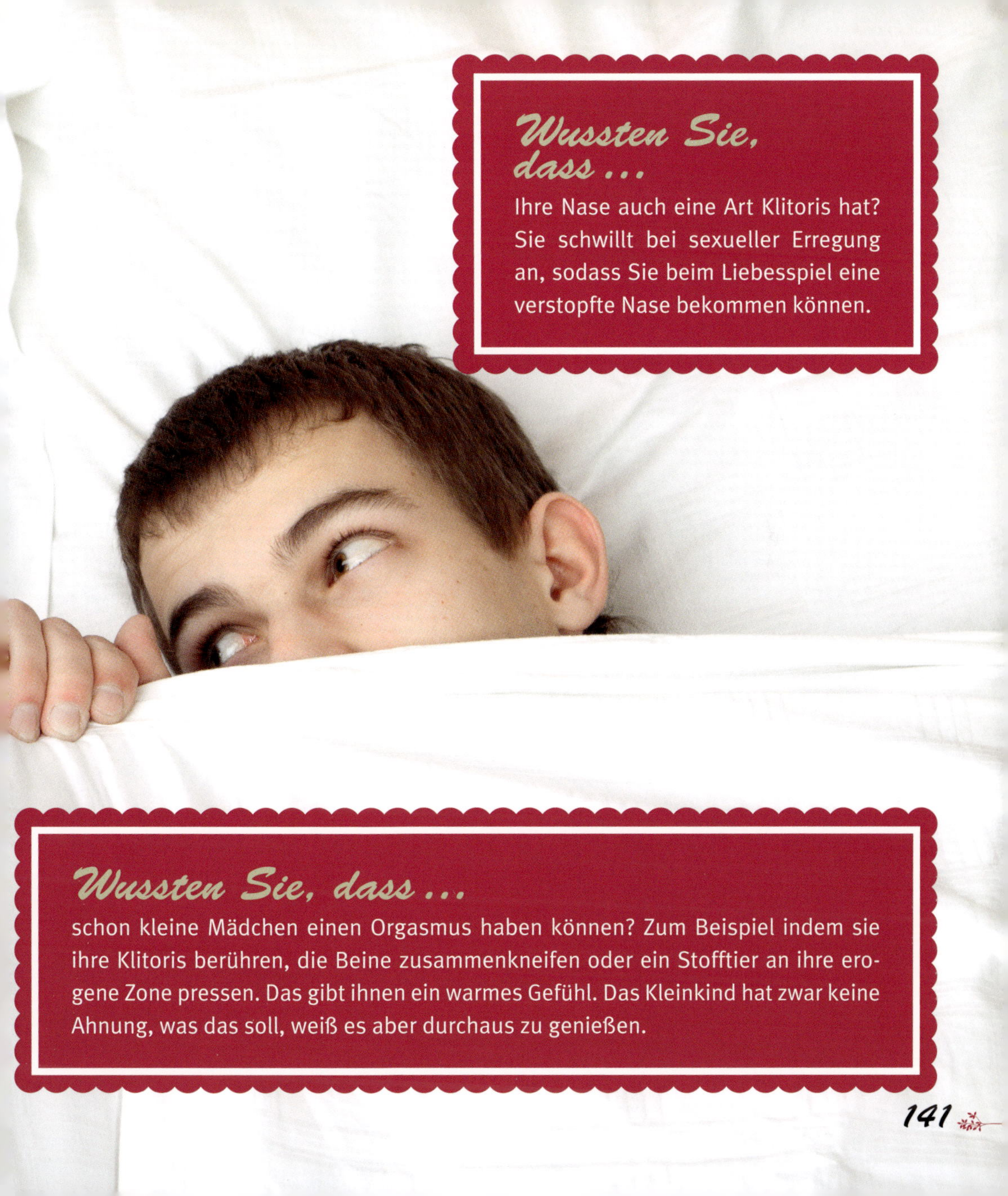

Wussten Sie, dass …

Ihre Nase auch eine Art Klitoris hat? Sie schwillt bei sexueller Erregung an, sodass Sie beim Liebesspiel eine verstopfte Nase bekommen können.

Wussten Sie, dass …

schon kleine Mädchen einen Orgasmus haben können? Zum Beispiel indem sie ihre Klitoris berühren, die Beine zusammenkneifen oder ein Stofftier an ihre erogene Zone pressen. Das gibt ihnen ein warmes Gefühl. Das Kleinkind hat zwar keine Ahnung, was das soll, weiß es aber durchaus zu genießen.

Probleme im Orgasmus-Paradies

Bei vielen Frauen lässt der Orgasmus manchmal auf sich warten. Da jede Frau und jeder Orgasmus einzigartig ist, kommt das unterschiedlich oft vor. Und manche Frauen hatten (noch) nie einen. Aber glauben Sie mir: Sie sind nicht die Einzige und schon gar kein hoffnungsloser Fall. Wetten, jede Frau – sei sie nun orgasmuserfahren oder nicht – kennt mindestens eine der folgenden Situationen?

1. Kinder, Küche, Kirche

Frauen kann die Lust schnell vergehen: Stress, Erschöpfung, Alltagssorgen ... all das wirkt sich nicht gerade positiv auf die Libido aus. Ist man mit dem Kopf nicht dabei, spielt auch der Körper nicht mit. Doch keine Angst, das geht vielen so!

2. Nie und nimmer

Vielleicht hatten Sie noch gar keinen Orgasmus? Und das trotz zahlreicher Versuche? Oder Sie haben ihn bisher noch gar nicht groß vermisst, weil Sie nicht wissen, was andere Frauen so erleben?

3. Manchmal, ab und an, sehr selten ...

Viele Frauen müssen sich unglaublich anstrengen, um zum Höhepunkt zu kommen. Andere machen vorher Entspannungsübungen, um dem Orgasmus eine Chance zu geben.

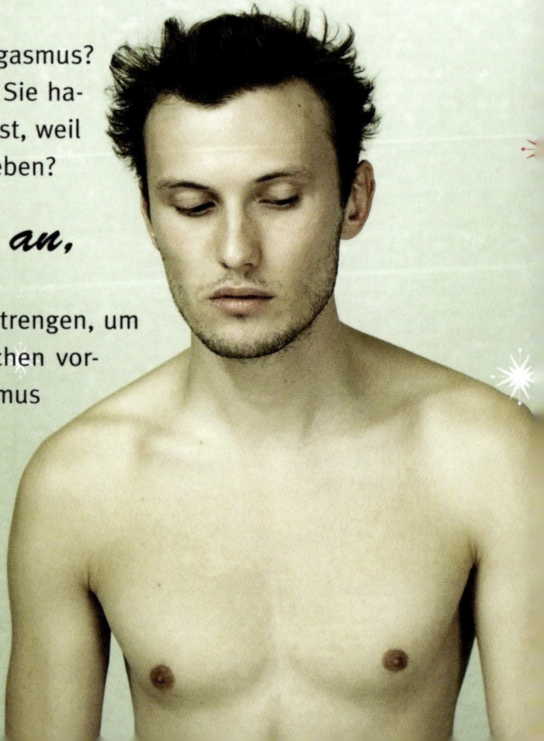

4. Früher ja, jetzt nicht mehr

Sind Sie sauer auf Ihren Körper, weil er früher konnte und Sie jetzt im Stich lässt? Oder hatten Sie einst Wahnsinns-Orgasmen, aber jetzt sind sie eher mau? Bleiben Sie gelassen, und akzeptieren Sie, dass es nicht mehr so leicht geht.

5. Sie kommen eigentlich immer außer …

- bei einer bestimmten Sexpraktik (zum Beispiel bei der Penetration).
- bei Sex ohne Masturbation.
- bei Sex mit einem bestimmten Männertyp (zum Beispiel, wenn er stark behaart ist).
- bei Sex mit einem ganz bestimmten Mann (zum Beispiel mit Ihrem aktuellen Partner).

Sehen Sie? Sie sind alles andere als anormal! Schluss mit den negativen Gedanken und dem Orgasmus-Stress! Je krampfhafter Sie es probieren, desto geringer ist die Chance auf einen Höhepunkt. Behalten Sie im Hinterkopf, welche Situation Ihnen besonders bekannt vorkommt, lesen Sie weiter, und entspannen Sie sich. Alles zu seiner Zeit!

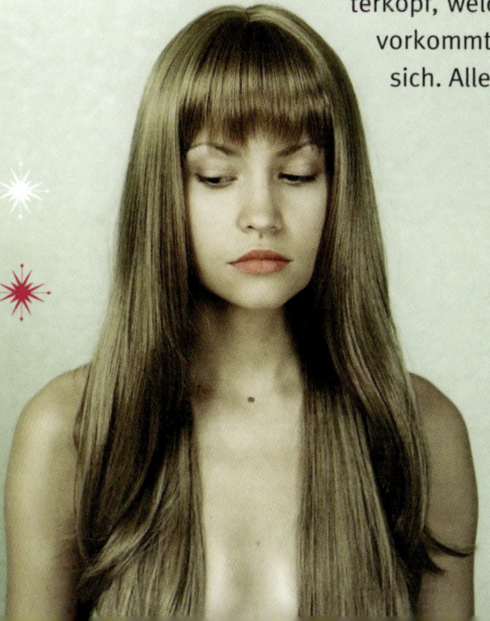

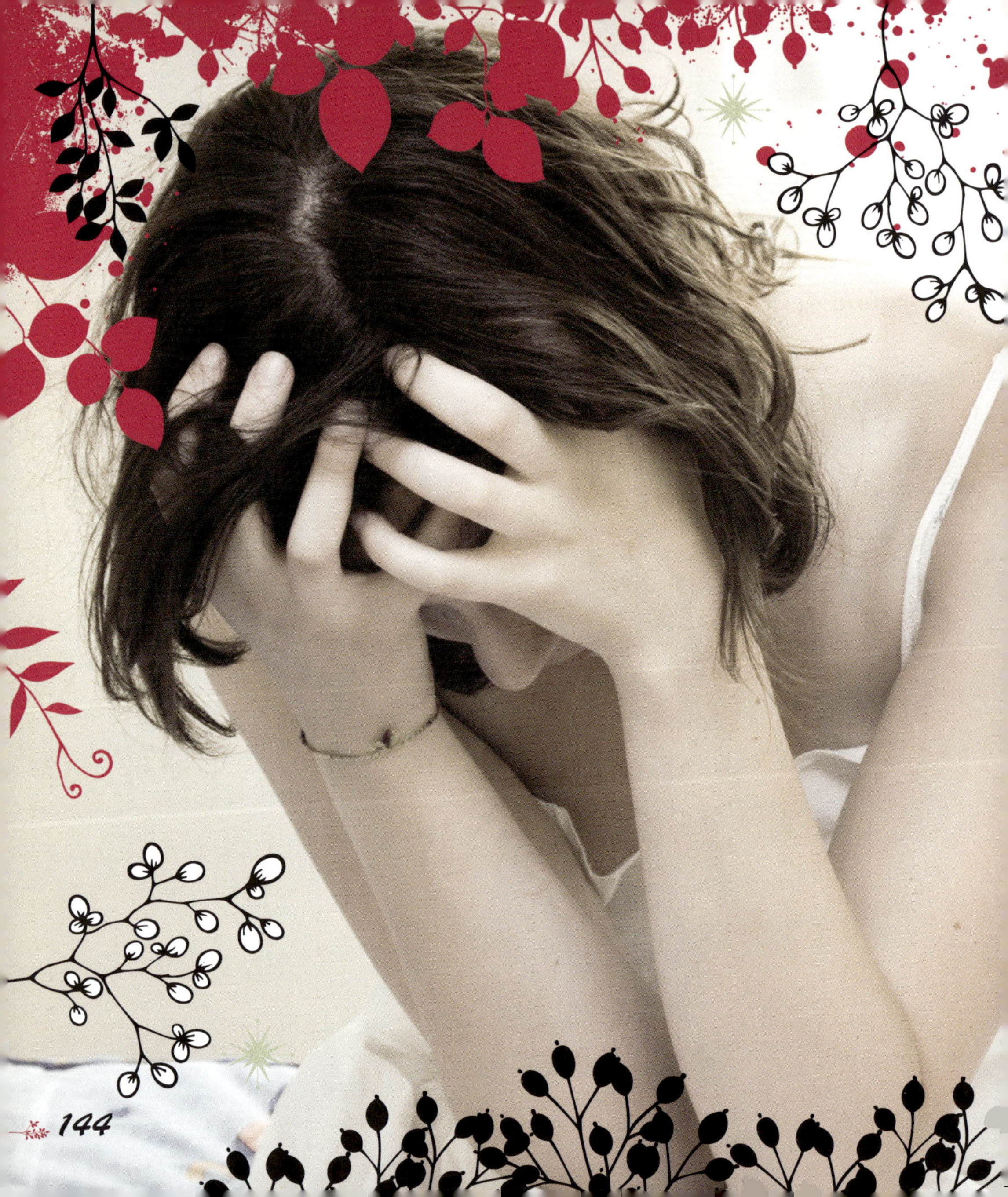

Vorsicht vor PSAS

Neben fehlenden Orgasmen gibt es auch so etwas wie PSAS, das *Persistent Sexual Arousal Syndrome*: eine andauernde genitale Erregungsstörung. Die ist längst nicht so angenehm, wie sie klingt. Frauen mit diesem Syndrom stehen ohne jede sexuelle Stimulation ständig kurz vor dem Orgasmus. Nicht einmal der Höhepunkt kann sie erlösen. Noch ist unbekannt, wie viele Frauen daran leiden und was man dagegen tun kann. Die sexuelle Erregbarkeit kann mehrere Tage bis anderthalb Jahre dauern. Weil sich diese Frauen nicht sexuell entspannen können, haben sie oft psychische Probleme.

Vorsicht vor dem Postsex-Blues

Ein Drittel aller Frauen wird nach dem Orgasmus melancholisch, bekommt Heulkrämpfe, Ängste, ist gereizt und nervös. Eine von zehn Frauen leidet häufig darunter. Das hat eine Untersuchung der Queensland University of Technology (QUT) an mehr als 200 jungen Frauen ergeben (*International Journal of Sexual Health*, 2011). Die Ursachen sind nicht bekannt, fest steht nur, dass diese Gefühle nicht von der fehlenden Zuneigung des Partners hervorgerufen werden. Es gibt viele Studien zum Postsex-Blues, zum Beispiel forscht man, ob er erblich ist. Hoffentlich findet man bald die Ursache und eine Lösung dafür.

Wie wichtig ist der Höhepunkt?

Die Kirschen in Nachbars Garten schmecken immer süßer, dasselbe gilt auch für den Sex anderer, der so viel aufregender zu sein scheint. Doch der Eindruck trügt. Sprechen Sie Ihre Freundinnen ruhig mal auf das Thema an – Sie werden staunen, was die so alles erzählen! Vorausgesetzt, sie trauen sich, offen darüber zu sprechen. Es ist vollkommen normal, dass Sie bei Orgasmus-Schwierigkeiten verunsichert sind. Aber die Messlatte liegt hoch: Sie wollen nicht nur auf Erkundungstour gehen, sondern auch einen Berg besteigen, ja, seinen Gipfel erklimmen. Sie wollen auf etwas stolz sein können. Trotzdem: Bleiben Sie bitte realistisch!

Am besten, Sie fangen ganz von vorne an (ja, manchmal ist das Leben wirklich so einfach!): Fragen Sie sich, wie wichtig Ihnen ein Orgasmus ist, und warum das so ist. Erwarten Sie zu wenig oder zu viel? Zu kommen ist in der Tat das Tüpfelchen auf dem i, das Sahnehäubchen beim Sex, aber noch lange kein Muss. Außer, Sie haben es sich partout in den Kopf gesetzt. Wenn Sie sexuelle Höhepunkte vermissen, ist das einfach so – vorausgesetzt, Sie wollen damit nicht nur Ihrem Partner einen Gefallen tun. Und sollten Sie gar kein Bedürfnis danach haben, ist das auch in Ordnung. Lassen Sie sich weder von Pornos noch von anderen weismachen, dass Sex ohne Orgasmus schlechter Sex ist!

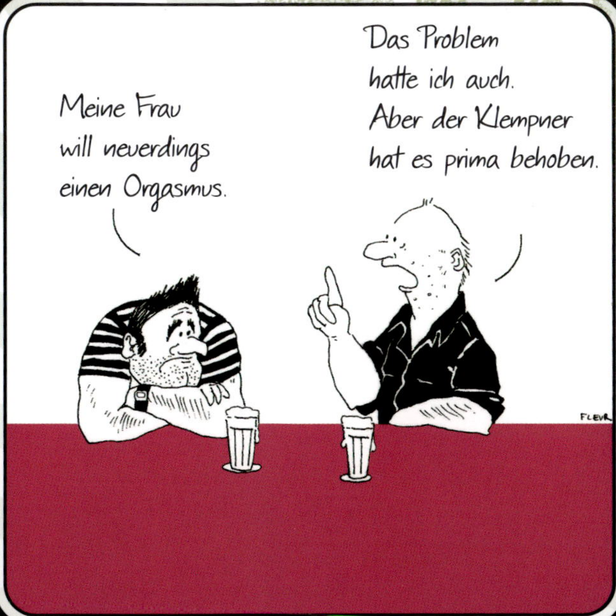
Meine Frau
will neuerdings
einen Orgasmus.
Das Problem
hatte ich auch.
Aber der Klempner
hat es prima behoben.
FLEUR

Eine Umfrage einer belgischen Lifestyle-Webseite unter 2000 Frauen kam zu folgendem Ergebnis: Je geringer der Bildungsgrad, desto besser der Orgasmus. 62 Prozent der gut ausgebildeten Frauen sollen Probleme mit dem Höhepunkt haben, gleichzeitig sei das nur bei 38 Prozent der Frauen mit niedriger Schulbildung der Fall. Angeblich denken Erstere beim Sex zu viel nach. Das ist gar nicht mal so unlogisch, wenn man weiß, dass das Gehirn das wichtigste Orgasmus-Organ ist. Andererseits ist der Bildungsgrad nicht das einzig Ausschlaggebende: Auch das Alter, individuelle sexuelle Erfahrungen und der Gesundheitszustand spielen eine wichtige Rolle, wenn es darum geht, zum Höhepunkt zu kommen.

Ein Orgasmus ist kein Origami

Bevor es weitergeht, müssen Sie mir etwas versprechen: Nämlich dass Sie sich von nun an entspannen und sämtliche Wonnen der Lust genießen. Schluss mit den Orgasmus-Grübeleien! Erkunden Sie Ihre Sexualität in Ihrem eigenen Tempo, und picken Sie sich das heraus, was Ihnen gefällt. Geben Sie nicht auf, wenn es nicht auf Anhieb klappt! Humor ist im Bett unverzichtbar, und wer miteinander lacht, ist gleich viel weniger gehemmt. Verbiegen Sie sich nicht. Hauptsache, Sie empfinden Lust – Lust am eigenen Körper, an Ihrem Partner, am Sex, an der gemeinsamen Entdeckungsreise. Sie müssen nicht jede nur erdenkliche Stellung ausprobieren. Vielleicht haben Sie Ihre Lieblingsposition längst gefunden? Ansonsten ist Abwechslung immer erlaubt. Je eher Sie herausfinden, was Sie wirklich mögen, desto größer ist die Chance auf einen Orgasmus, der Ihnen einfach so in den Schoß fällt!

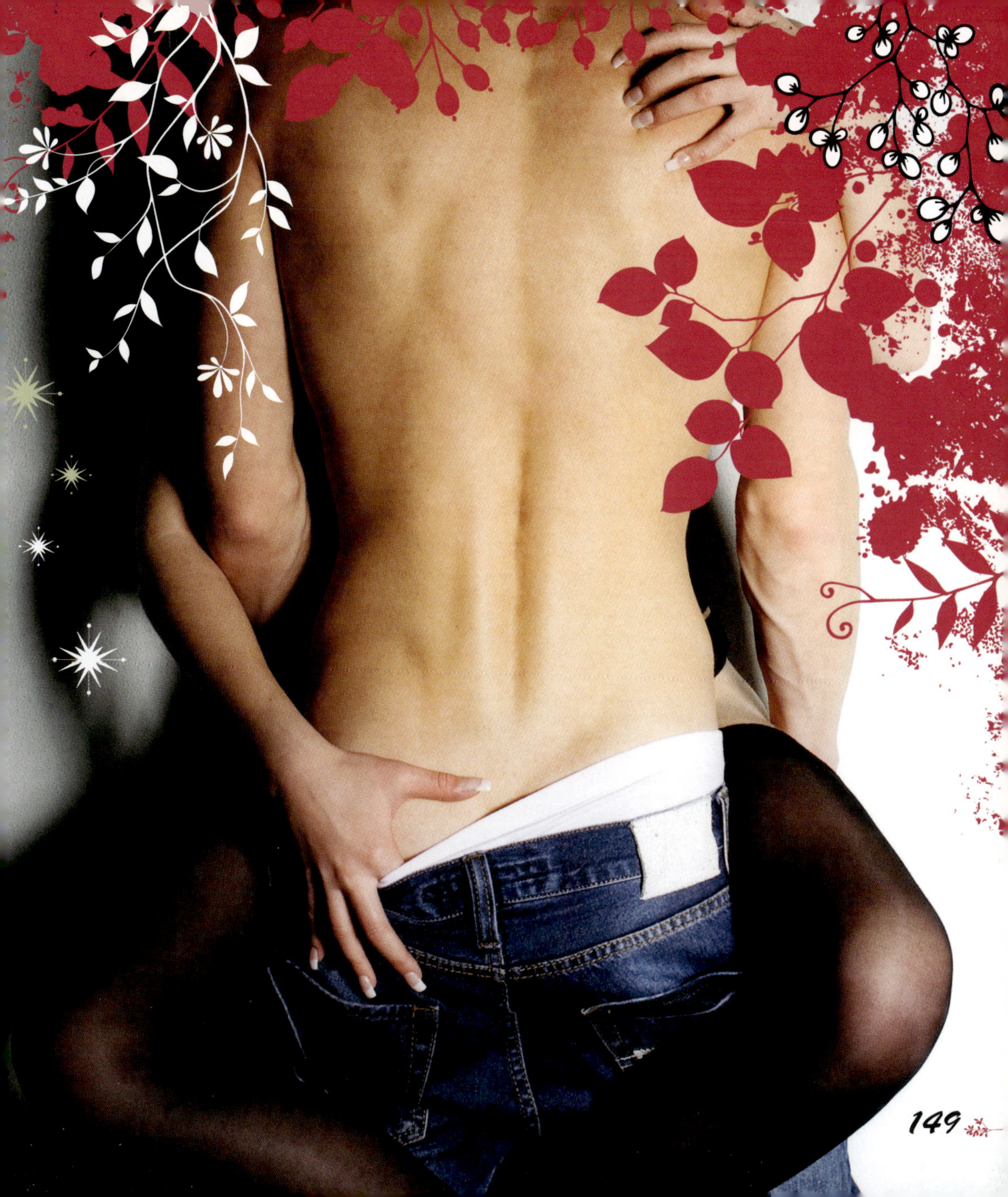

So finden Sie den Weg zu Ihrem Orgasmus

Dieses Buch setzt nichts voraus. Sie entscheiden, ob und wann Sie loslegen. Jeder beschreitet den Weg zum Orgasmus in seinem eigenen Tempo und auf seine eigene Art: der eine langsam und schüchtern, der andere schnell und selbstbewusst. Dazwischen gibt es zahlreiche Abstufungen. Eines haben jedoch alle gemeinsam: Sie haben beschlossen, mehr über die eigene Sexualität zu erfahren, und sind offen für Neues.

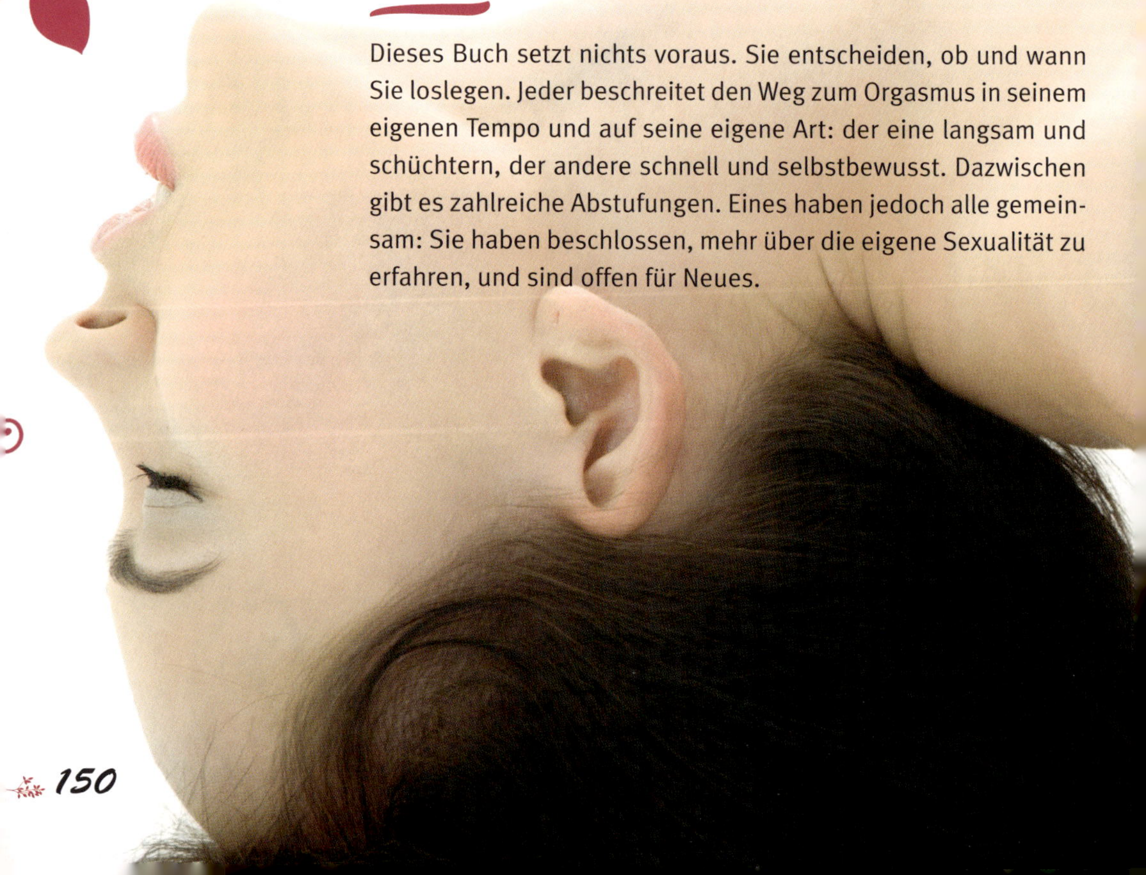

Es ist nicht selbstverständlich, dass Sie zum Orgasmus kommen. Deshalb ein paar Ratschläge für unterwegs:

- ***Entspannen Sie sich.*** Wer wie gelähmt ist vor Angst, bei dem kann gar keine Lust aufkommen. Treiben Sie Sport, meditieren Sie, lassen Sie sich massieren, gönnen Sie sich einen Saunabesuch ... Hauptsache, Sie bauen Stress ab!
- ***Seien Sie nett zu sich selbst.*** Ein positives, sexy Selbstbild ist eine Wohltat fürs Liebesleben. Wer sich selbst mag, findet schneller zum Orgasmus.
- ***Masturbieren Sie.*** Entdecken Sie Ihre erogenen Zonen, und erleben Sie, wie sich ein Höhepunkt anfühlt. Trauen Sie sich, diese Erlebnisse anschließend mit Ihrem Partner zu teilen.
- ***Reden Sie mit Ihrem Partner.*** Lassen Sie sich nicht zu Sex drängen, wenn Sie gestresst sind – außer das könnte Sie entspannen. Die meisten Frauen können Sex nicht genießen, wenn es Beziehungsprobleme gibt oder gerade erst gestritten wurde. Sprechen Sie über Ihre Bedenken, damit Sie nicht genervt an die Sache herangehen.
- ***Trinken Sie nicht zu viel.*** Alkohol kann zwar enthemmend wirken, wirkt sich aber negativ auf die Orgasmus-Fähigkeit aus.

* **Laufen Sie sich warm.** Das Vorspiel ist keine Pflichtübung, sondern ein aufregendes Abenteuer voller Entdeckungen!
* **Seien Sie anspruchsvoll.** Ein Quickie kann Spaß machen, aber gönnen Sie sich auch mal Überlänge! Vielleicht brauchen Sie einfach mehr Zeit, um auf Touren zu kommen.
* **Seien Sie kreativ.** Abwechslung macht Freude. Versuchen Sie es mal auf dem Tisch, im Auto, im Heu … Probieren Sie neue Stellungen aus, oder beziehen Sie Sexspielzeug mit ein. Möglichkeiten gibt es genug!
* **Lesen Sie.** Lassen Sie sich von einem erotischen Buch inspirieren.
* **Fantasieren Sie.** Konzentrieren Sie sich auf Ihre Vagina und das, was sonst im Körper passiert. Schalten Sie ab, und genießen Sie einfach!
* **Seien Sie zärtlich.** Streicheln, kuscheln, knuddeln und küssen Sie. Dass Sie spontaner zum Orgasmus kommen, wenn Sie nicht zu eindimensional vorgehen, versteht sich von selbst. Zeigen Sie einander, dass Sie sich lieben.
* **Talk dirty.** Tiefer, tiefer tiefer, JAAAAA! Zärtliche Worte sind auch erlaubt – Hauptsache, Sie sagen Ihrem Partner, was Sie wirklich erregt. Im Eifer des Gefechts funktioniert das besonders gut!
* **Lachen Sie!** Humor im Bett baut Stress ab. Das entspannt und schafft mehr Nähe. Waren Sie vielleicht etwas zu experimentell? Lachen Sie darüber!

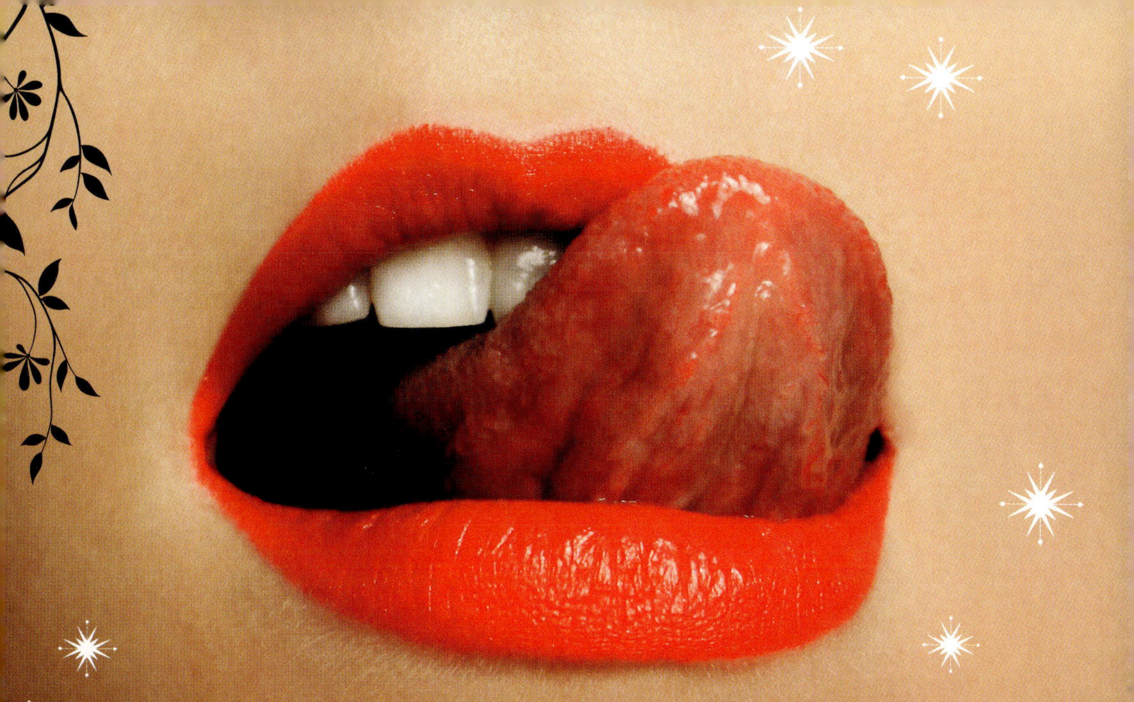

- **Nichts vortäuschen.** Wer vortäuscht, wird nie entdecken, was ihn wirklich erregt. Außerdem wird der Partner so in die Irre geführt. Wie soll er da dazulernen? Schluss mit den Orgasmus-Shows, hier ist Aufrichtigkeit gefragt.
- **Suchen Sie sich Hilfe.** Will es bei Ihnen im Bett einfach nicht so recht klappen? Schmökern Sie in Ratgebern, oder sprechen Sie mit Ihrem Frauenarzt, mit einem Sexualberater oder Therapeuten. Schon kleinste Veränderungen können einen Riesenunterschied machen.

Ja, ja, ja … fast

Im Grunde lässt sich Sex in vier Phasen einteilen: in Lust, Erregung, Orgasmus und Entspannung (siehe auch den Abschnitt »Der Vier-Stufen-Plan«). Läuft alles gut, geht eine Phase nahtlos in die andere über, und aus der Erregung wird ein Orgasmus. Sie werden erregt, spüren, wie Ihnen von innen plötzlich herrlich warm wird. Die Lustgefühle in und um die Vagina werden intensiver, und die Wärme breitet sich im ganzen Körper aus. Sie reagieren seelisch und körperlich immer heftiger, spüren, wie die Spannung steigt und ja, ja, fast … DOCH NICHT?

Ja genau, denn zwischen der Erregungs- und der Orgasmus-Phase befindet sich eine Tal- und Plateauphase. Das bedeutet, dass die Erregung Pause macht, um neue Kräfte zu sammeln. Die Erregungskurve sackt kurz ab und steigt dann wieder an – vorausgesetzt, Sie werden nach wie vor lustvoll stimuliert. Dieser Prozess kann beim Liebesspiel öfter vorkommen. Bloß nicht aufgeben und sich auf den Genuss konzentrieren, damit die Lust schnell zurückkehrt!

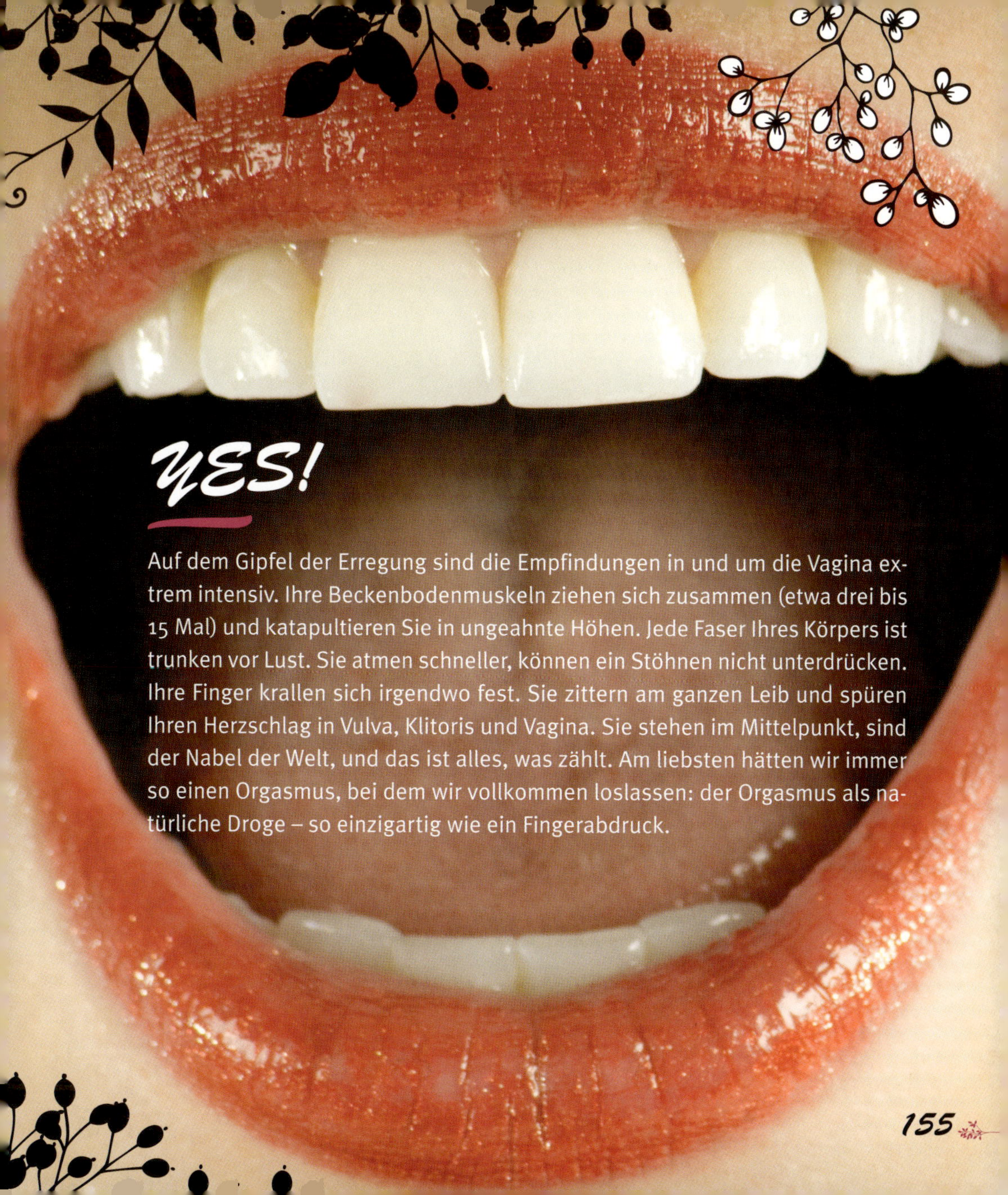

YES!

Auf dem Gipfel der Erregung sind die Empfindungen in und um die Vagina extrem intensiv. Ihre Beckenbodenmuskeln ziehen sich zusammen (etwa drei bis 15 Mal) und katapultieren Sie in ungeahnte Höhen. Jede Faser Ihres Körpers ist trunken vor Lust. Sie atmen schneller, können ein Stöhnen nicht unterdrücken. Ihre Finger krallen sich irgendwo fest. Sie zittern am ganzen Leib und spüren Ihren Herzschlag in Vulva, Klitoris und Vagina. Sie stehen im Mittelpunkt, sind der Nabel der Welt, und das ist alles, was zählt. Am liebsten hätten wir immer so einen Orgasmus, bei dem wir vollkommen loslassen: der Orgasmus als natürliche Droge – so einzigartig wie ein Fingerabdruck.

Was auf die Ohren

Manche Frauen schreien es von den Dächern, andere gurren, quietschen, stöhnen … oder bleiben einfach stumm. Alles ist möglich, auch wenn es den Temperamentvollen unter uns manchmal peinlich ist. Doch das ist völlig überflüssig, denn die meisten Männer mögen es, wenn frau sich so richtig gehen lässt. Es ist gut, spontan zu sein, deshalb sollte man Lustschreie nicht mit dem Kissen ersticken.

Sind Sie eher der stille, sich lustvoll windende Typ? Solange Sie Ihrem Partner anderweitig zeigen, wie erregt Sie sind, spricht nichts dagegen. Vergessen Sie nicht, ihn ab und zu zu küssen oder ihm zärtliche Worte ins Ohr zu flüstern. Oder aber Sie zeigen mit *Dirty Talk*, dass Sie das Liebesspiel genießen. Sollten Sie glauben, Ihre Lust wäre schwächer als die von lauten Frauen: Vergessen Sie's! Die genießen auch nicht mehr als stille Typen.

Frauen, die extra laut werden, weil ihr Partner darauf steht, sollten sich überlegen, ob das wirklich eine so gute Idee ist. Wenn es Sie ebenfalls anmacht – prima. Hauptsache, Sie bleiben Sie selbst und können hemmungslos genießen.

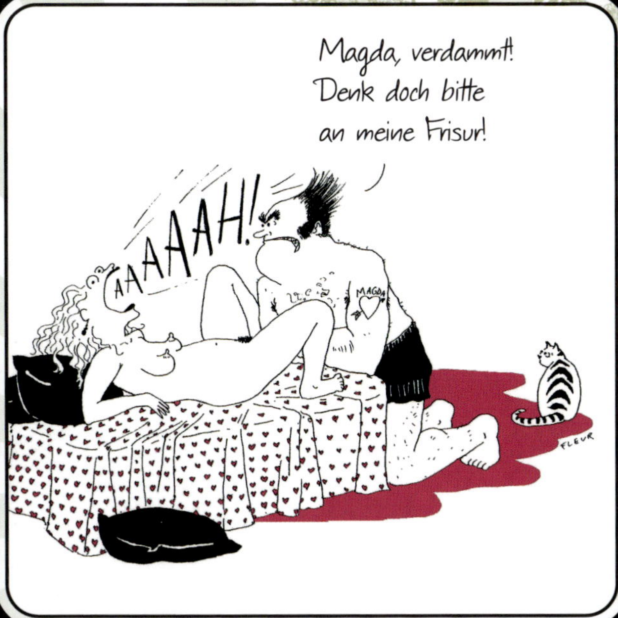
Magda, verdammt!
Denk doch bitte
an meine Frisur!
AAAAAAH!
MAGDA
FLEUR

Wussten Sie, dass …

… Frauen mehr auf *Dirty Talk* stehen als Männer? Frauen finden Dinge erregend, die sie hören, während Männer eher auf visuelle Reize abfahren. Also, meine Damen, legen Sie los: Keuchen, seufzen, kreischen und brüllen Sie, was das Zeug hält!

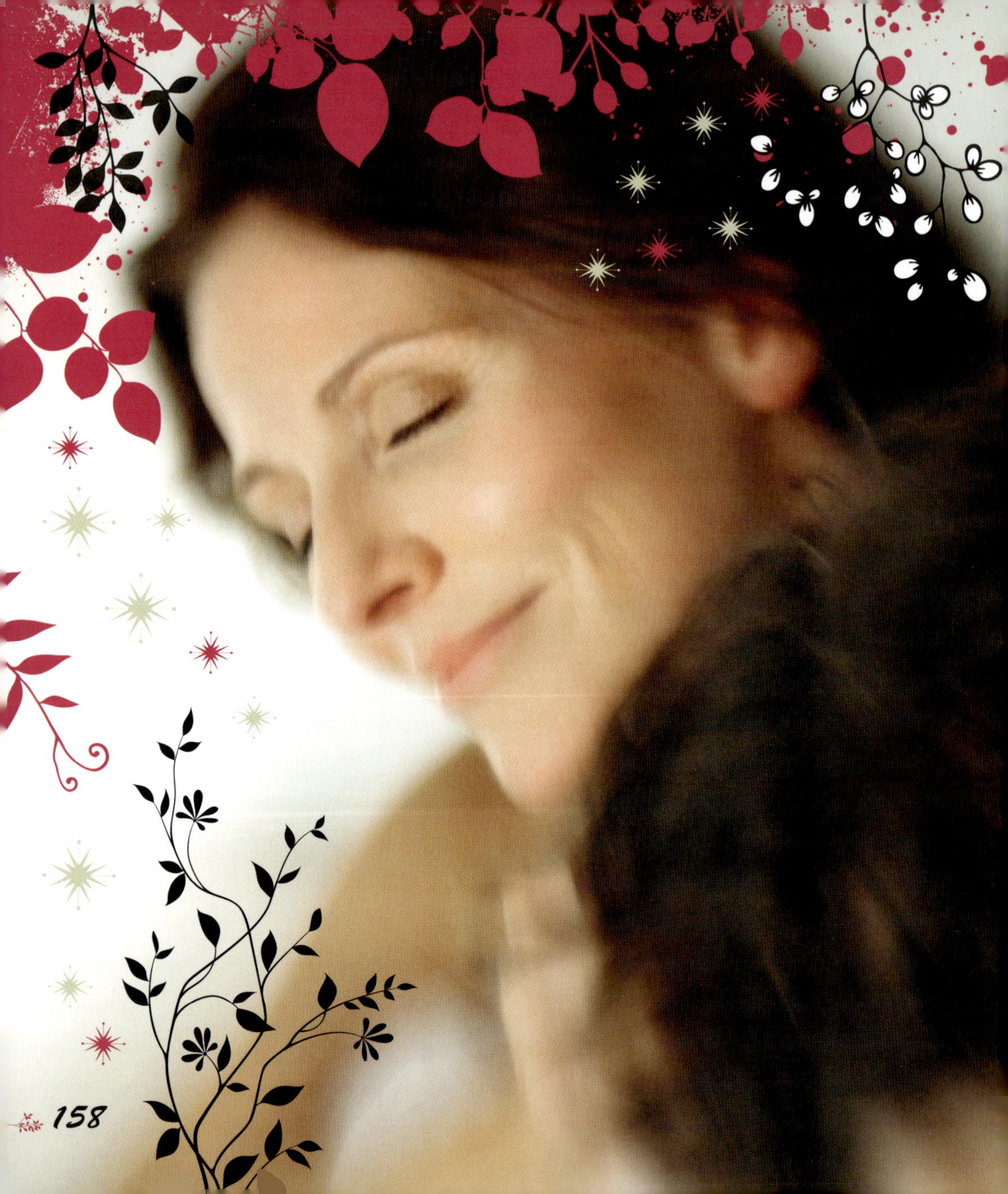

Ob klein oder groß: Jeder Orgasmus ist famos!

Kein Höhepunkt ist wie der andere: Es gibt intensive, flüchtige, kurze, sanfte, überwältigende, abrupte, heftige, stille, unerwartete oder ausgiebige Höhepunkte, und alle sind gleich wertvoll. Sie sind nicht weniger Frau, nur weil Sie nicht jedes Mal von Orgasmus-Salven überrollt werden. Vielleicht ist Ihnen das sogar lieber als ein Mega-Giga-Porno-Orgasmus?

Es gibt verschiedene Gründe, warum Sie kommen wollen. Vielleicht ist das für Sie eine Möglichkeit …

- Ihre Liebe zu zeigen.
- ein guter Sexpartner zu sein.
- sich ganz als Frau zu fühlen.
- zu zeigen, dass Sie Ihrem Partner vertrauen.
- Ihrem Verlangen nachzugeben.
- sich verletzlich zu zeigen.
- mal so richtig loszulassen.
- sich selbst zu belohnen.
- ______________________________

  (Bitte selbst vervollständigen.)

Ich bin gekommen!

»Ein Orgasmus entführt mich kurz in eine andere Welt und bringt meinen ganzen Körper zum Zittern. Bei nichts sonst fühle ich mich so lebendig.«
Peggy, 46

»Ich habe mich mit meinen Mini-Orgasmen abgefunden. Das klingt negativer, als es ist. Ich hatte einfach zu hohe Erwartungen. Seit ich meine Orgasmen so nehme, wie sie sind, genieße ich sie endlich. Jedes Mal ein bisschen mehr!«
Roos, 52

»Wenn ich komme, schwärmen die Schmetterlinge in meinem Bauch aus. Ich zittere und bebe, und sobald ich das Gefühl bekomme, Pipi zu müssen, ist es so weit. Eine Lustwelle überrollt mich, und ich kann mit jeder Faser meines Körpers entspannen.«
Marjolein 24

»Ich liebe vor allem den Spannungsbogen auf dem Weg zum Orgasmus. Bei mir hat er Spitzen und Täler. Anfangs dachte ich, es ist anormal, dass ich zwischendrin beinahe das Interesse verliere. Aber eben nur beinahe: Mein Körper braucht einfach eine Verschnaufpause. Wenn man sich auf seine Lust konzentriert, baut sie sich schnell wieder auf: Das ist eine gute Methode, den Orgasmus intensiver zu gestalten.«
Valerie-An, 32

Im Zweifel …

Von den 30 Prozent der Frauen, die glauben, noch nie einen Orgasmus gehabt zu haben, sind sich 7 Prozent nicht ganz sicher. Zu Recht, denn es gibt zwei mögliche Erklärungen:

1. Sie verspüren große Lust, haben aber keinen Orgasmus. Ihre Erregung steigt, und Sie reiten heftige Lustwellen, die Sie auch genießen. Das Gefühl ähnelt einem Orgasmus, aber bei Ihnen ziehen sich die Beckenbodenmuskeln nicht zusammen.

2. Sie spüren sehr wohl einen Höhepunkt, aber nur einen ganz kleinen. Weil Orgasmen in den Medien so verherrlicht werden, haben die meisten Frauen zu hohe Erwartungen. Sobald sie zum Höhepunkt kommen, bezweifeln sie, dass es wirklich einer war. Aber wenn sich Ihre Beckenbodenmuskeln zusammenziehen, hatten Sie auch einen Orgasmus, meine Damen!

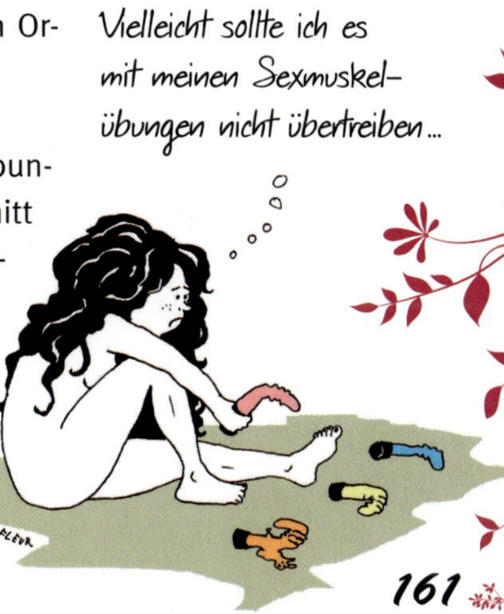
Vielleicht sollte ich es mit meinen Sexmuskel-übungen nicht übertreiben …
FLEUR

Erkennen Sie sich wieder? Dann werden Ihnen die Kegel-Übungen in diesem Buch unheimlich viel bringen (siehe den Abschnitt »Machen Sie Kegel-Übungen«). Sie helfen Ihnen über die Orgasmus-Schwelle hinweg und trainieren die »Sexmuskeln«, sodass aus Ihren Mini-Orgasmen große werden.

Ticktack, ticktack – BUMM!

Männer gehen beim Orgasmus vor, als würden sie einen Schuss abfeuern: Schießposition einnehmen, zielen und schießen! Der durchschnittliche Mann kommt in zwei bis fünf Minuten zum Höhepunkt. Frauen sind da vergleichsweise langsam. Bei ihnen dauert es oft 20 Minuten, bis die Bombe zündet. Auch 30 oder sogar 40 Minuten sind nicht anormal. Aber auch das Gegenteil ist möglich: Manche Frauen kommen schon, wenn sie der Geliebte auch nur ansieht. Wie lange es bei Ihnen dauert, hat nichts damit zu tun, wie sehr Sie Sex mögen oder nicht. Es ist eine rein körperliche Angelegenheit. Wie immer beim Thema Sex ist »normal« ein äußerst dehnbarer Begriff.

Wissenschaftler haben den Orgasmus erforscht und herausgefunden, dass er bei Frauen zwischen 7 und 107 Sekunden dauert, bei Männern durchschnittlich 12,6 Sekunden. Dafür bringen es Männer im Lauf ihres Lebens im Schnitt auf 9,3 Orgasmus-Stunden, der Mittelwert bei den Frauen liegt aber nur etwa bei 1,4 Stunden (weil viele von ihnen niemals einen haben).

Wussten Sie, dass …

… manche Schwangere einen Orgasmus-Vorsprung haben? Da das Baby auf ihre Genitalien drückt, kommen sie in den Genuss eines längeren Höhepunkts: ein ganz besonders befreiendes Erlebnis!

Wussten Sie, dass …

… der Rekord weiblicher Orgasmen in einer Stunde bei erstaunlichen 134 liegt? Die armen Männer kommen gerade mal auf mickrige 16 … Die Forscher William Hartman und Marilyn Fithian schufteten mehr als 10 000 Stunden im Labor des *Center for Marital and Sexual Studies* und untersuchten insgesamt 751 Personen für diese Erkenntnis.

Orgasmus und Alter

Je nach Lebensphase haben Frauen andere Vorlieben. Die Zeitschrift *Men's Health* befragte 1400 Frauen im Alter von 20, 30 und 40 Jahren über ihre sexuellen Vorlieben.

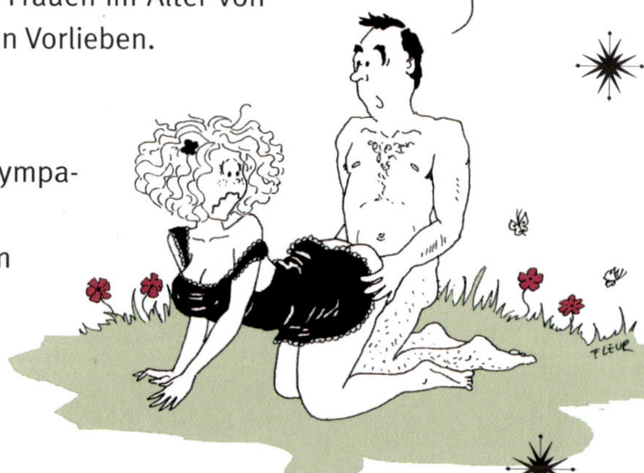
Aber natürlich bin ich in deiner Vagina. Wer will schon Analsex?
FLEUR

20 …

- der Partner muss attraktiv und sympathisch sein.
- 20 Prozent hatten erst Sex mit einem Partner gehabt.
- 38 Prozent hatten mehr als zwei Orgasmen beim letzten Liebesakt.
- 30 Prozent wollen, dass Männer sie öfter oral befriedigen.
- 17 Prozent sind schon beim ersten Date zu Sex bereit.

Zwanzigjährige haben die größten Orgasmus-Probleme und oft auch Schmerzen beim Sex. Das liegt daran, dass sie ihren Körper noch nicht so gut kennen und zu ungeduldig sind.

Tipp

Masturbieren Sie, nehmen Sie sich genug Zeit fürs Vorspiel. Womit fühlen Sie sich wirklich wohl? Halsbrecherische Stellungen sind keine Erfolgsgarantie.

30 …

- Der Partner muss nett und vertrauenswürdig sein.
- 60 Prozent hatten mehr als fünf Sexpartner.
- 48 Prozent kamen beim letzten Liebesakt zum Orgasmus.
- 22 Prozent kamen dabei sogar zwei Mal zum Höhepunkt.
- 33 Prozent wollen, dass Männer sie öfter oral befriedigen.
- 28 Prozent sind schon beim ersten Date zu Sex bereit.

Frauen in den Dreißigern wissen eher, auf welchen Sex sie stehen. Diese Altersgruppe liebt Sexspielchen, einschließlich Vibrator und Handschellen. Die tickende biologische Uhr (und zwar unabhängig davon, ob ein Kinderwunsch vorhanden ist oder nicht) mag ein Stressfaktor sein, hat aber einen Vorteil: viel Sex, am besten sofort! Frauen, deren Fruchtbarkeit nachlässt, denken öfter an Sex, fantasieren mehr, haben generell mehr Sex – auch mit Männern, die sie erst seit Kurzem kennen. Diese unabhängigen Frauen lassen sich gern verwöhnen.

Tipp

Geben Sie Ihren sexuellen Bedürfnissen hemmungslos nach. Das Leben ist hart genug, erst recht in einer Phase, in der alles zusammenkommt: eine Beziehung, Freunde, die Karriere, Kinder, ein Haus … Sagen Sie Ihrem Partner, dass auch Sie hören, sehen und spüren wollen, dass er den Sex mit Ihnen genießt.

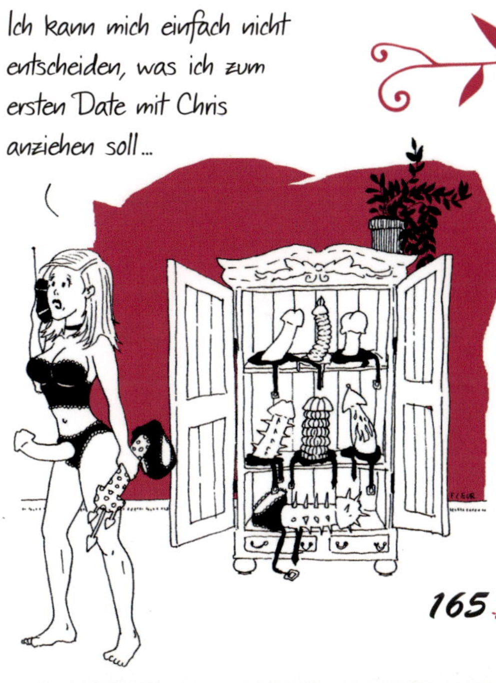

Ich kann mich einfach nicht entscheiden, was ich zum ersten Date mit Chris anziehen soll …

40 …

- Der Partner sollte mit ihr die Welt entdecken und erkunden.
- 25 Prozent hatten schon mehr als 20 Partner.
- 86 Prozent hatten beim letzten Sex einen Orgasmus.
- 68 Prozent kamen vor ihrem Partner. (Kompliment!)
- 33 Prozent wollen, dass Männer sie öfter oral befriedigen.
- 60 Prozent sind schon beim ersten Date zu Sex bereit.

Tipp

Sie haben es sich verdient! Gehen Sie nach wie vor allein und mit Ihrem Partner auf Entdeckungsreise, es lässt sich immer noch etwas auskundschaften. Stellungen für Oralsex gibt es übrigens viele – höchste Zeit, sie Ihrem Partner vorzuschlagen!

Frauen ab 40 wissen in der Regel sehr genau, was sie wollen. Das liegt auch daran, dass die weiblichen Hormone oder Östrogene weniger werden. Der Hormonlevel des männlichen Testosterons bleibt jedoch gleich, sodass Frauen in den Vierzigern ein unabhängiges, mutiges Verhalten an den Tag legen. Sie ergreifen gern die Initiative und lieben das Abenteuer – auch im Bett. Da sie ihren Körper inzwischen genau kennen und sich oft nicht mehr um Kinder kümmern müssen, haben sie einen viel entspannteren Umgang mit Sex und mehr (oft auch bessere) Orgasmen.

50 … 60 …

Die Altersgruppe kam bei der *Men's-Health*-Umfrage leider nicht mehr vor. Ich habe hier zwar keine Prozentzahlen, aber andere nützliche Informationen:

- Der Partner sollte einem vertraut sein, darf aber nicht langweilig werden.
- Das ist die beste Zeit: keine Menstruation und keine Verhütung mehr!
- … mit der Nebenwirkung, dass Körper und Seele in der Menopause verrückt spielen.
- Oralsex wird noch wichtiger.
- Je mehr Sex Sie haben, desto besser bleibt alles in Schuss.
- Beim ersten Date … her damit!

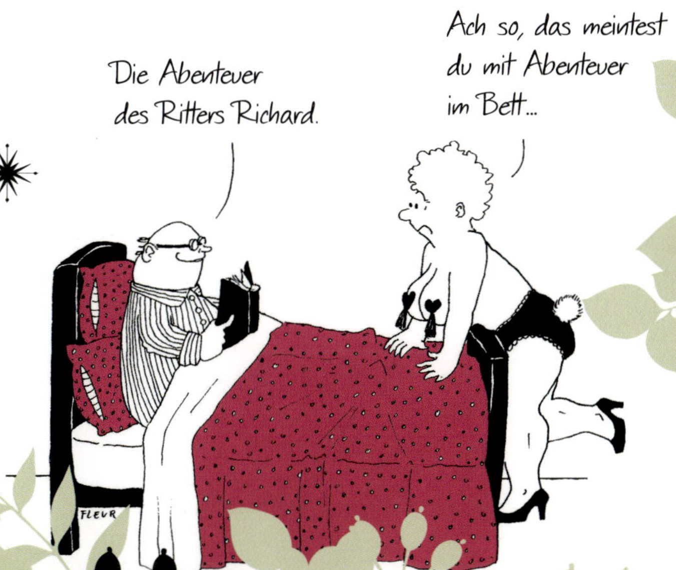
Die Abenteuer des Ritters Richard.
Ach so, das meintest du mit Abenteuer im Bett …
FLEUR

Man lernt nie aus!

Die Menopause ist für viele Frauen eine schwierige Zeit. Trotz aller Vorteile fühlen sich viele Fünfzigjährige weniger weiblich. Dabei gibt es noch so viel zu erleben! Wenn Sie ein positives Selbstbild haben, werden sich Ihre sexuellen Bedürfnisse noch oft genug melden! Sie sind eine reife Frau mit Erfahrung. Und das sollten Sie nutzen! Ihr Körper sagt Ihnen schon, was Sache ist. Denn es gibt natürlich auch weniger schöne Nachrichten:

- Während Sie früher innerhalb von 30 Sekunden feucht wurden, kann es jetzt leicht drei bis fünf Minuten dauern.
- Ihre Haut ist trockener geworden und damit auch unempfindlicher für Liebkosungen.
- Die Klitoris kann ihre Größe verändern und dadurch weniger sensibel werden.
- Beim Orgasmus kann sich die Gebärmutter so stark zusammenziehen, dass es wehtut. Die Kontraktionen können auch die Harnröhre erfassen, sodass Sie ein paar Tropfen Urin verlieren.

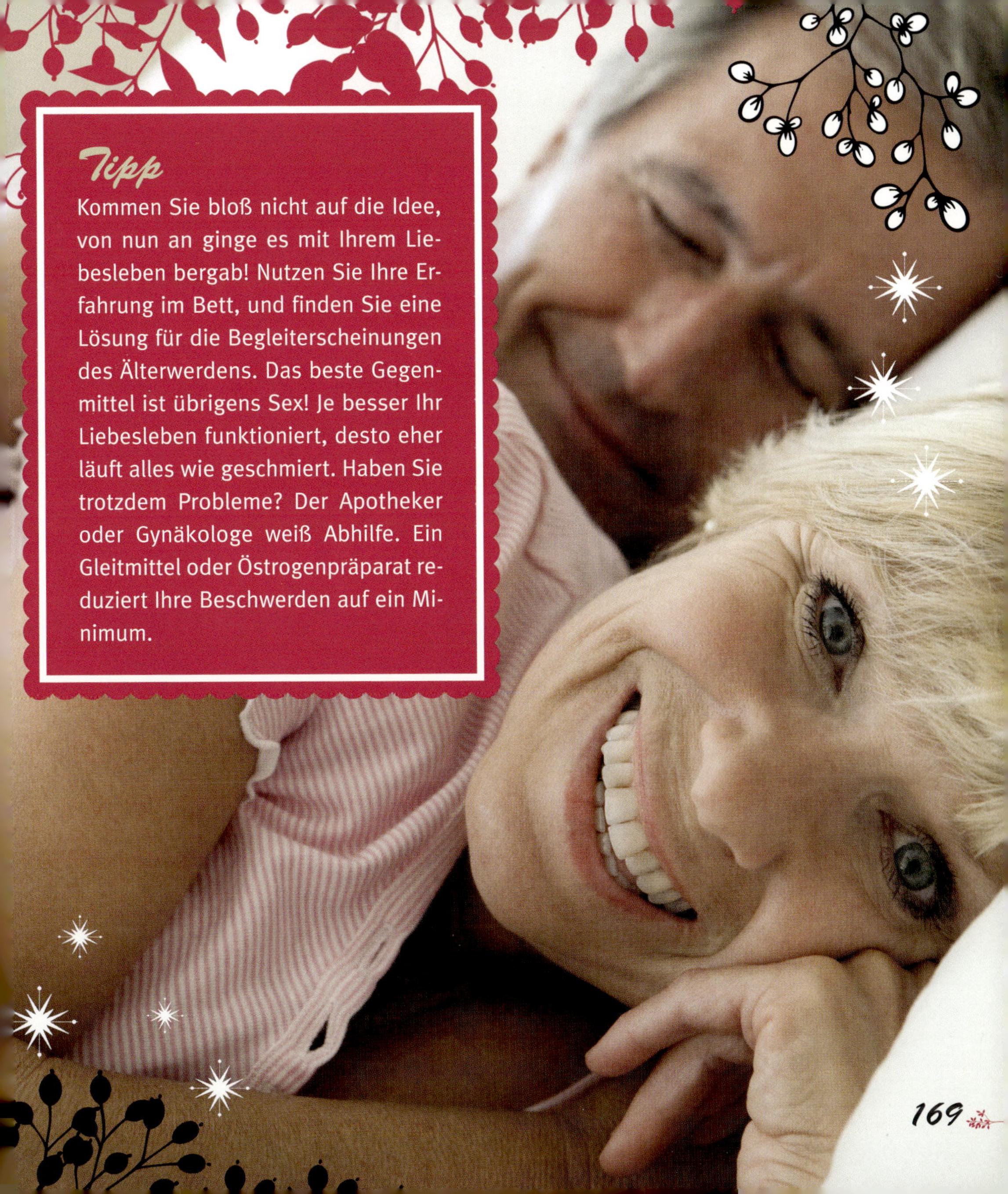

Tipp

Kommen Sie bloß nicht auf die Idee, von nun an ginge es mit Ihrem Liebesleben bergab! Nutzen Sie Ihre Erfahrung im Bett, und finden Sie eine Lösung für die Begleiterscheinungen des Älterwerdens. Das beste Gegenmittel ist übrigens Sex! Je besser Ihr Liebesleben funktioniert, desto eher läuft alles wie geschmiert. Haben Sie trotzdem Probleme? Der Apotheker oder Gynäkologe weiß Abhilfe. Ein Gleitmittel oder Östrogenpräparat reduziert Ihre Beschwerden auf ein Minimum.

Vortäuschen IST DOOF

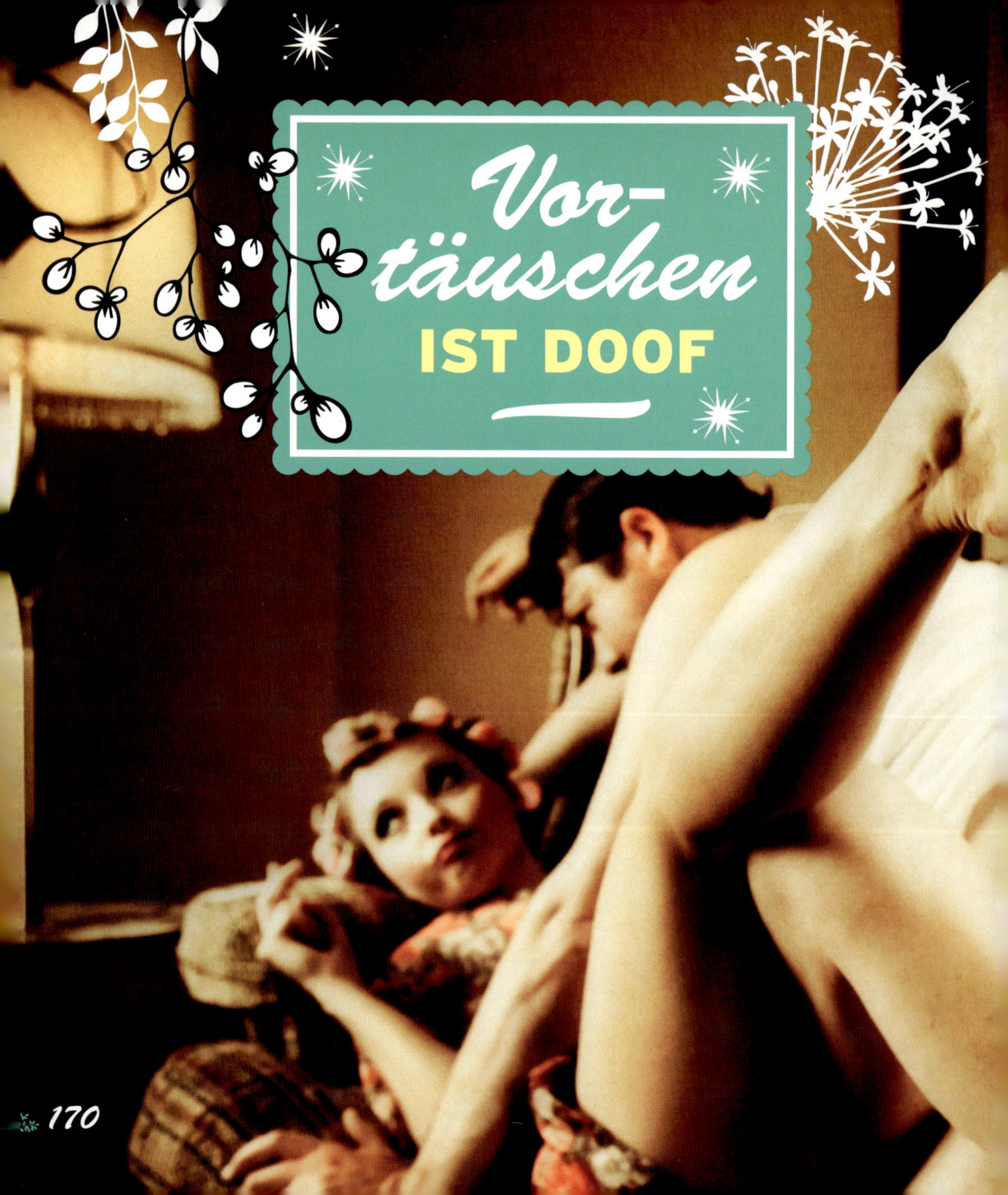

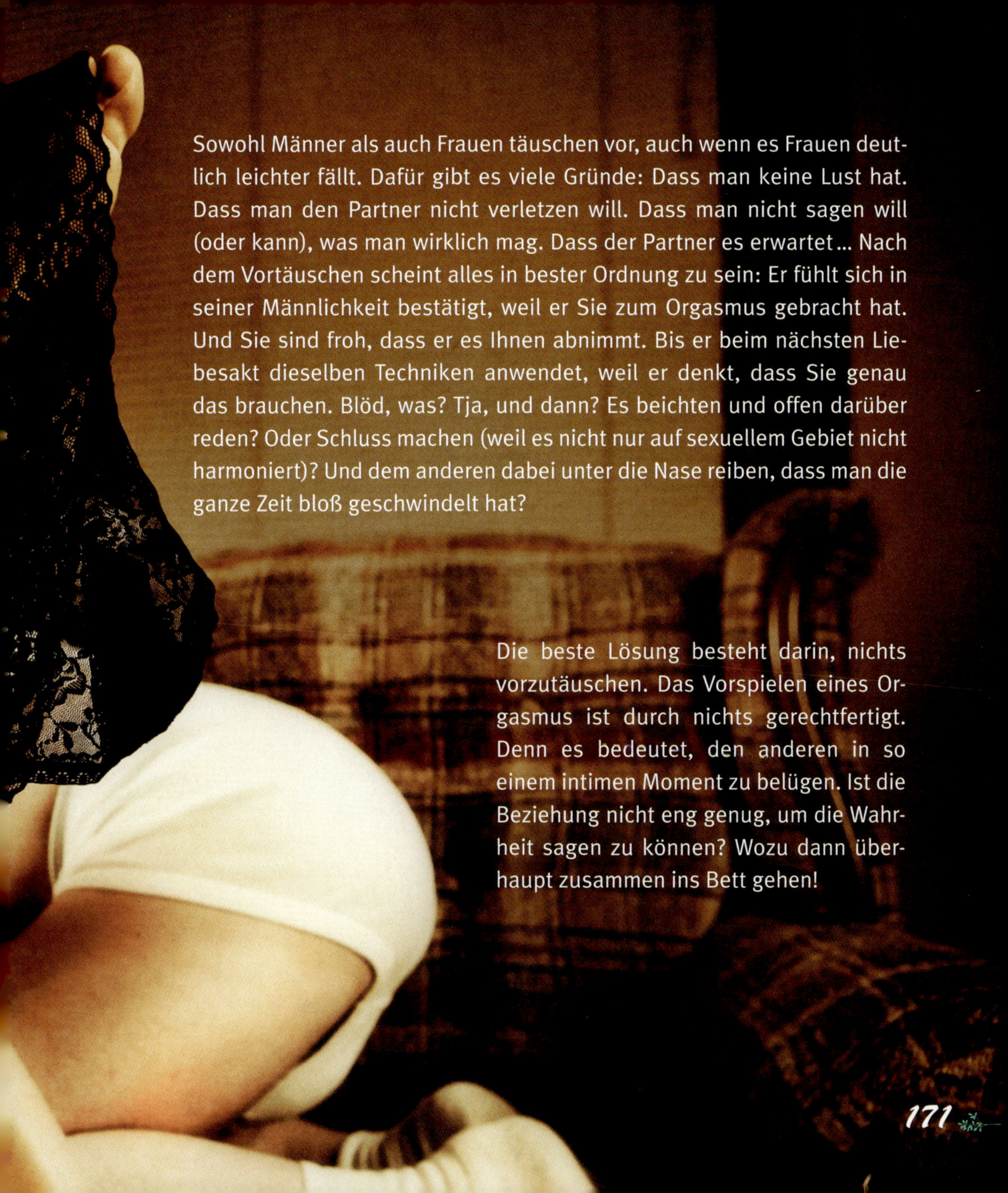

Sowohl Männer als auch Frauen täuschen vor, auch wenn es Frauen deutlich leichter fällt. Dafür gibt es viele Gründe: Dass man keine Lust hat. Dass man den Partner nicht verletzen will. Dass man nicht sagen will (oder kann), was man wirklich mag. Dass der Partner es erwartet ... Nach dem Vortäuschen scheint alles in bester Ordnung zu sein: Er fühlt sich in seiner Männlichkeit bestätigt, weil er Sie zum Orgasmus gebracht hat. Und Sie sind froh, dass er es Ihnen abnimmt. Bis er beim nächsten Liebesakt dieselben Techniken anwendet, weil er denkt, dass Sie genau das brauchen. Blöd, was? Tja, und dann? Es beichten und offen darüber reden? Oder Schluss machen (weil es nicht nur auf sexuellem Gebiet nicht harmoniert)? Und dem anderen dabei unter die Nase reiben, dass man die ganze Zeit bloß geschwindelt hat?

Die beste Lösung besteht darin, nichts vorzutäuschen. Das Vorspielen eines Orgasmus ist durch nichts gerechtfertigt. Denn es bedeutet, den anderen in so einem intimen Moment zu belügen. Ist die Beziehung nicht eng genug, um die Wahrheit sagen zu können? Wozu dann überhaupt zusammen ins Bett gehen!

Echte Tipps zum Thema Vortäuschen: Für sie

Niemals vortäuschen. Heben Sie die Hand zum Schwur, und sprechen Sie mir nach: »Ich werde niemals vortäuschen.« Machen Sie sich bewusst, dass Sie auch Sex haben können, ohne zum Orgasmus kommen zu müssen, und Ihr Sexpartner darf das ruhig wissen. Es ist besser, nicht zu kommen, als Ihrem Partner was vorzuspielen. Mit jedem Fake entfernen Sie sich mehr von einem echten Höhepunkt. Ist es dann wirklich so weit, können Sie es beide ganz besonders genießen!

Faken verboten! Ihre Bedürfnisse haben oberste Priorität. Machen Sie Ihrem Partner klar, dass Sie auch ohne Orgasmus Spaß an Sex haben. Aber bitte ganz behutsam, weil viele Männer das nur schwer glauben können. Sagen Sie, Sie hätten sich über Höhepunkte schlau gemacht und wüssten nicht, ob das neulich wirklich ein Orgasmus war. Erklären Sie ihm, dass Sie sich in Zukunft intensiver damit beschäftigen wollen. Kommen Sie beim Liebesspiel wirklich nicht, sagen Sie ihm, dass Sie es schön fanden, er aber diesmal allein an der Reihe war.

»Ab und zu« reicht. Braucht Ihr Partner Bestätigung und fragt immer, ob Sie gekommen sind? Sagen Sie ihm aufrichtig, dass es manchmal klappt und manchmal nicht. Betonen Sie die positiven Dinge, und geben Sie ihm Tipps, was Sie noch alles mögen. So haben Sie beide genug Spielraum für weitere Orgasmen.

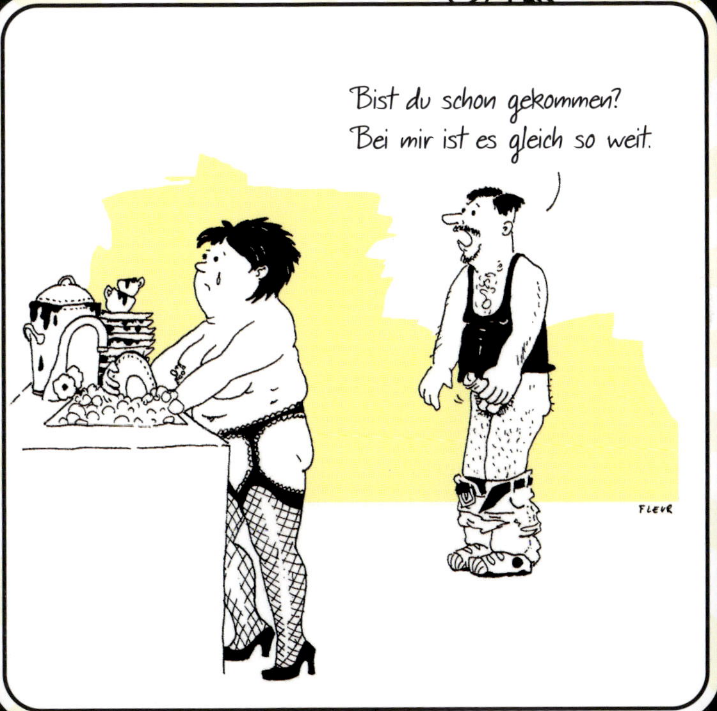
Bist du schon gekommen?
Bei mir ist es gleich so weit.
FLEUR

Genuss auf beiden Seiten

Für die Liebe braucht es zwei: Weil man dem anderen seine Zuneigung zeigen will. Weil man ihn verführen und die Luft zum Knistern bringen will. Weil man gemeinsam dahinschmelzen, ja, miteinander *ver*schmelzen will. Es gibt verschiedene Möglichkeiten, den Orgasmus für den Partner zu einem ganz besonderen, intensiven und damit unvergesslichen Erlebnis zu machen.

Eine der schönsten ist Treue. Drei von vier verheirateten Frauen kommen oft oder immer zum Höhepunkt. Ganz einfach, weil sich die Paare gegenseitig vertrauen und respektieren. Übung macht eben doch den Meister! Man muss sich nicht mehr den Kopf über die Angelegenheit zerbrechen. Mann und Frau können ganz im Moment aufgehen und sich verwöhnen lassen. Das Gedankenkarussell wird ab- und der Orgasmus angeschaltet.

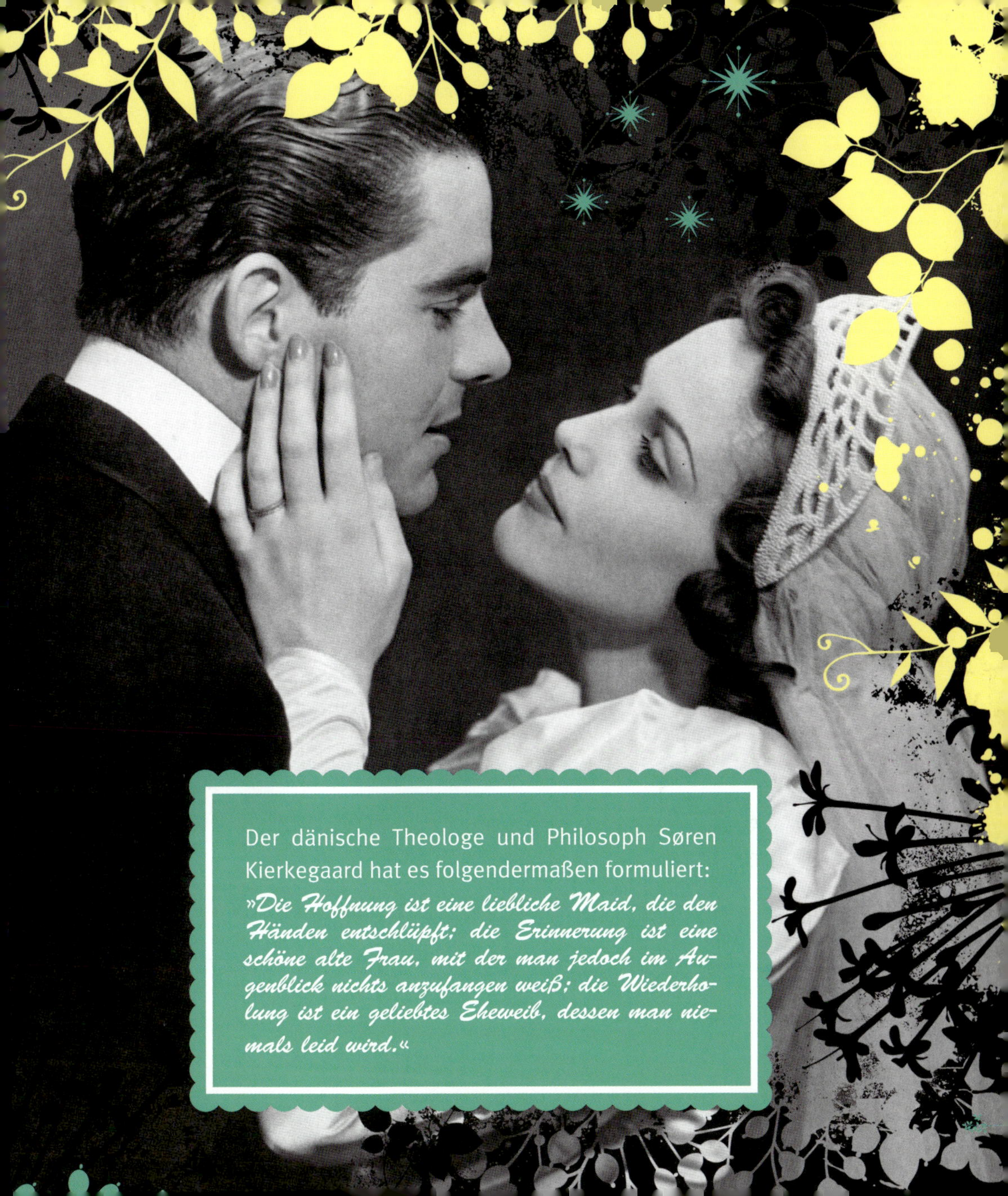

Der dänische Theologe und Philosoph Søren Kierkegaard hat es folgendermaßen formuliert: *»Die Hoffnung ist eine liebliche Maid, die den Händen entschlüpft; die Erinnerung ist eine schöne alte Frau, mit der man jedoch im Augenblick nichts anzufangen weiß; die Wiederholung ist ein geliebtes Eheweib, dessen man niemals leid wird.«*

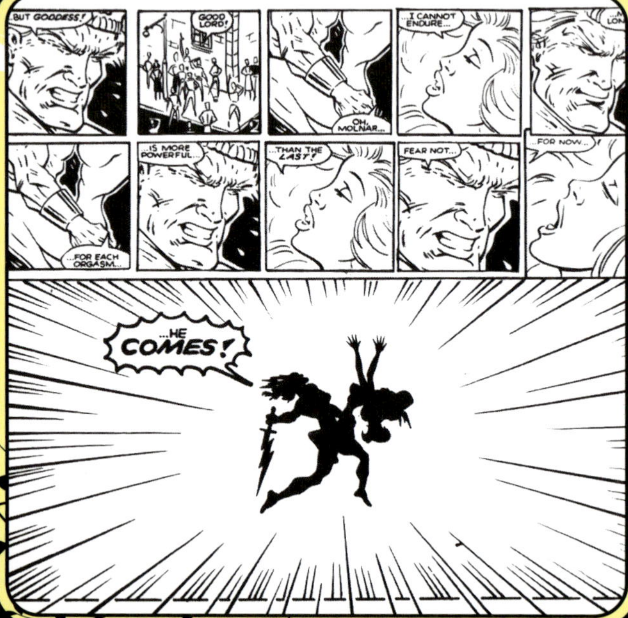

Wussten Sie, dass ...

der männliche und weibliche Orgasmus im Grunde gleich verlaufen? Man wird erregt, die Brustwarzen werden steif, das Blut scheint nur noch in eine Richtung zu fließen: zu den Geschlechtsorganen. Die schwellen an, jeder Muskel wird angespannt, und die Nervenenden flehen um Erlösung. Die stellt sich ein, wenn alles explodiert: Die Geschlechtsorgane ziehen sich rhythmisch zusammen, die Anspannung und der Blutstau lassen nach, ein Zittern durchläuft den Körper.

Gleichzeitig kommen … gar nicht so einfach!

Gleichzeitig zum Höhepunkt zu kommen ist für viele Paare das Höchste. Das Feuerwerk abbrennen und gemeinsam explodieren. Küssen, streicheln, massieren, kuscheln, sich erregen, bis beide einen Orgasmus erleben. Ach, kann Liebe schön sein!

Aber leider ist sie auch blind. Ein gleichzeitiger Höhepunkt ist eher eine Utopie statt Realität. Er kommt natürlich durchaus vor, ist aber meist ein Zufallstreffer, der Lust auf mehr macht. Genießen Sie ihn nach Herzenslust, aber vergessen Sie nicht, dass er die Ausnahme ist und nicht die Regel.

Männer, die sich beherrschen können, können durchaus auf einen gleichzeitigen Orgasmus hinarbeiten: Dann hält er sich ihr zuliebe zurück, stimuliert sie oral und stößt erst kurz vor dem Höhepunkt wieder tief in sie hinein. Die Muskelzuckungen während ihres Höhepunkts und ihr erregender Anblick lassen ihn dann ebenfalls kommen. Herrlich, wenn das gelingt! Aber es sollte bitte nicht zum Zwang werden. Denn dann wird aus dem Sex Arbeit statt Genuss. Das heißt nicht, dass Sie es nicht ab und an versuchen dürfen. Eine gute Technik dafür ist CAT. Vorausgesetzt, Sie gehen die Sache entspannt an!

Machen Sie die CAT: Miauuuuuuu!

Die Rein-raus-Methode ist bekanntlich nicht unbedingt der beste Weg zum Orgasmus. Eine Alternative nennt sich CAT (*Coital Alignment Technique*), dabei üben Sie gegenseitig Druck auf Ihre Genitalien aus. Im Grunde handelt es sich um eine Variante der guten alten Missionarsstellung, nur dass die Klitoris dabei ständig verwöhnt wird. Diese Position erlaubt es beiden, die Erregung langsam zu steigern – bis zum klitoralen und vielleicht sogar gleichzeitigen Höhepunkt. Viele Frauen bekommen dank CAT den ersten Orgasmus, während sie vom Partner penetriert werden.

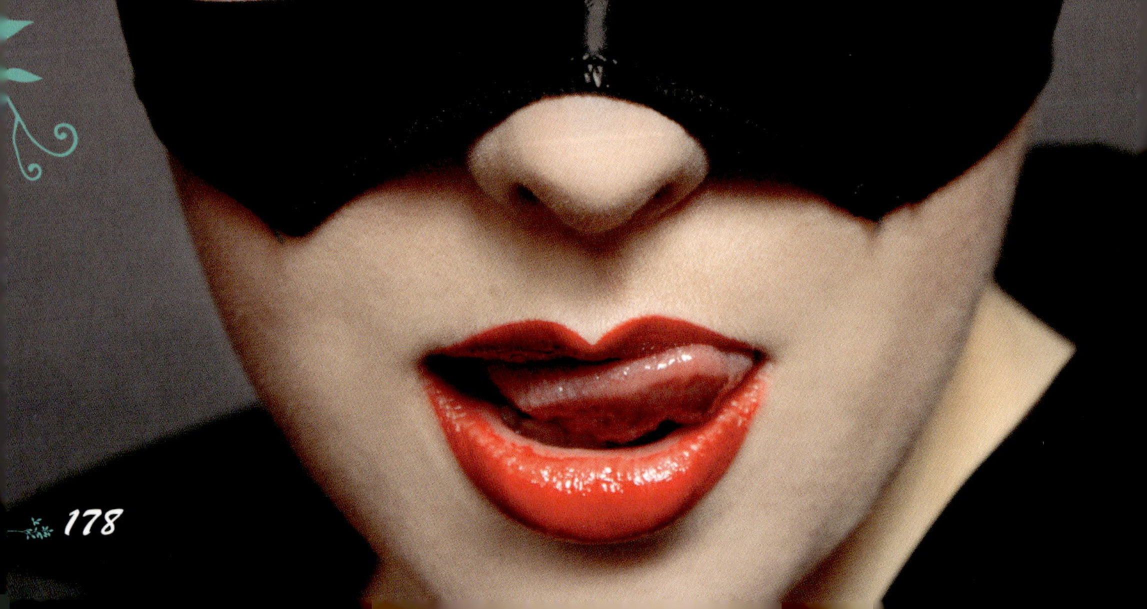

- Gehen Sie in die Missionarsstellung. Ist Ihre Vagina zu eng, können Sie Ihre Beine so um seine Oberschenkel schlingen, dass Ihre Knöchel auf seinen Waden liegen.
- Er rutscht jetzt etwa fünf bis zehn Zentimeter nach oben, bis sich sein Becken auf derselben Höhe befindet wie Ihres. Dann führt er von oben den Penis ein. So öffnet der Penisschaft die Schamlippen und stimuliert Ihre Klitoris.
- Am besten, er stützt sich nicht auf die Ellbogen, sondern legt die Armbeugen um Ihre Schulter.
- Jetzt drückt er mit dem Schambein gegen Ihre Klitoris.
- Streicheln und liebkosen Sie sich zärtlich, während Sie Ihre Becken bewegen.
- Sie geben bei den Aufwärtsbewegungen den Ton an: Schieben Sie Ihr Becken vor, um seines zurückzudrängen. Dabei übt er Gegendruck auf Ihre Klitoris aus, sodass der Penis in diesem Winkel tiefer eindringt.
- Bei der Abwärtsbewegung drückt er Ihr Becken nach unten. Sie bieten Widerstand und pressen die Klitoris so gegen seinen Schaft. Der Penis gleitet in eine engere Vagina.
- Spielen Sie sich auf das rhythmische Auf und Ab ein. Das Rauf und Runter ist wichtiger als das Rein und Raus!
- Wenn Sie Kegel-Übungen beherrschen, können Sie sie während der CAT aus der Trickkiste holen! Das Anspannen der Vaginalmuskeln steigert die Lust bei ihm und ihr.
- Immer so weitermachen, bis Sie beide zum Höhepunkt kommen (hoffentlich gleichzeitig!).

Ist Ihr Partner deutlich größer und/oder schwerer als Sie? Dann kann CAT ziemlich anstrengend werden. Damit sein Körper nicht zu lange auf Ihnen lastet, schieben Sie die Missionarsstellung etwas hinaus. Lassen Sie sich erst oral von ihm verwöhnen, bis Sie kurz vor dem Höhepunkt stehen. Dann nimmt er das Heft in die Hand, bis er kurz davor ist zu kommen.

Je länger Sie sich kennen und je mehr Sie üben, desto eingespielter werden Sie. Das hilft Ihnen einzuschätzen, wann der richtige Zeitpunkt für CAT gekommen ist. Sind die Anspannung und der Druck groß genug, beginnen Sie wie beschrieben mit ihr.

Die CAT garantiert keinen gleichzeitigen, dafür aber sexuellen Erfolg. In dieser intimen Stellung sehen Sie so oder so, wie der andere genießt. Ist es nicht toll, das zu teilen?

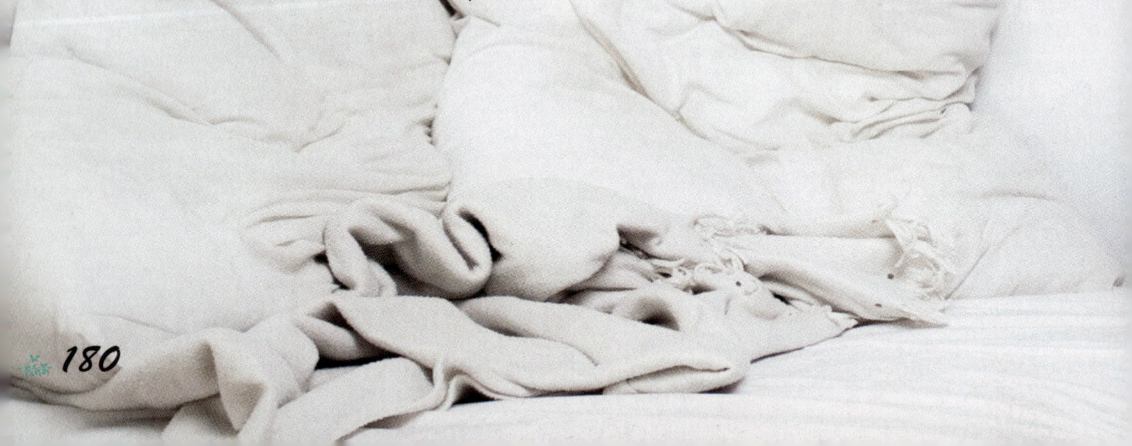

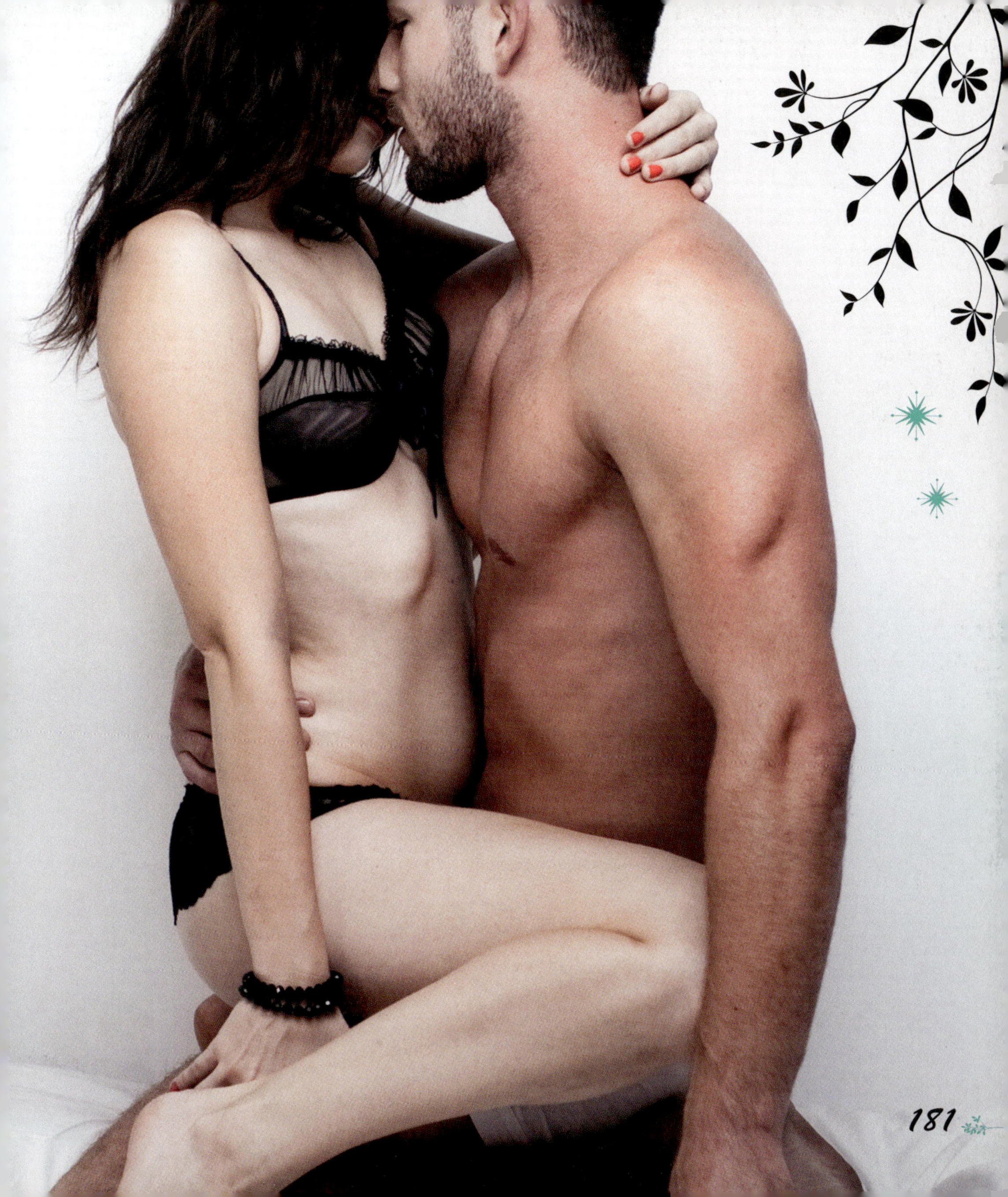

SOS: Gleichzeitig kommen – so hilft er ihr

- Orale Stimulation ist der beste *Stairway to Heaven*. Verwöhnen Sie Ihre Partnerin beim Vorspiel oral. Das macht ihre Geschlechtsorgane empfindlicher und damit empfänglicher. Wenn sie das mag, können Sie gleichzeitig ihren G-Punkt stimulieren. Der Orgasmus scheint dann von zwei Seiten zu kommen und ist demensprechend intensiv.
- Das Rein-raus-Spiel ist tabu, denn damit bringen Sie sie bestimmt nicht zum Höhepunkt. Stimulieren Sie beim Stoßen Ihre Schamregion, indem Sie die Hüften leicht kreisen lassen.
- Vergessen Sie den Rest ihres Körpers und auch ihre Seele nicht. Flüstern Sie ihr ins Ohr, wie geil sie Sie macht, und streicheln Sie ihre Schenkelinnenseiten. Liebkosen Sie ihre Brüste und Brustwarzen. Nicht vergessen: Auch der Mund ist eine erogene Zone!
- Wenn sie kommt, kneifen Sie spielerisch in ihre Brustwarzen und flüstern Liebesworte. Weil viele Frauen beim Orgasmus die Augen aufmachen, sollten Sie sie in diesem Moment mit offenen Augen küssen. Sie werden beide nur so sprühen vor Leidenschaft!

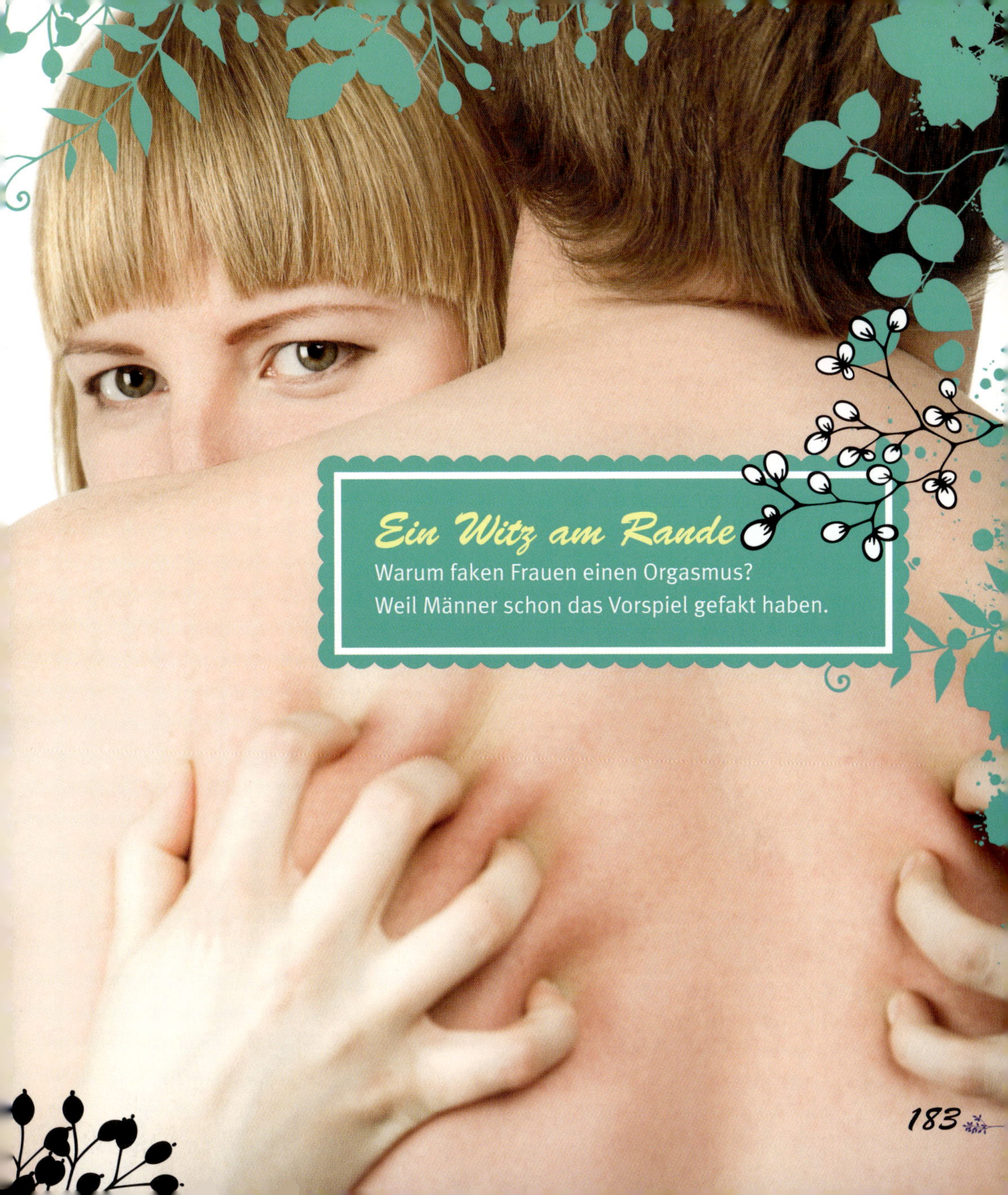

Ein Witz am Rande

Warum faken Frauen einen Orgasmus?
Weil Männer schon das Vorspiel gefakt haben.

Alle mal VAGINAL

Laut einigen Sexualforschern der Louvain-La-Neuve-Universität verrät die Art, wie eine Frau läuft, viel über ihren Orgasmus. Fließende Bewegungen, sich wiegende Hüften, weit ausholende Schritte und Armbewegungen weisen auf einen vaginalen Orgasmus hin. Gut zu wissen – aber da nur 20 Frauen untersucht wurden, sollte man diese Forschungsergebnisse kritisch sehen.

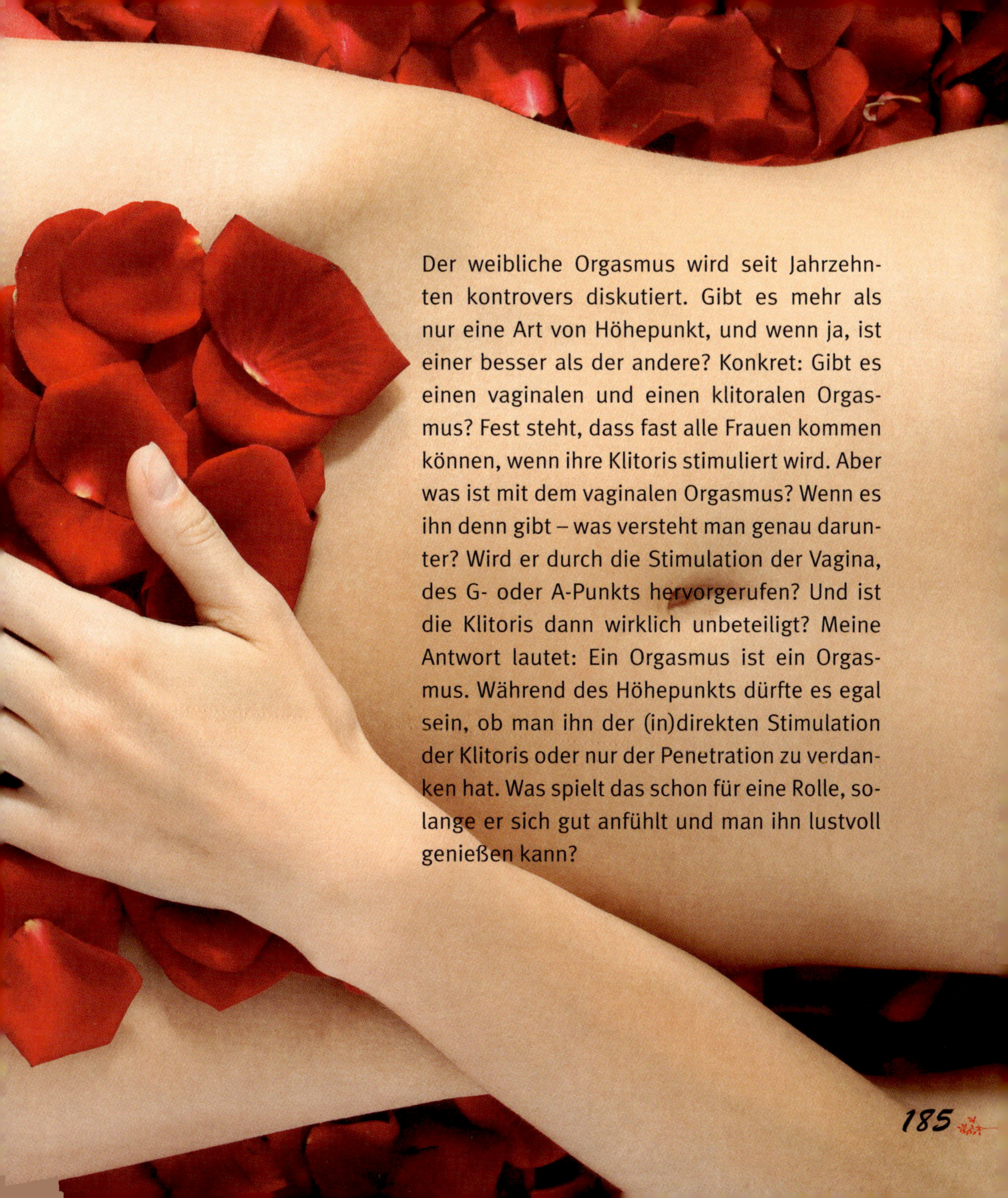

Der weibliche Orgasmus wird seit Jahrzehnten kontrovers diskutiert. Gibt es mehr als nur eine Art von Höhepunkt, und wenn ja, ist einer besser als der andere? Konkret: Gibt es einen vaginalen und einen klitoralen Orgasmus? Fest steht, dass fast alle Frauen kommen können, wenn ihre Klitoris stimuliert wird. Aber was ist mit dem vaginalen Orgasmus? Wenn es ihn denn gibt – was versteht man genau darunter? Wird er durch die Stimulation der Vagina, des G- oder A-Punkts hervorgerufen? Und ist die Klitoris dann wirklich unbeteiligt? Meine Antwort lautet: Ein Orgasmus ist ein Orgasmus. Während des Höhepunkts dürfte es egal sein, ob man ihn der (in)direkten Stimulation der Klitoris oder nur der Penetration zu verdanken hat. Was spielt das schon für eine Rolle, solange er sich gut anfühlt und man ihn lustvoll genießen kann?

Eine Tiefenerfahrung

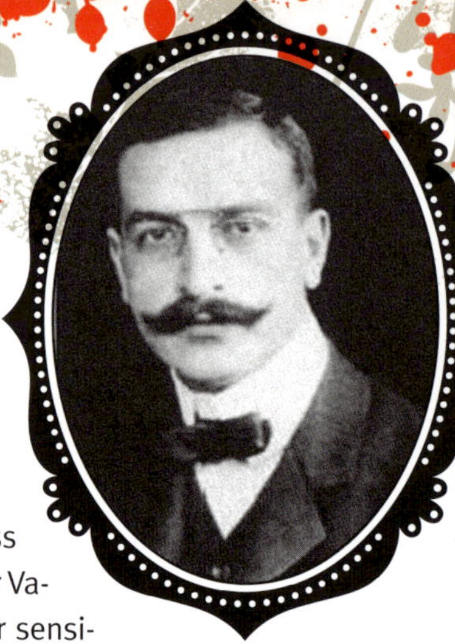

Der deutsche Gynäkologe Ernst Gräfenberg hat nicht nur den G-Punkt entdeckt. Er fand auch heraus, dass die Vaginawand sehr empfindlich ist. Vor allem an der Vaginaöffnung und direkt dahinter können Frauen sehr sensibel sein. Und sogar noch tiefer, nämlich auf der Höhe des G-Punkts. Gräfenbergs Erkenntnisse widersprachen sämtlichen Behauptungen der damaligen Wissenschaft (»Frauen sind sexuell unempfindlich«). Doch das war ihm egal. Er wies eindeutig nach, dass Vibrationen, Berührungen und Druck auf die Vagina lustvolle Gefühle auslösen. Dieser starke Erregungszustand und der darauf folgende Orgasmus beruhen sowohl auf Muskelkontraktionen in der Vagina als auch auf einer Muskelentspannung durch Penis, Finger, Vibrator oder Ähnliches. Lieber Herr Gräfenberg! Manche Frauen lieben die vaginale Stimulation und kommen durch heftige Stöße zum Höhepunkt: eine echte Tiefenerfahrung!

»Auf der Jagd nach dem Längsten«

Meine Damen, sparen Sie sich die Suche: Die Penislänge spielt keine Rolle für Ihren Orgasmus. Sie ist zwar gut fürs Image, und vielleicht finden Sie einen großen Penis psychologisch aufregender als einen kleinen. Aber letztlich tut es nichts zur Sache: Ob groß oder klein – ein Orgasmus kann immer sein!

»Ich will vaginal!«

Hatten Sie noch nie einen vaginalen Orgasmus – wie übrigens 75 Prozent der orgasmusfähigen Frauen? Und sind Sie wahnsinnig neugierig und würden das zur Abwechslung auch gern mal ausprobieren? Gute Idee! Außer Sie glauben, nur so käme man zum Höhepunkt: Rein mit dem Penis, ein bisschen stoßen, und die Sache ist erledigt. Dass es schön sein kann, nur durch Penetration zu kommen, kann ich ja noch nachvollziehen. Mühelos gleichzeitig mit dem Partner zu kommen, sich gegenseitig in den siebten Himmel zu katapultieren ... Doch leider sind die Körper von Männern und Frauen so unterschiedlich, dass es doch etwas komplizierter ist.

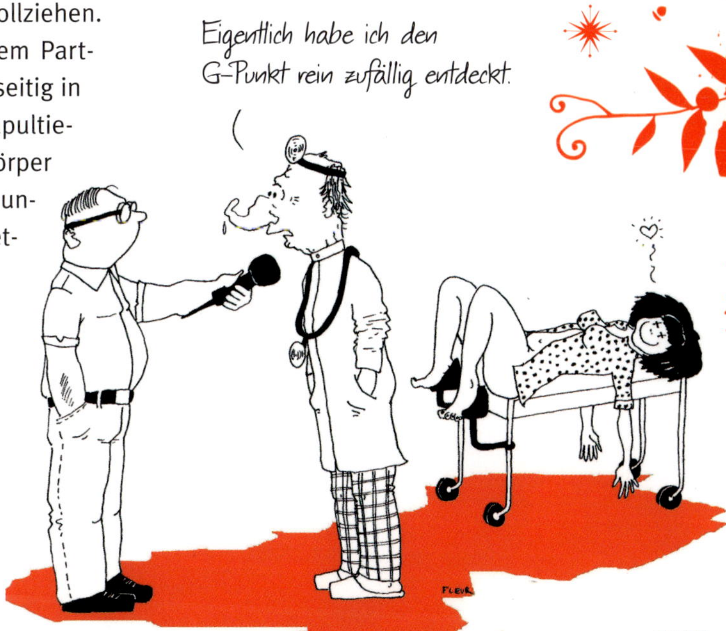

»Ich will klitoral!«

Während man jahrelang meinte, der vaginale Orgasmus sei der einzig echte Höhepunkt, ist es jetzt umgekehrt, und der klitorale Orgasmus bekommt (zu Recht) mehr Aufmerksamkeit denn je. Doch viele Männer glauben immer noch, ihre Partnerin unbedingt vaginal befriedigen zu müssen. Gelingt ihnen das nicht, zweifeln sie oft an ihrer Männlichkeit, während Frauen, die durch Penetration keinen Orgasmus bekommen, oft an der Liebe zu ihrem Partner zweifeln. So etwas kann eine ungute Eigendynamik entwickeln, deshalb Schluss damit! Glauben Sie mir, mit Ihnen ist alles in Ordnung. Die vaginale Stimulation reicht Ihnen einfach nicht, um zu kommen. Oder aber Ihre Becken passen nicht richtig zusammen. Dadurch wird Ihre Klitoris bei der Penetration nicht stimuliert, und der Höhepunkt bleibt aus. Falls Sie das tröstet: Im Lauf der Jahre können sich Paare so gut aufeinander einstellen, dass es doch noch zum vaginalen Orgasmus kommt. Sie haben keine Lust, so lange zu warten? Dann beschäftigen Sie sich mit folgenden Techniken!

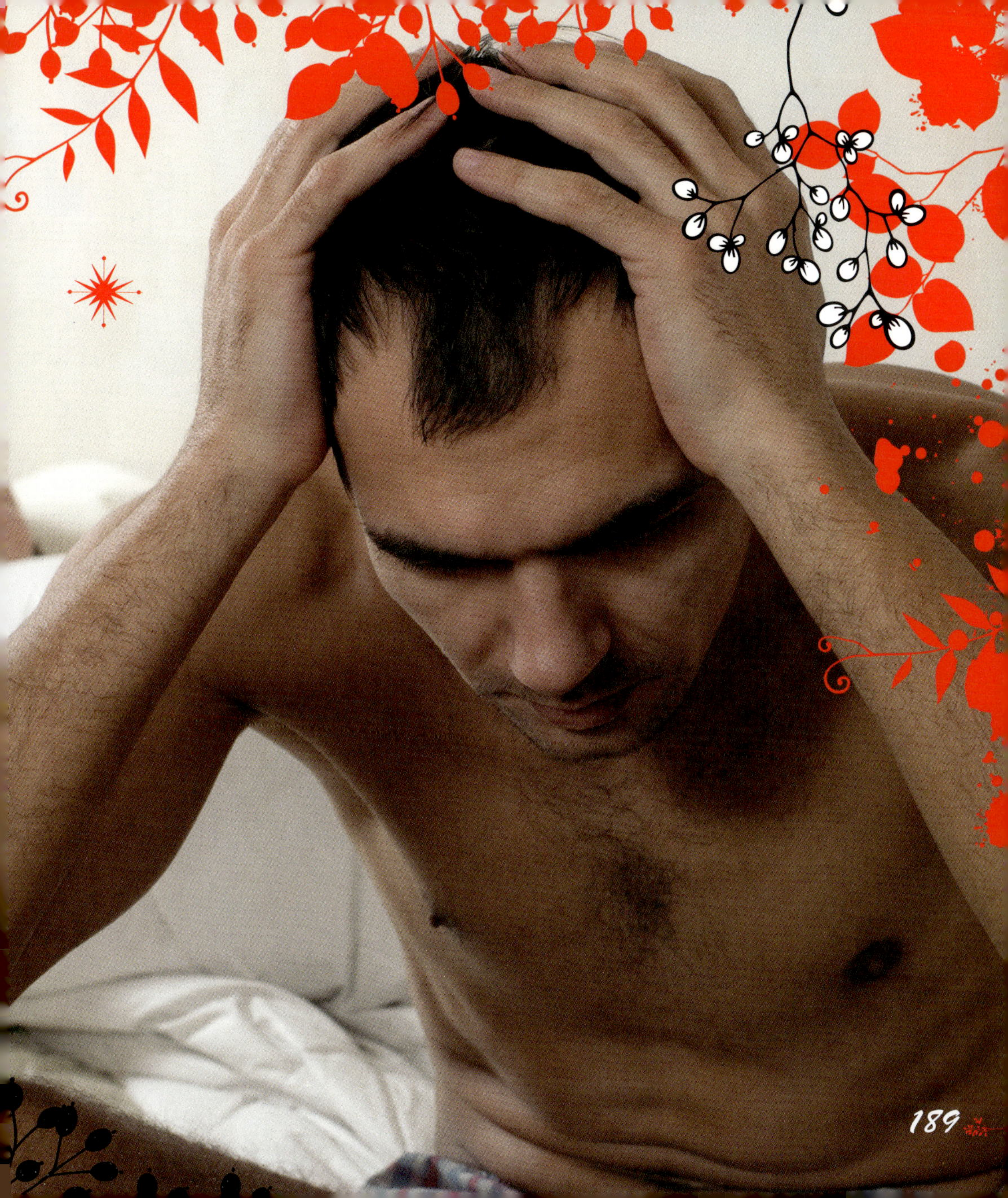

Tipps für einen vaginalen Orgasmus

- **Feeling hot, hot, hot!** Erregen Sie sich so stark wie möglich. Ob durch Masturbation, Oralsex oder ein sexuelles Rollenspiel, ist dabei völlig egal – Hauptsache, Sie sind in Stimmung, bevor die Penetration beginnt, und haben einen ordentlichen Vorsprung.

- **Machen Sie die CAT.** Die *Coital Alignment Technique* wurde vor wenigen Seiten beschrieben. Viele schwören darauf – aber erst Übung macht den Meister!

- **Experimentieren Sie.** Probieren Sie Stellungen aus, die vaginale Lustgefühle wecken. Lassen Sie sich zur Abwechslung aus einem anderen Winkel nehmen, versuchen Sie es mit einer Position, in der sein Penis fest gegen Ihre Klitoris drückt. Nehmen Sie das Heft selbst in die Hand, und lieben Sie sich in dem Rhythmus, der Ihnen entspricht …

* **Konditionieren Sie Ihren Körper.** Mit etwas Übung können Sie Ihrem Körper beibringen, die Penetration mit einem Orgasmus zu assoziieren. Erregen Sie sich durch klitorale Stimulation. Kurz bevor Sie kommen, lassen Sie sich von Ihrem Partner durch Penetration über die Orgasmus-Schwelle schubsen. Machen Sie sich das zur Gewohnheit, und hören Sie immer ein bisschen früher mit der klitoralen Stimulation auf. Manchen Frauen gelingt es, sich auf diese Weise einen vaginalen Orgasmus anzutrainieren.
* **Kneifen Sie!** Schließen Sie die Beine, sobald er in Sie eingedrungen ist. Dann legt er sich auf Sie, während Sie in regelmäßigen Abständen die Pobacken zusammenkneifen. Wenn Sie diese Muskeln wieder entspannen, kann das die Erregung steigern.
* **Denken Sie an sich.** Sie müssen nicht jede Sekunde der Befriedigung Ihres Partners widmen. Streicheln Sie sich, fantasieren Sie, und bewegen Sie sich so, wie Sie es mögen. Wenn er sieht, wie Sie das erregt, lässt er sich bestimmt anstecken!

Stellungen, die einen vaginalen Orgasmus begünstigen, gibt es viele. Neugierig geworden? Im Anschluss finden Sie ein paar schöne Positionen, die Sie mit Ihrem Partner ausprobieren können.

Wussten Sie …

… dass die Missionarsstellung ihren Namen tatsächlich Missionaren verdankt? Sie wollten die Völker, die sie missionierten, zu dieser Stellung bekehren, um sie vom sogenannten *Doggy Style* abzubringen. Der war den frommen Herren nämlich zu animalisch. Bei guten Katholiken hatte der Mann oben zu sein: Ihr Wille geschah …

Missionarsstellung für Fortgeschrittene

Obwohl die normale Missionarsstellung, bei der er oben liegt, nicht für alle die lustvollste Position ist, ist sie bei Heteros am beliebtesten. Das liegt daran, dass sie sehr intim ist und man sich dabei in die Augen schauen kann. Das ist auch bei der folgenden Variante so – gleichzeitig erhöht sich die Chance auf einen vaginalen Orgasmus.

Sie liegen auf dem Rücken, der Partner liegt oben. Ziehen Sie die Knie zur Brust, oder schlingen Sie die Beine um seine Lenden. So verändert sich die Position Ihrer Vagina, und er kann Sie tiefer und intensiver penetrieren. Dadurch wird der G-Punkt verwöhnt.

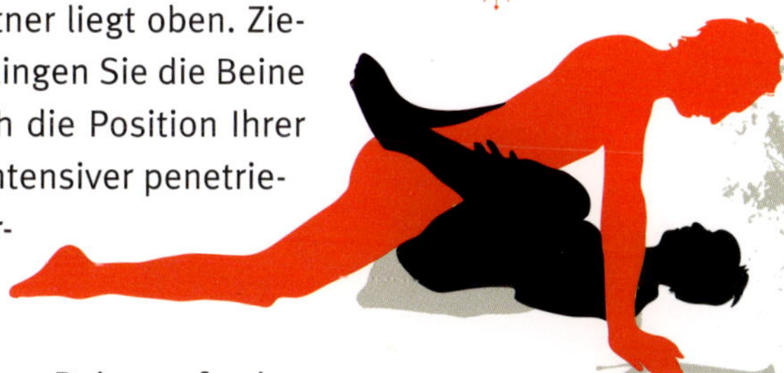

Sie wollen mehr? Dann legen Sie Ihre Beine auf seine Schultern, damit er noch tiefer eindringen kann. Aber Vorsicht: Für manche Frauen ist das schmerzhaft oder extrem anstrengend.

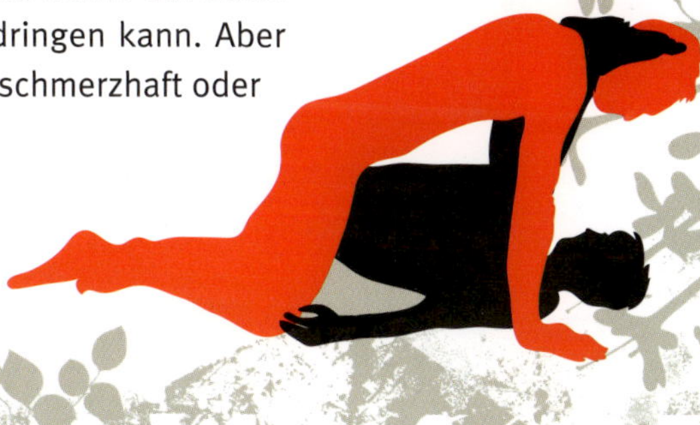

Umgekehrte Missionarsstellung

Hier sind die Rollen vertauscht: Sie liegen oben. Da Sie den aktiven Part übernehmen, ist das eine hervorragende Stellung, um zum Orgasmus zu kommen. Sie bestimmen den Penetrationswinkel, die Penetrationstiefe und den Stoßrhythmus. Er genießt und hat die Hände frei, um Ihren Po zu packen. Eine sehr intime Stellung, die allerdings keine festen Stöße erlaubt.

Er liegt auf dem Rücken, Sie liegen oben. Experimentieren Sie mit der Position Ihrer Beine. Wenn Sie sie zusammenpressen oder ein Bein hochziehen, fühlt sich die Penetration intensiver an, als wenn Sie einfach nur auf ihm liegen.

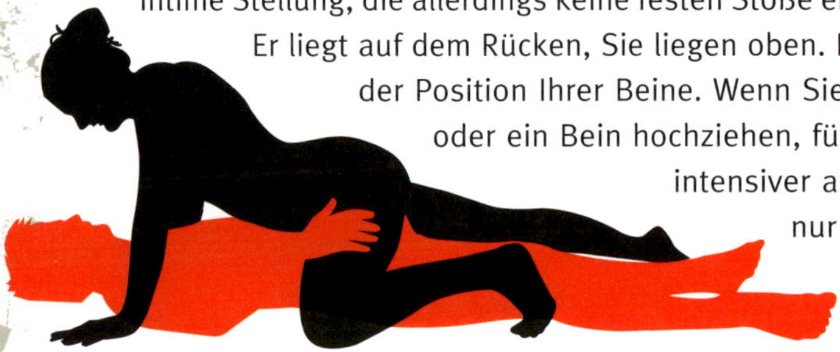

Nicht ganz so viel Nähe entsteht, wenn Sie ihm den Rücken zukehren. Aber das steigert die Lust, weil auch Ihr G-Punkt stimuliert wird.

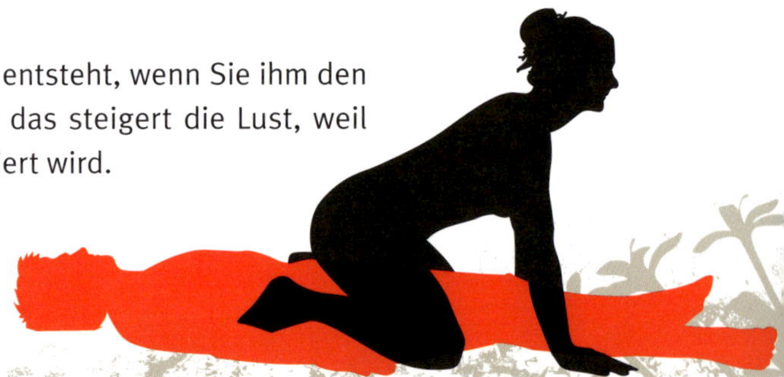

Weil diese Stellung für manche Männer schmerzhaft ist, können Sie sich auch mit dem Rücken zu ihm auf ihn setzen und bei der Penetration etwas zurücklehnen. Das ist allerdings nichts für schwache Beine und instabile Knie!

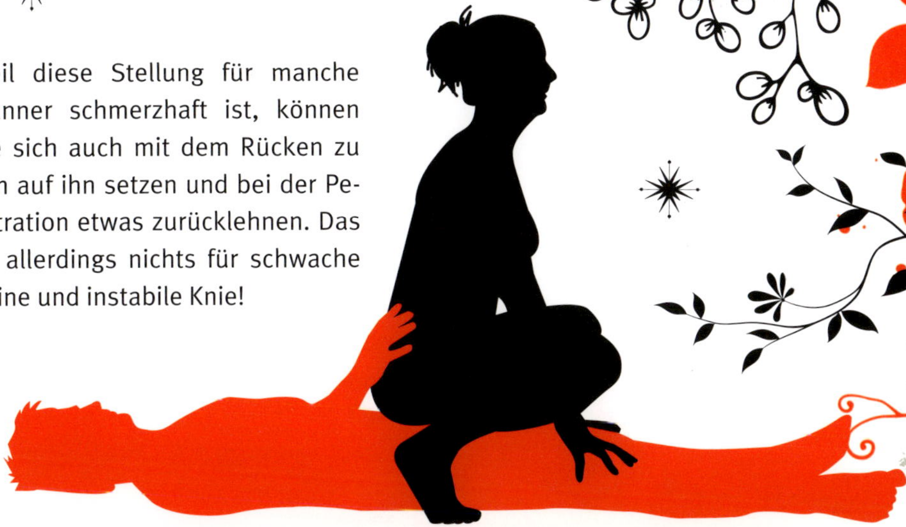

Kommt Ihr Partner zu früh, oder hat er Erektionsstörungen? Auch das kann sich negativ auf Ihren Orgasmus auswirken. Der weibliche Orgasmus braucht schließlich eine gewisse Zeit … Ist das häufiger der Fall, sollten Sie sich an einen Arzt wenden. Er kann weiterhelfen oder Sie zumindest weiterüberweisen.

Auf die CAT folgt der Hund

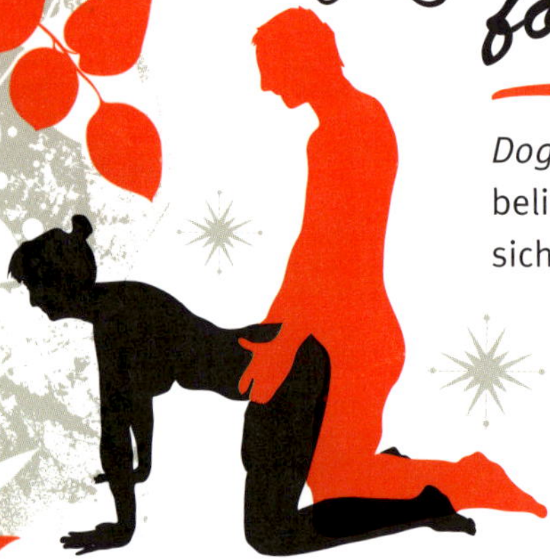

Doggy Style ist sowohl bei Männern als auch bei Frauen beliebt. Da er hinter Ihnen steht oder kniet, können Sie sich Ihrem Genuss hemmungslos hingeben.

Sie befinden sich auf allen vieren, und er kniet oder steht hinter Ihnen und dringt so in Sie ein. Er kann Sie penetrieren, so tief er will, und Sie können die Lust mit Ihrem Becken »steuern«. Das reinste Verwöhnprogramm für Ihre Vagina!

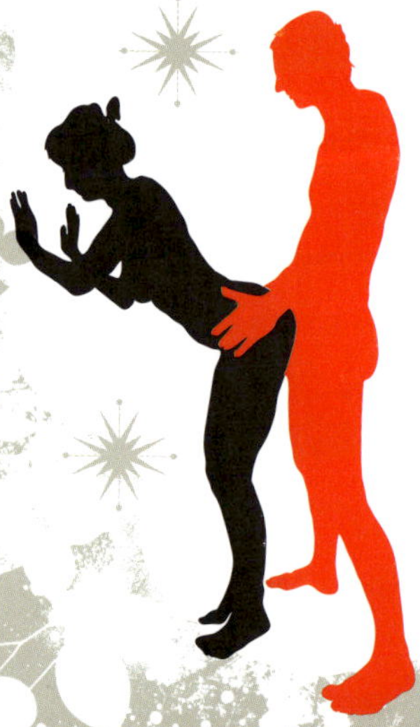

Können Sie es kaum erwarten? Dann ist das eine aufregende Variante! Sie knien auf dem Bett oder stützen sich vorgebeugt an eine Wand, während er stehen bleibt und Sie tief und schnell penetriert. Er genießt Ihre wogenden Pobacken, während die hintere Wand Ihrer Vagina heftig stimuliert wird. Stößt er für Ihren Geschmack zu fest zu? Suchen Sie sich eine Doggy-Style-Position, die für Sie beide angenehm ist!

Tischlein deck dich

Spannung und Erregung sind bei diesem Küchenklassiker garantiert.

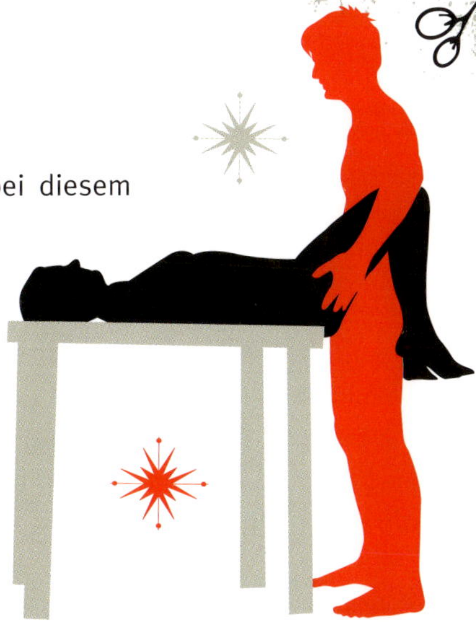

Sie liegen auf dem Rücken auf dem Tisch, er steht zwischen Ihren Beinen und dringt in Sie ein. Wenn Sie mit dem Po auf der Kante liegen, wird Ihre Klitoris wunderbar stimuliert.

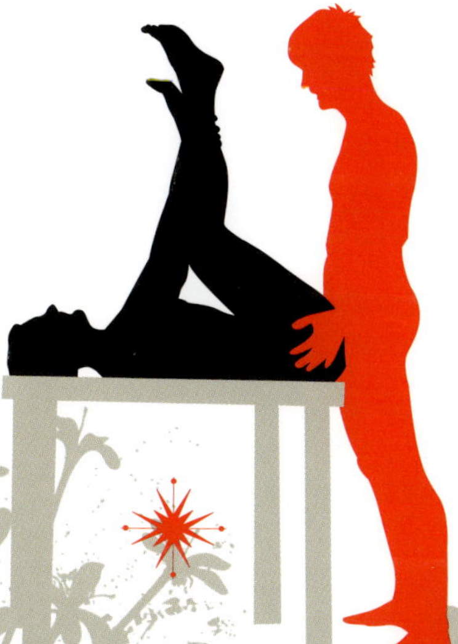

Sind Sie sehr gelenkig, nehmen Sie die Beine hinter den Kopf, damit er Sie tief penetrieren und Ihre Vagina an mehreren Stellen stimulieren kann.

Grätsche seitwärts

Eine Stellung, die sich für herrliches »Rammeln« eignet.

Sie liegen auf der Seite und ziehen das obere Bein an. Er kniet vor Ihrer Vagina und dringt in Sie ein, während er auf Ihre Schulter Druck ausübt, damit Sie Ihre Position halten. So kann er Sie ganz ausfüllen, und seine Eichel gleitet über Ihre Vaginawand, während er tief und fest in Sie hineinstößt. Und Sie? Sie brauchen seinen tief eindringenden Penis einfach nur zu genießen.

Wenn er sehr in Fahrt kommt, kann es manchmal etwas zu tief oder zu fest werden. Bitten Sie ihn, sanfter zuzustoßen, oder bremsen Sie seinen Penis mit der Hand. Sie können die Wucht seiner Stöße auch dadurch verringern, dass Sie das Becken etwas nach unten neigen.

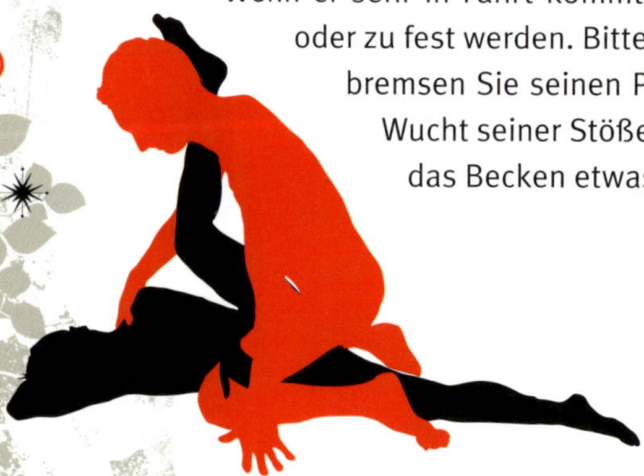

Gel-Party

Gleitgel ist ein wunderbares Hilfsmittel für fantastischen Sex. Ob Sie nun selbst feucht genug werden oder nicht – Gleitgel kann man immer und überall gebrauchen. Damit kann er Sie penetrieren, ohne dass unangenehme Reibung entsteht. Im Grunde funktioniert es ähnlich wie Rasiergel – und das erleichtert die Sache auch sehr!

An »trockeneren Tagen« sind Gleitmittel ein Geschenk des Himmels. Ob Sie gerade Ihre Tage hatten, gestresst oder schon etwas älter sind, ein Kondom oder Sexspielzeug benutzen oder sich einfach nur sehr ausgiebig lieben wollen, spielt dabei keine Rolle.

Sexshops haben eine riesige Auswahl an Gleitmitteln, es gibt sie aber auch in der Apotheke. Gute Gleitmittel sind auf Wasserbasis hergestellt, geruch- und farblos. Vaseline ist also eine prima Idee! Vor dem Sex und dann vielleicht noch mal direkt vor der Penetration geben Sie einfach etwas Gleitgel auf seinen Penis und um Ihre Vagina – und schon kann's losgehen!

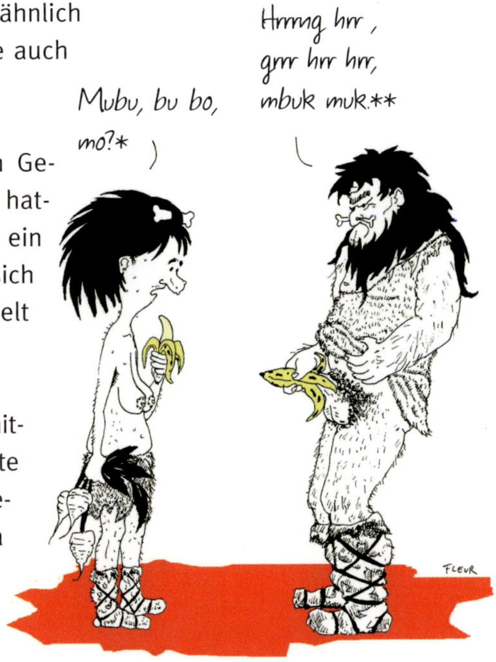
Mubu, bu bo, mo?*
Hrrrng hrr, grrr hrr hrr, mbuk muk.**
FLEUR

* Was machst du denn da? ** Schweig, Frau, und bück dich!

Alle mal KLITORAL

Dass die meisten Frauen durch bloße Penetration nicht zum Orgasmus kommen, wissen wir inzwischen. Wenn Sie also einen Höhepunkt wollen, müssen noch andere erogene Zonen stimuliert werden (siehe Abschnitt »Achtung: Den restlichen Körper nicht vergessen!«). Da Frauen viel länger brauchen als Männer, um erregt zu werden, sollten Sie sich beim Vorspiel richtig »aufwärmen«. Lassen Sie sich streicheln, lecken, necken … Nehmen Sie sich Zeit, und vergessen Sie vor allem die Orgasmus-Garantin Nummer eins nicht: Ihre Klitoris!

Eine schöne und oft auch schnelle Methode, angeturnt zu werden, ist Oralsex. Die meisten Klits sind echte Fans von Intimküssen. Ein anderer Weg zum klitoralen Orgasmus besteht darin, so zu vögeln, dass der Kitzler stimuliert wird. Wählen Sie eine entsprechende Stellung, und lassen Sie Ihre magischen Körperregionen miteinander verschmelzen. Bevor Sie sich weiter über klitorale Befriedigung und Oralsex informieren, lohnt es sich, noch mal einen kurzen Blick in das Kapitel »Klitoris: Alles auf Knopfdruck?« zu werfen.

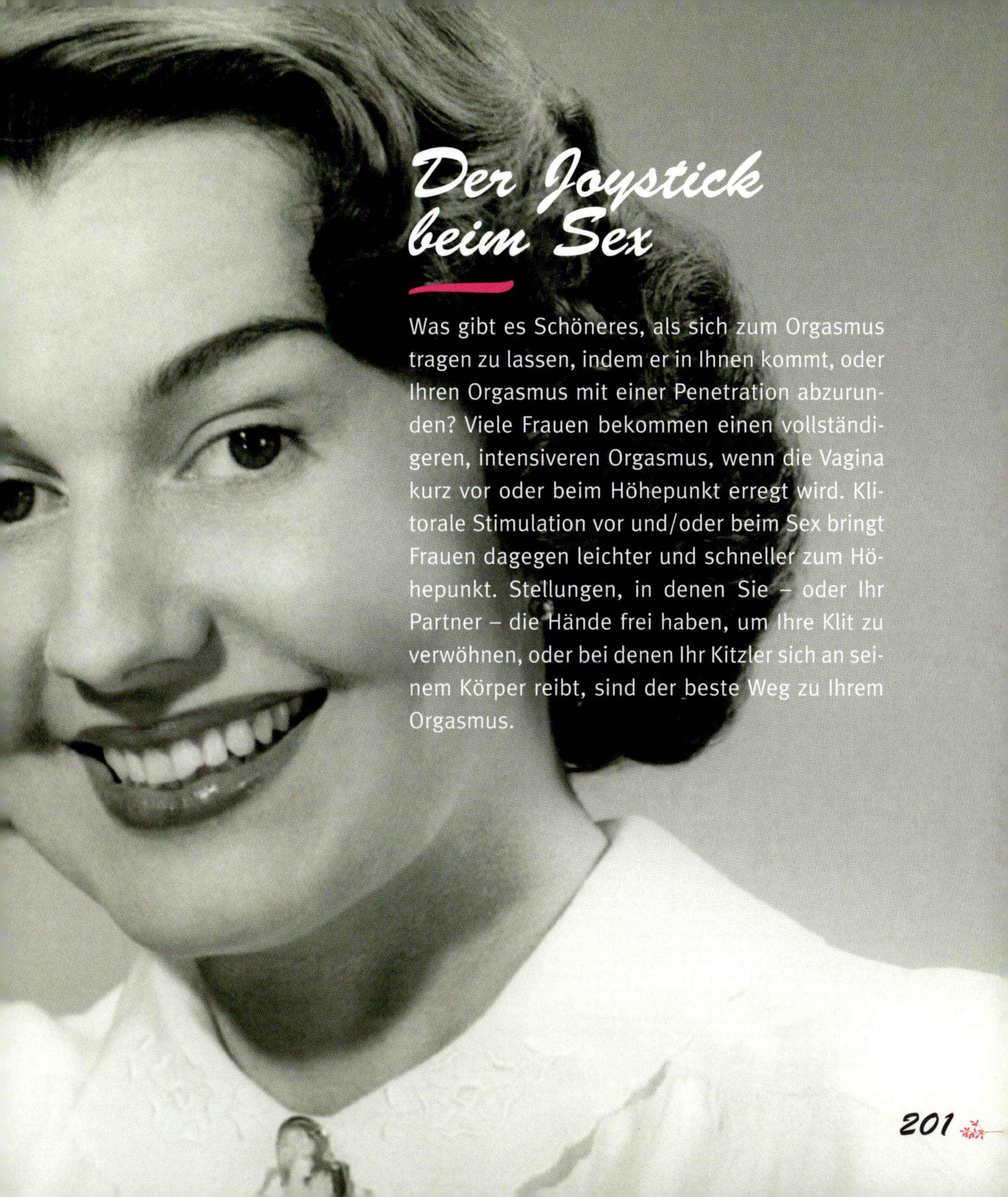

Der Joystick beim Sex

Was gibt es Schöneres, als sich zum Orgasmus tragen zu lassen, indem er in Ihnen kommt, oder Ihren Orgasmus mit einer Penetration abzurunden? Viele Frauen bekommen einen vollständigeren, intensiveren Orgasmus, wenn die Vagina kurz vor oder beim Höhepunkt erregt wird. Klitorale Stimulation vor und/oder beim Sex bringt Frauen dagegen leichter und schneller zum Höhepunkt. Stellungen, in denen Sie – oder Ihr Partner – die Hände frei haben, um Ihre Klit zu verwöhnen, oder bei denen Ihr Kitzler sich an seinem Körper reibt, sind der beste Weg zu Ihrem Orgasmus.

Die kitzelnde Missionarsstellung

Bei dieser Stellung liegt er auf Ihnen – Achtung, das kann sich erdrückend anfühlen! Ihre Körper berühren sich von Kopf bis Fuß, und Sie können sich nach Herzenslust küssen und in die Augen sehen. Nur dass Ihre Klitoris so nicht die geringste Aufmerksamkeit bekommt. Außer Sie gehen die Sache ein klitzekleines bisschen anders an.

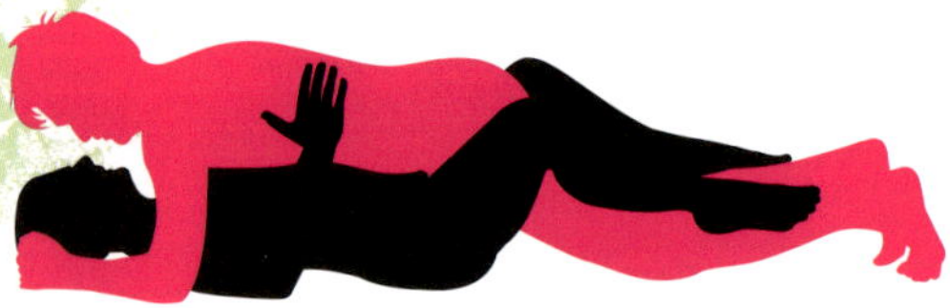

Er rutscht etwas mehr nach oben und stützt sich auf die Ellbogen. Er zieht seinen Penis ein Stück zurück und führt ihn dann so nah wie möglich bei Ihrer Klitoris ein. So stimuliert er sie indirekt. Sie schlingen die Beine um ihn und stemmen die Füße gegen seine Waden. So können Sie sich besser an ihn schmiegen und Ihre Klit verwöhnen lassen.

Er kniet zwischen Ihren Beinen und legt seine Hände auf Ihre Schenkel. Sie haben ein Kissen unter den Po gelegt, um Ihre Position etwas zu erhöhen und es Ihrer Vagina zu ermöglichen, sich bequem an seinem Penis zu reiben. Eine prima Stellung für ihn, weil er seinen Penis in Ihrer Vagina direkt im Blick hat. Und für Sie wegen der Bewegungsfreiheit. Außerdem haben Sie beide die Hände frei, um Ihre Klitoris zu stimulieren.

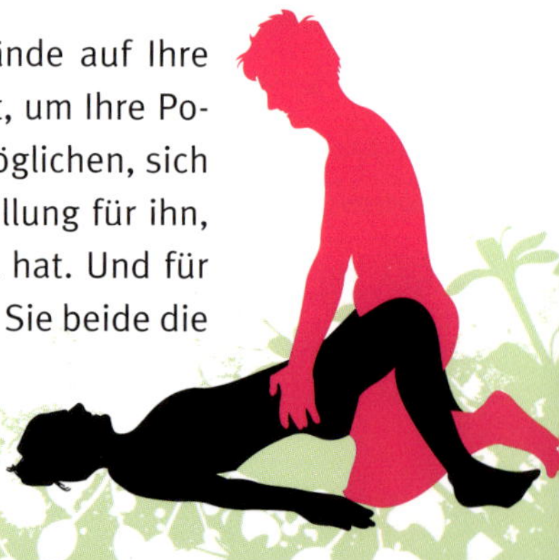

Necken und Stoßen

Tauschen Sie doch mal die Rollen, und setzen Sie sich auf ihn. Sie sind das coole Cowgirl und haben die Zügel in der Hand. Ganz schön erregend – vor allem für Ihre Klitoris!

Während er auf dem Rücken liegt, sitzen Sie auf der Höhe seiner Hüften auf ihm. Wenden Sie die Kneiftechnik auf seinen Penis an (die Beckenbodenmuskeln beim Runterkommen entspannen und beim Hochkommen anspannen). Gleichzeitig erregen Sie sich und ihn, indem Sie Ihre Brüste und/oder Klitoris streicheln.

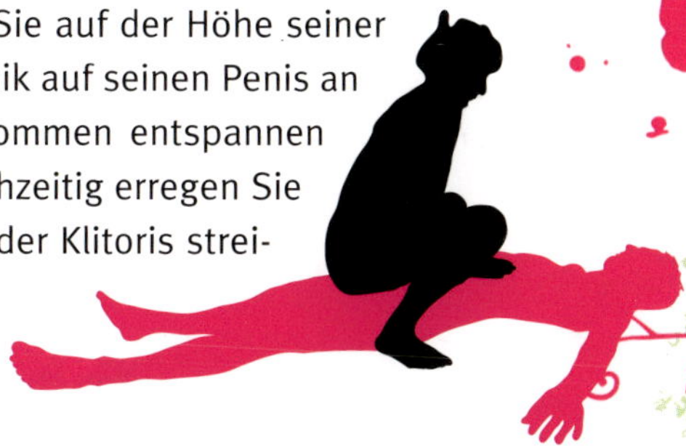

Necken Sie ihn, indem Sie sich kurz zurückziehen. Die Knie bleiben auf der Höhe seiner Hüften. Legen Sie sich mit dem Oberkörper auf ihn, während Sie seine Eichel mehrmals über Ihre Schamlippen und Klitoris gleiten lassen. Wenn Sie den Penis dann ganz weit oben einführen – dort, wo sich Ihre inneren Schamlippen treffen –, wird Ihre Klitoris automatisch bespielt.

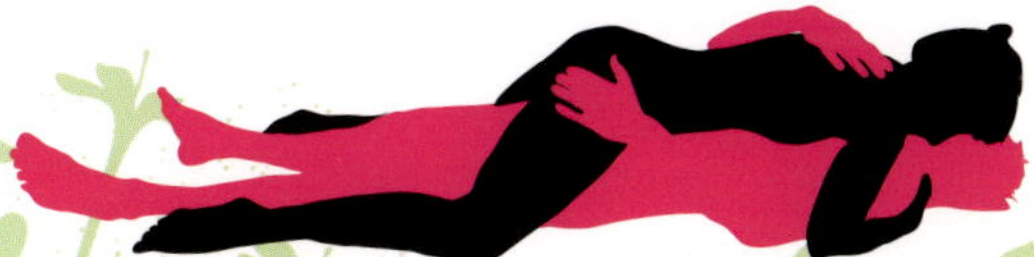

Von hinten

Die traditionelle Doggy-Style-Stellung verschafft auf den ersten Blick nicht viel klitorale Lust. Wer sich gern von hinten überraschen lässt und trotzdem ein Verwöhnprogramm für den Kitzler will, kommt bei folgenden Stellungen auf seine Kosten.

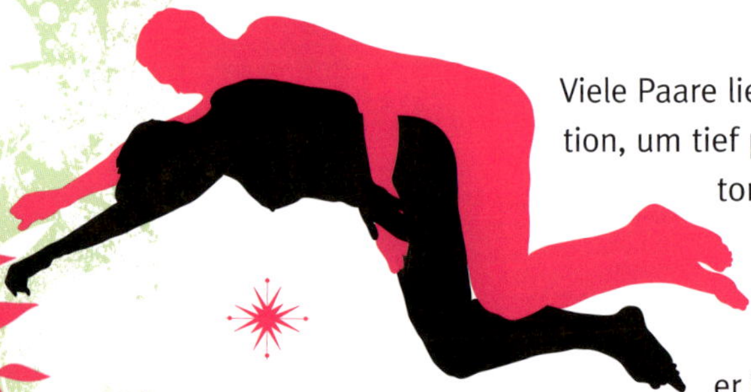

Viele Paare lieben die Löffelchen-Stellung: eine ideale Position, um tief penetriert zu werden und sich Brüste und Klitoris liebkosen zu lassen. Sie können sich auch etwas vorbeugen oder umdrehen, damit Sie sich küssen können. Es gibt unendlich viele Variationsmöglichkeiten. Anschließend kann er in Ihnen bleiben, während Sie beide eindösen.

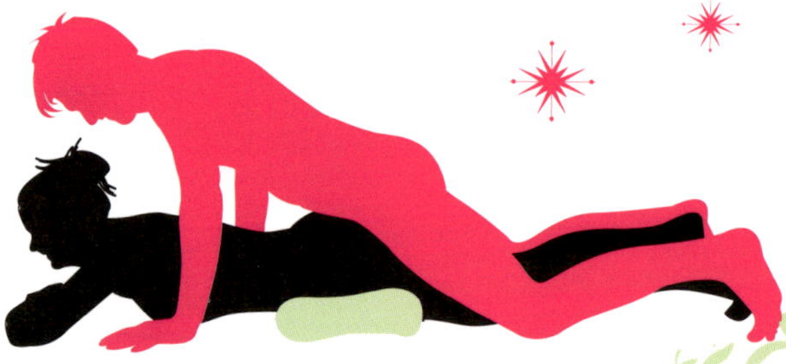

Sie liegen mit geschlossenen Beinen auf dem Bauch. Er liegt auf Ihnen und stützt sich eventuell auf Knie und Hände. Er dringt in Sie ein, küsst Ihren Nacken und Rücken, während Sie Klitoris und Schamlippen indirekt stimulieren, indem Sie die Beine zusammenpressen. Ein Kissen unter Ihren Hüften sorgt für die richtige Neigung Ihres Beckens, damit er leicht zustoßen kann ... und in Ihnen bleibt!

Freestyle

Es gibt noch viele Möglichkeiten, Ihre Klitoris beim Sex zu berühren. Hier nur zwei davon:

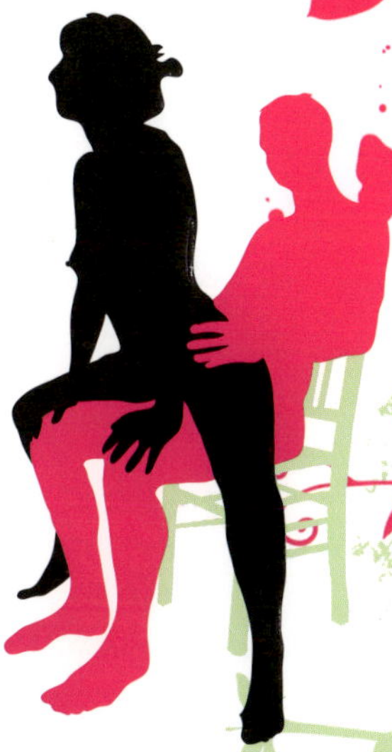

Er sitzt auf einem Stuhl oder auf der Bettkante, Sie mit dem Rücken zu ihm auf seinem Schoß. Während Sie sich mit den Händen auf seine Knie stützen, bewegen Sie sich auf seinem Penis auf und ab. Dabei kann er Ihre Brüste und Klitoris mit den Händen verwöhnen.

Sie liegen mit angezogenen Knien auf dem Rücken, und er legt sich so quer zu Ihrer Vagina, dass er in Sie eindringen kann. Sie bilden gewissermaßen ein T und haben beide alle Hände frei, um Ihre Klitoris zu umsorgen.

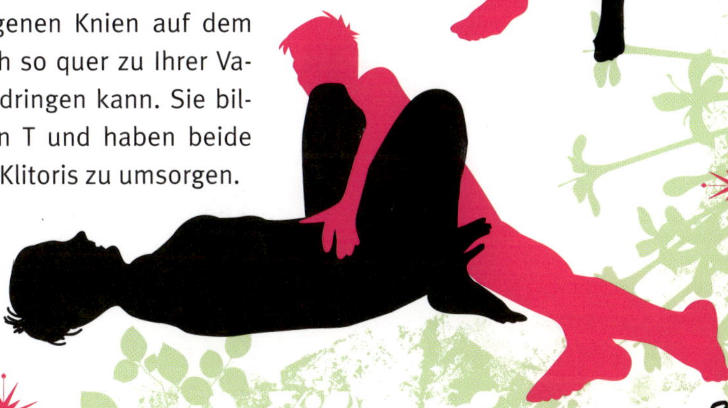

Joystick beim Oralsex

Während nur 25 Prozent der orgasmusfähigen Frauen durch Penetration kommen (viele nur unter Zuhilfenahme von klitoraler Stimulation), katapultiert Oralsex stolze 81 Prozent zum Höhepunkt! (Quelle: Solot und Miller, 2007). Kein Wunder, dass Oralsex im Volksmund so viele Spitznamen hat: lecken, *Pussy Eating*, Schleckerbussi ... Die offizielle Bezeichnung heißt Cunnilingus. Doch anders als das, was sie beschreiben, werden sie nur selten in den Mund genommen.

Eine Umfrage hat ergeben, dass für 87 Prozent der Frauen Oralsex kein Unbekannter ist. Ganz anders in den 1930er-Jahren: Damals kamen nur 44 Prozent der Frauen in den Genuss lustvollen Leckens. Heute praktizieren vier von zehn Paaren manchmal, drei von zehn regelmäßig und zwei von zehn oft Oralsex (Quelle: Solot und Miller, 2007). In einem Punkt sind sich Männer und Frauen auffallend einig, nämlich darin, dass es schöner ist, selbst oral befriedigt zu werden, als den anderen oral zu befriedigen. Oft spielen auch falsche Hemmungen und die Angst vor dem Unbekannten eine Rolle. Aber wer nicht wagt, der nicht gewinnt! Oralsex ist ein wunderbarer Bestandteil des Liebesspiels, der Frauen ungeahnte Orgasmen verschaffen kann. Für sie ist er Aperitif, Vor- und Hauptspeise in einem, denn man kommt damit schnell in Fahrt und leicht zum Höhepunkt. Es lohnt sich also, den Herren der Schöpfung diesbezüglich Nachhilfe zu geben. Oralsex wird noch viel zu oft stiefmütterlich behandelt und als unvollständiger Liebesakt betrachtet. Obwohl es für viele Frauen das Höchste ist, in der Vagina, um die inneren Schamlippen, in der Leistenbeuge, vor allem aber um die Klitoris geleckt zu werden – und zwar unabhängig davon, ob sie dabei kommen oder nicht.

Wer Oralsex für unnatürlich hält, wird von allen möglichen Tieren eines Besseren belehrt: Schimpansen, Gorillas, Delfine, Braun- und Grizzlybären, Elche, Totenkopfäffchen – ja, sogar Igel – lecken sich wie wild!

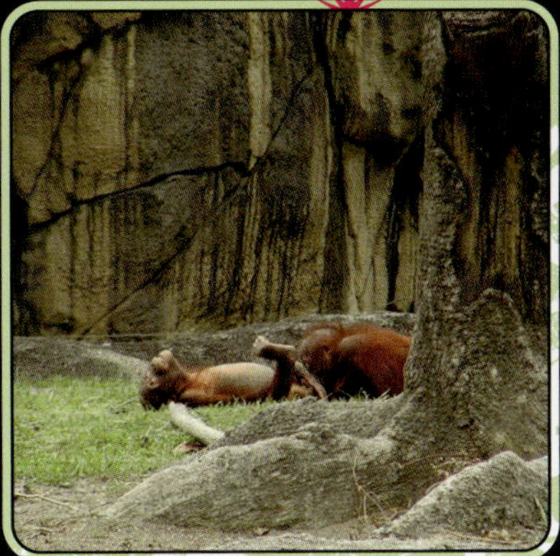

Es war einmal

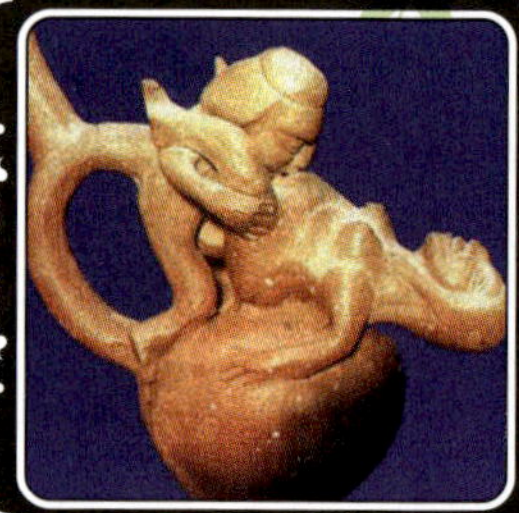

Oralsex hat einen weiten Weg hinter sich. Das peruanische Volk der Mochica (circa 100 v. Chr. bis 600 n. Chr.) schuf Keramikdarstellungen von Frauen, die oral befriedigt werden. Im alten China, Japan und Indien waren solche erotischen Abbildungen ebenfalls sehr beliebt.

Bei uns im Abendland war es dagegen noch nie »in«, mit Oralsex anzugeben. Er galt als abartige Perversion, von der man sogenannte schmutzige Krankheiten bekam. So was gab's nur im Bordell. Erst zu Beginn des 20. Jahrhunderts fiel dieses Tabu, und man sprach von »Intimküssen«. Die waren nur zwischen Eheleuten erlaubt – nach dem eigentlichen Sex, und auch das nur ab und zu. Eine Art Bonus zu besonderen Anlässen.

Das sollte sich in den 1940er- und 1950er-Jahren gehörig ändern, und zwar dank Alfred Kinsey, dem Begründer der Sexualforschung. 1953 verfasste er im Rahmen seines weltberühmten Kinsey-Reports *Das sexuelle Verhalten der Frau*. Ihm haben wir es zu verdanken, dass die Bedeutung oraler Befriedigung für die Frau endlich erkannt wurde. Kinsey und seine Forscher schrieben, Oralsex sei eine ausgezeichnete Methode, die Frau zum Orgasmus zu bringen – vorausgesetzt, man war mit ihr verheiratet ... Nun ja, man kann nicht gleich alle Missverständnisse auf einmal aus der Welt schaffen.

Der erste Mann auf dem Mond, Neil Armstrong, scheint als junger Mann ein Vorkämpfer für Oralsex gewesen zu sein. Kurz bevor er am 21. Juli 1969 wieder in die Landefähre stieg, soll er gesagt haben: »Good luck, Mr. Gorsky!« Erst 25 Jahre später, als der mysteriöse Mann längst gestorben war, erklärte Armstrong, warum er Mr. Gorsky viel Glück gewünscht hatte: Es handelte sich um seinen ehemaligen Nachbarn, und Neil hatte als Kind mit angehört, wie der seine Frau anschrie, sie bekomme erst Oralsex, wenn der Nachbarjunge auf dem Mond spazieren ginge.

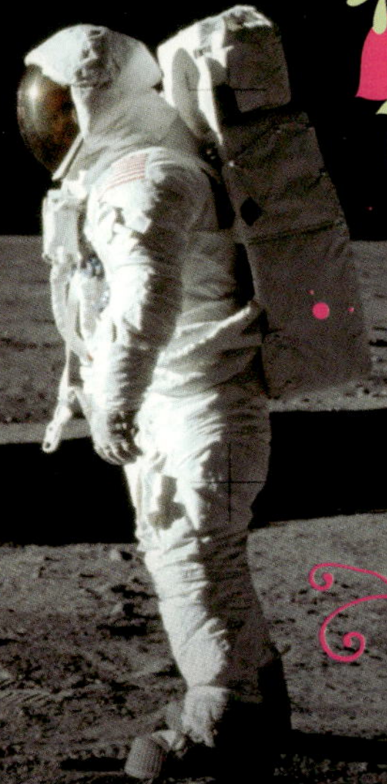

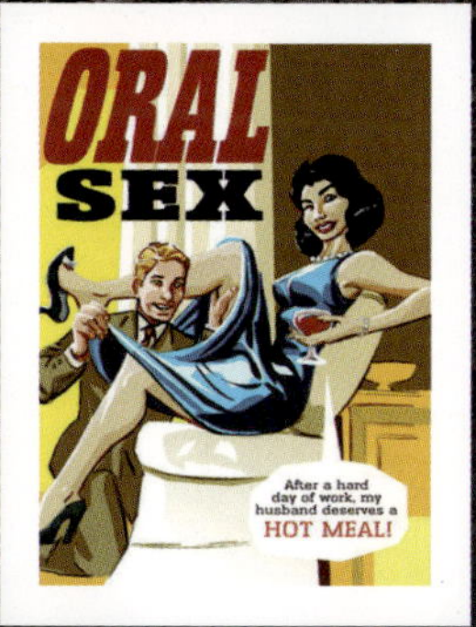
ORAL
SEX
After a hard day of work, my husband deserves a
HOT MEAL!

In den 1960er- und 1970er-Jahren stand sogar auf Transparenten, dass Oralsex sowohl für Verheiratete als auch für Unverheiratete ein Segen sei: »*We want more*!« Inzwischen haben Männer und Frauen begriffen, dass der Cunnilingus sehr wichtig für die weibliche Erregung ist. Lecken ist der ultimative Liebesbeweis, der Frauen über die Orgasmus-Schwelle schubst …

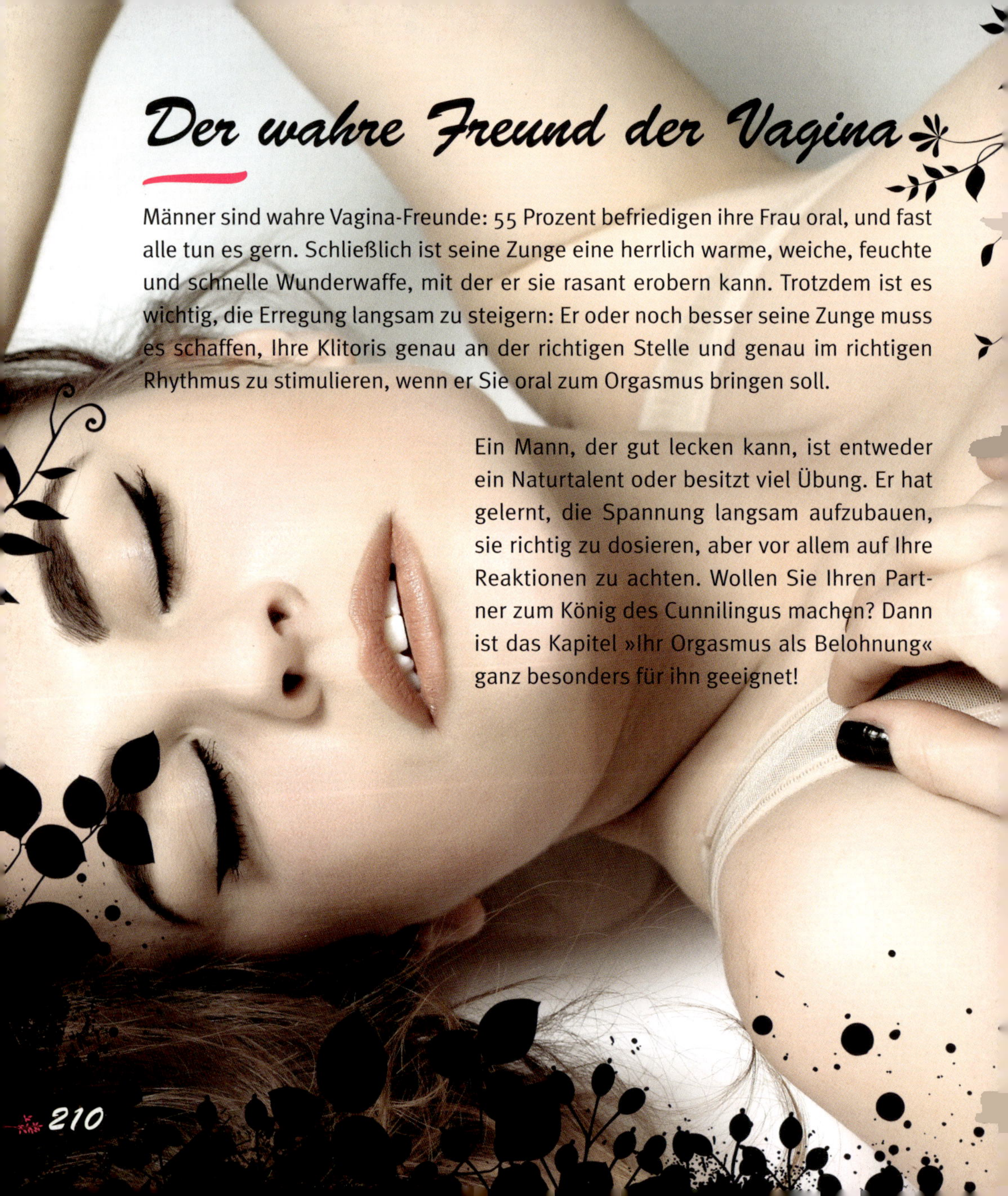

Der wahre Freund der Vagina

Männer sind wahre Vagina-Freunde: 55 Prozent befriedigen ihre Frau oral, und fast alle tun es gern. Schließlich ist seine Zunge eine herrlich warme, weiche, feuchte und schnelle Wunderwaffe, mit der er sie rasant erobern kann. Trotzdem ist es wichtig, die Erregung langsam zu steigern: Er oder noch besser seine Zunge muss es schaffen, Ihre Klitoris genau an der richtigen Stelle und genau im richtigen Rhythmus zu stimulieren, wenn er Sie oral zum Orgasmus bringen soll.

Ein Mann, der gut lecken kann, ist entweder ein Naturtalent oder besitzt viel Übung. Er hat gelernt, die Spannung langsam aufzubauen, sie richtig zu dosieren, aber vor allem auf Ihre Reaktionen zu achten. Wollen Sie Ihren Partner zum König des Cunnilingus machen? Dann ist das Kapitel »Ihr Orgasmus als Belohnung« ganz besonders für ihn geeignet!

(N)or(m)al

»Ich komme nur mit Oralsex zum Orgasmus.«
Sharon, 26

»Beim ersten Mal war ich wahnsinnig ängstlich und verklemmt. Eigentlich bin ich das immer noch. Obwohl ich es fantastisch finde, geleckt zu werden, frage ich mich jedes Mal, ob ich da unten wirklich gut schmecke. Ob er es wirklich so toll findet, wie er sagt. Es fällt mir schwer, das zu glauben.«
Natascha, 42

»Mein Partner und ich lieben Oralsex. Wenn ich Angst vor Körpergeruch habe, hüpfen wir fürs Vorspiel unter die Dusche. So werden wir beide sauber, und der lauwarme Duschstrahl auf meiner Klitoris bringt mich schon mal in Stimmung …«
Céline, 33

»Am Anfang unserer Beziehung war er noch ziemlich ungeschickt. Er hatte einfach kein Gespür dafür und machte viel zu früh rasche, feste Zungenbewegungen. Wie sich herausstellte, war er sich unsicher, ob ich das überhaupt mag, und wollte es deshalb so schnell wie möglich hinter sich bringen. Inzwischen haben wir uns aufeinander eingespielt, und er liebt es wirklich, mich zu lecken.«
Tine, 31

Absolut souverän

Nicht für jede Frau ist Oralsex selbstverständlich. Viele Damen sind dabei gehemmt. Dabei können einem viele Fragen durch den Kopf schießen: Was, wenn die Vagina nicht gut riecht oder schmeckt? Was, wenn der Partner nur so tut, als ob es ihm gefällt? Was ... Wenn Sie den Oralsex wirklich genießen wollen, sollten Sie jede falsche Scham über Bord werfen:

- **Fühlen Sie sich wohl in Ihrer Haut.** Das gilt eigentlich für jede Form von Sexualität: Hauptsache, Sie fühlen sich gut dabei! Wer ein positives Selbstbild hat, kann Sex viel mehr genießen. Eine schicke Intimfrisur kann da Wunder wirken. Vielleicht spielt sogar er den Friseur?

- **Duschen Sie.** Eine der größten Sorgen bei Oralsex ist die, dass die Vagina schlecht riechen könnte. Um diese Angst zu lindern, können Sie kurz vorher unter die Dusche springen. Wollen Sie aus der Not eine Tugend machen, duschen Sie doch als Vorspiel gemeinsam!

- **Vorkosten.** Unwissenheit ist der häufigste Grund, warum so viele Frauen Angst haben, Ihre Vaginalflüssigkeit könnte schlecht schmecken. Für dieses Problem gibt es nur eine Lösung: Kosten Sie! Es ist keine Schande, sich beim Masturbieren zwischendurch mal schnell den Finger in den Mund zu stecken. Sie werden sehen, dass Sie längst nicht so schlecht schmecken, wie gedacht!

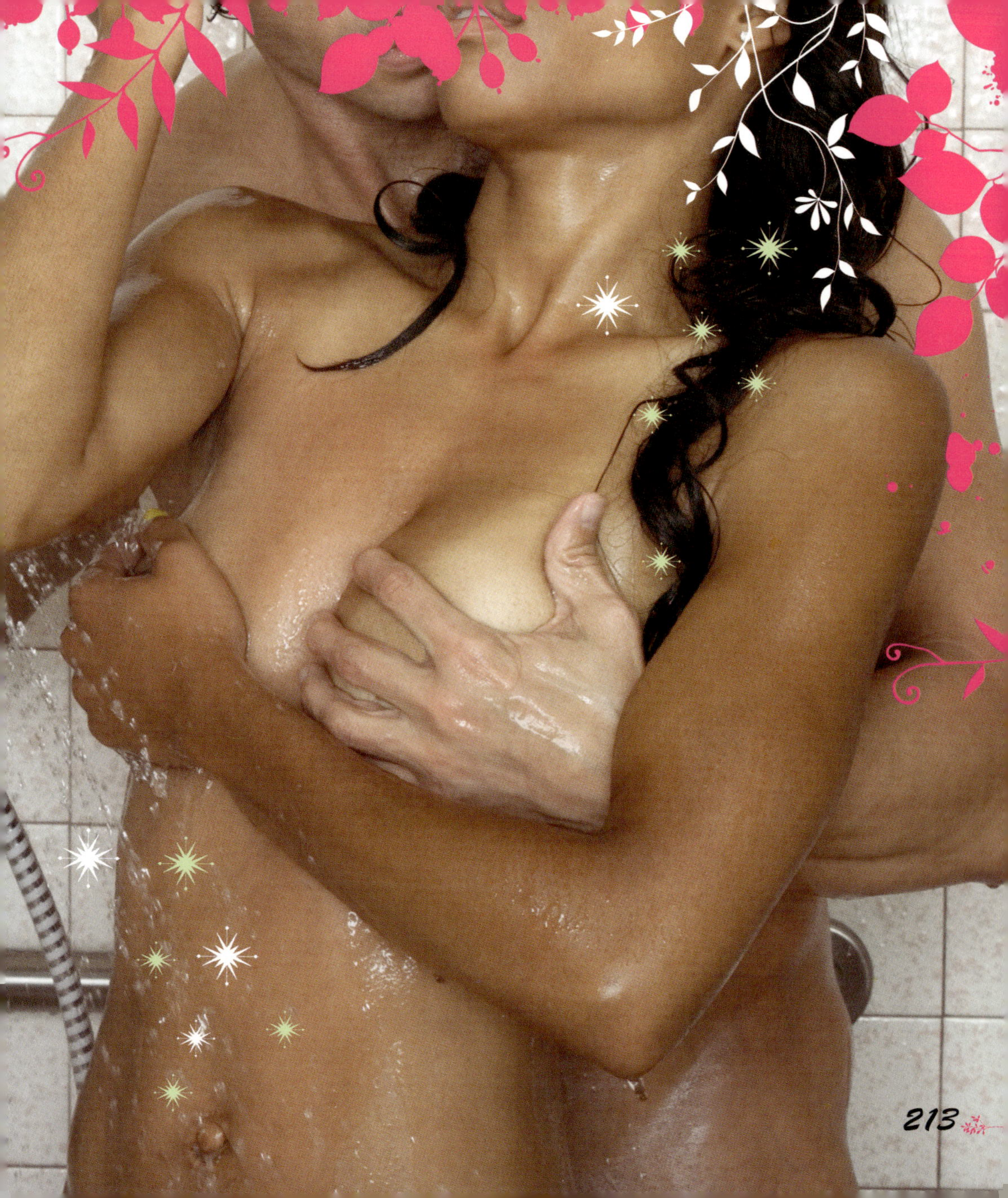

Keine Chemie, bitte! Halten Sie die Schamregion auf eine natürliche Weise sauber. Dank ihres sauren pH-Werts bleiben Bakterien außen vor. Diesen natürlichen Schutz sollten Sie nicht mit allerlei wohlriechenden »Seifen« entfernen. Die zerstören nur das selbstregulierende System der Vagina. Lauwarmes Wasser ist völlig ausreichend.

Lecktuch. Ein Lecktuch ist ein Stück Plastikfolie oder Latex, das beim Lecken auf die Vagina gelegt wird. Es schützt Sie und Ihren Partner vor Geschlechtskrankheiten und wirkt unangenehmen geruchlichen und geschmacklichen Eindrücken entgegen. Am besten, Sie tragen etwas Gleitmittel auf, damit alles läuft wie geschmiert.

Aller Anfang ist schwer. Erwarten Sie nicht zu viel von Oralsex. Es ist ganz normal, dass Sie sich erst noch etwas aneinander gewöhnen müssen. Es ist nicht so wie im Film, dass ein paar Mal lecken reicht – und peng! Er muss erst den richtigen Rhythmus finden, und Sie werden ihm dabei helfen müssen. Langsam, aber sicher werden Sie sich schon aufeinander einspielen. Ist der Oralsex dann immer noch nichts, sollten Sie das Ihrem Partner auch sagen. Er ist nur eine von vielen Möglichkeiten, einen Orgasmus zu erleben.

Fingern hilft. Jede zusätzliche Stimulation mit der Hand macht das Lecken noch intensiver. Ob es nun seine oder Ihre Hände sind, ist egal. Hauptsache, sie sind gründlich gewaschen und die Nägel nicht zu lang.

Männer sind keine Hellseher. Man muss sie immer wieder daran erinnern, dass Frauen nicht so schnell in Fahrt kommen. Ist er zu hastig, oder leckt er an der völlig falschen Stelle? Trauen Sie sich, ihm zu helfen. Sagen Sie ihm ohne falsche Scham, was Sie schön finden, denn nur so haben Sie beide was davon!

Goldene Stellungen

Eine bequeme Stellung ist beim Cunnilingus Gold wert. Ein bisschen Gefummel ist lustig, aber im richtigen Moment sollte man eine angenehme Position gefunden haben!

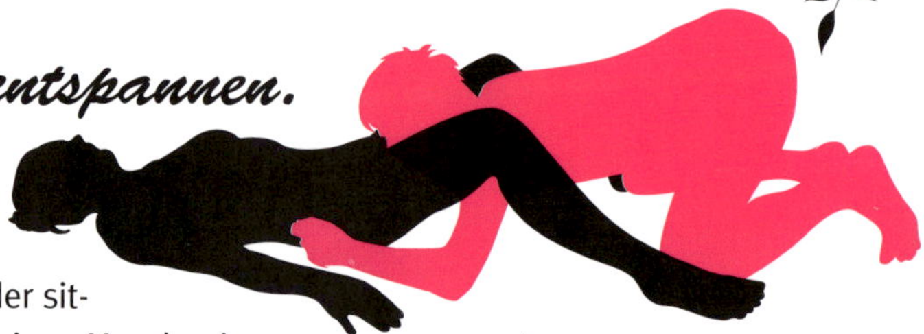

Zurücklehnen und entspannen. Das ist die am häufigsten gewählte Stellung, wenn der Mann die Frau oral befriedigt. Sie liegen auf dem Rücken, lehnen sich irgendwo an oder sitzen auf der Bettkante, während er seinen Mund zwischen Ihre Beine bringt. Vorsicht, irgendwann bekommt er einen steifen … Nacken.

Sie sitzen oben. Er liegt auf dem Rücken, und Sie knien sich so über sein Gesicht, dass sich Ihre Vagina über seinem Mund befindet. Bei dieser Stellung bestimmen Sie, wo und wie stark er Sie leckt. Haben Sie Angst, Sie könnten sich beim Orgasmus auf sein Gesicht setzen? Dann sollten Sie sich am Kopfende des Betts oder woanders festhalten. Auf diese Weise können Sie sich völlig gehen lassen.

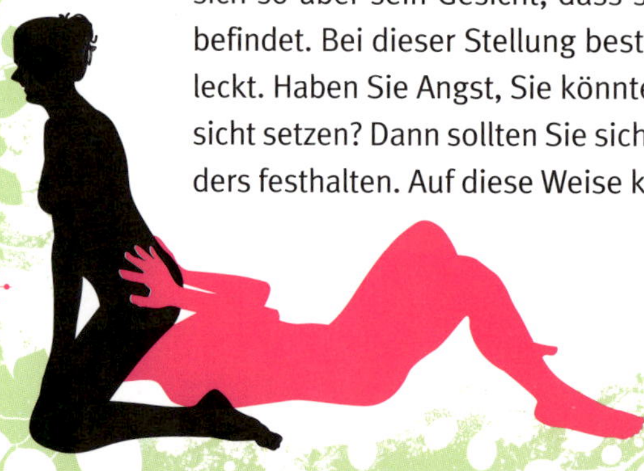

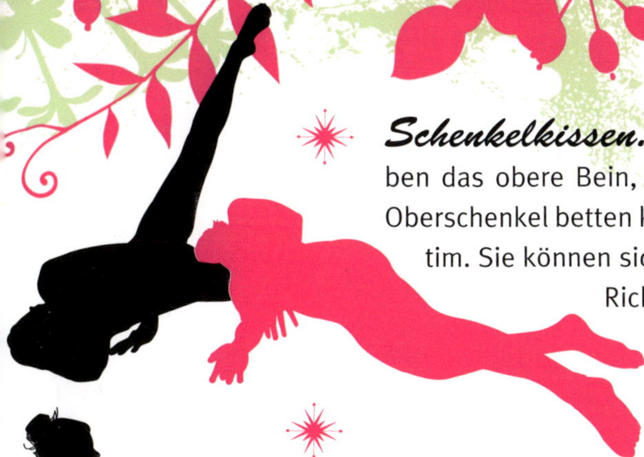

Schenkelkissen. Sie liegen auf der Seite und heben das obere Bein, damit er seinen Kopf auf Ihren Oberschenkel betten kann. Das ist schön weich und intim. Sie können sich aussuchen, ob Sie in dieselbe Richtung schauen wollen oder nicht.

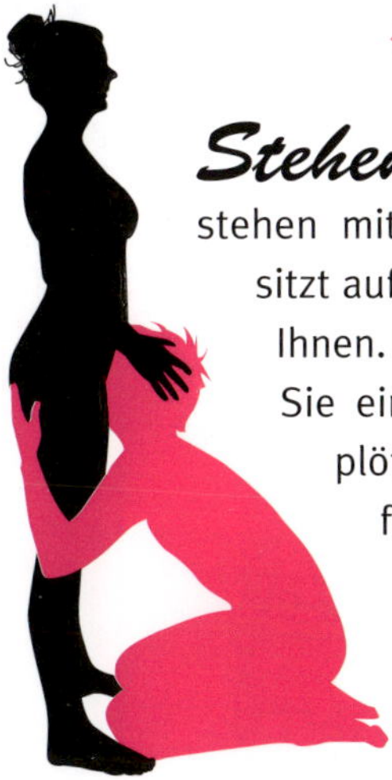

Stehende Ovation. Sie stehen mit gespreizten Beinen da, er sitzt auf der Bettkante oder kniet vor Ihnen. Das funktioniert prima, wenn Sie einen Rock tragen und er Sie plötzlich von unten überfällt. Nur für den Höhepunkt ist diese Stellung nicht geeignet, also kurz vorher bitte wechseln!

Obwohl Oralsex eine äußerst intime Angelegenheit ist, bedauern viele Frauen, sonst keinen Körperkontakt zu haben. Bitten Sie ihn ruhig, Sie zwischendurch zu streicheln, damit Sie nicht nur Lust, sondern auch Liebe spüren!

The summer of 69! Bei dieser viel besungenen Stellung können Sie sich gegenseitig oral befriedigen. Sie liegen dabei nebeneinander oder, wenn es intimer sein soll, aufeinander. Meist liegt die Frau oben, damit sie nicht »zerquetscht« wird. Es ist toll, den anderen zu befriedigen, während man selbst befriedigt wird ... Bis zu dem Moment, in dem man kommt. Ist er zuerst dran, heißt es alle Kraft voraus, um die Sache zu Ende zu bringen. Hoffentlich hat er anschließend immer noch Lust, Sie in den Orgasmus-Himmel zu lecken!

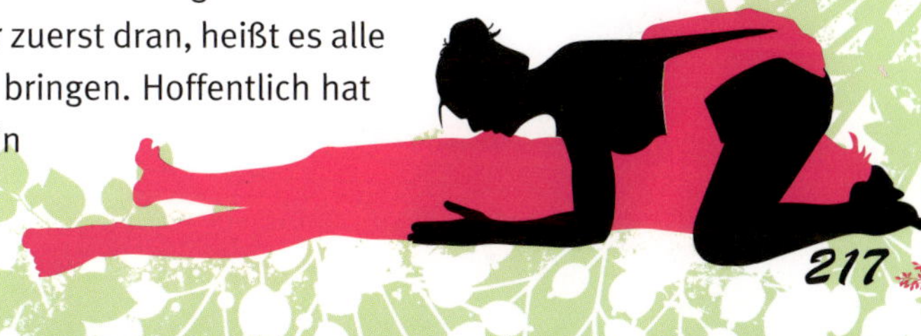

Mehr und besser

Die Sexualforscher Masters & Johnson enthüllten in den 1950er-Jahren, dass Frauen mehrere Orgasmen hintereinander haben können, ja, dass die »Nachzügler« oft noch intensiver sind als der erste Höhepunkt. Ihre Studien aus den späten 1960er-Jahren belegen, dass etwa 25 Prozent der orgasmusfähigen Frauen multiple Orgasmen haben können. Das bedeutet intensiveren Genuss, denn man hat nicht nur mehr davon, sondern erlebt sie auch intensiver.

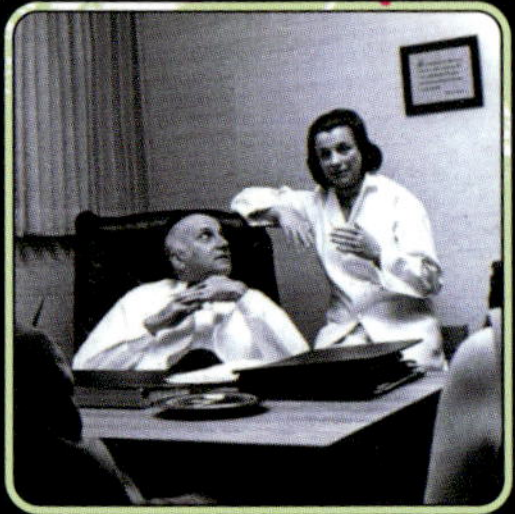

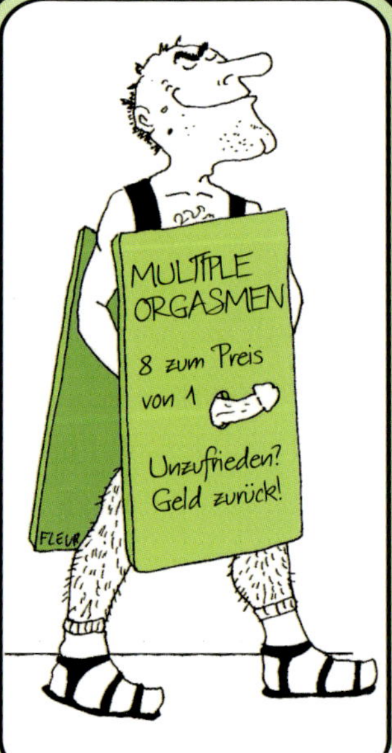
MULTIPLE ORGASMEN
8 zum Preis von 1
Unzufrieden? Geld zurück!
FLEUR

Gleich nach dem ersten Höhepunkt noch mal? Ja! Wenn Sie wissen, wie Sie am besten kommen, können Sie ausprobieren, ob es mehrmals hintereinander klappt. Der Trick besteht darin, wieder in die Plateauphase zu finden – in die Phase, in der die Erregung nicht mehr zuzunehmen scheint –, um sie von dort aus wieder zu steigern.

Und so geht's!

- Kräftige Beckenbodenmuskeln, eine kontrollierte Atmung und die richtige Stimulation sind alles, was Sie brauchen.
- Stimulieren Sie Ihre Klitoris, spannen Sie die Muskeln an, und atmen Sie beim ersten Orgasmus tief aus und wieder ein.
- Verwöhnen Sie Ihre Klitoris gleich darauf erneut – oder deren Umgebung, wenn sie zu empfindlich ist –, um nicht wieder ganz von vorn anfangen zu müssen.
- Nutzen Sie dieselbe Technik, um noch mal zu kommen.
- Versuchen Sie es erst allein, denn der Trick besteht darin, die sexuelle Energie in der Schamregion zu speichern beziehungsweise zu stauen.
- Konzentrieren Sie sich beim ersten Orgasmus ganz auf Ihre Gefühle, und versuchen Sie, Energie aus den herrlichen Lustwellen zu speichern. Anders als er brauchen Sie keine Erholungsphase, weil Sie sich beim ersten Orgasmus nicht vollständig entladen. Am besten, Sie sammeln die sexuelle Energie für eine Zugabe. Sobald Sie das beherrschen, könne Sie es ins Liebesspiel mit dem Partner integrieren.

Leck mich: Multiple Orgasmen!

- Er leckt mit seiner warmen Zunge leicht pulsierend Ihre Klitoris und erhöht das Tempo, sobald Sie so weit sind.
- Wenn Sie kommen, leckt er Sie seitlich der Klitoris, sodass die größten Lust- und Energiespitzen verebben, Sie aber noch etwas davon speichern können.
- Sobald Sie glauben, sich wieder etwas erholt zu haben, greift er mit der Zunge erneut an. Sanft, zärtlich und genau in dem Tempo, das Sie brauchen, um die Orgasmus-Schwelle erneut zu überwinden.
- Wenn er dabei noch Ihren G-Punkt stimuliert, ist die Chance auf einen weiteren intensiven Orgasmus noch größer.

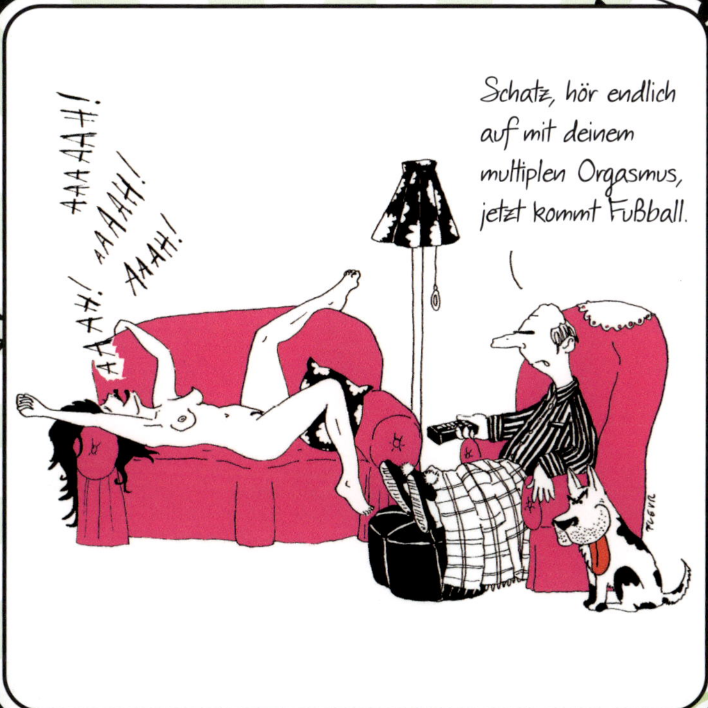
AAAAH!
AAAAAAH!
AAAAAH!
AAAH!
Schatz, hör endlich auf mit deinem multiplen Orgasmus, jetzt kommt Fußball.

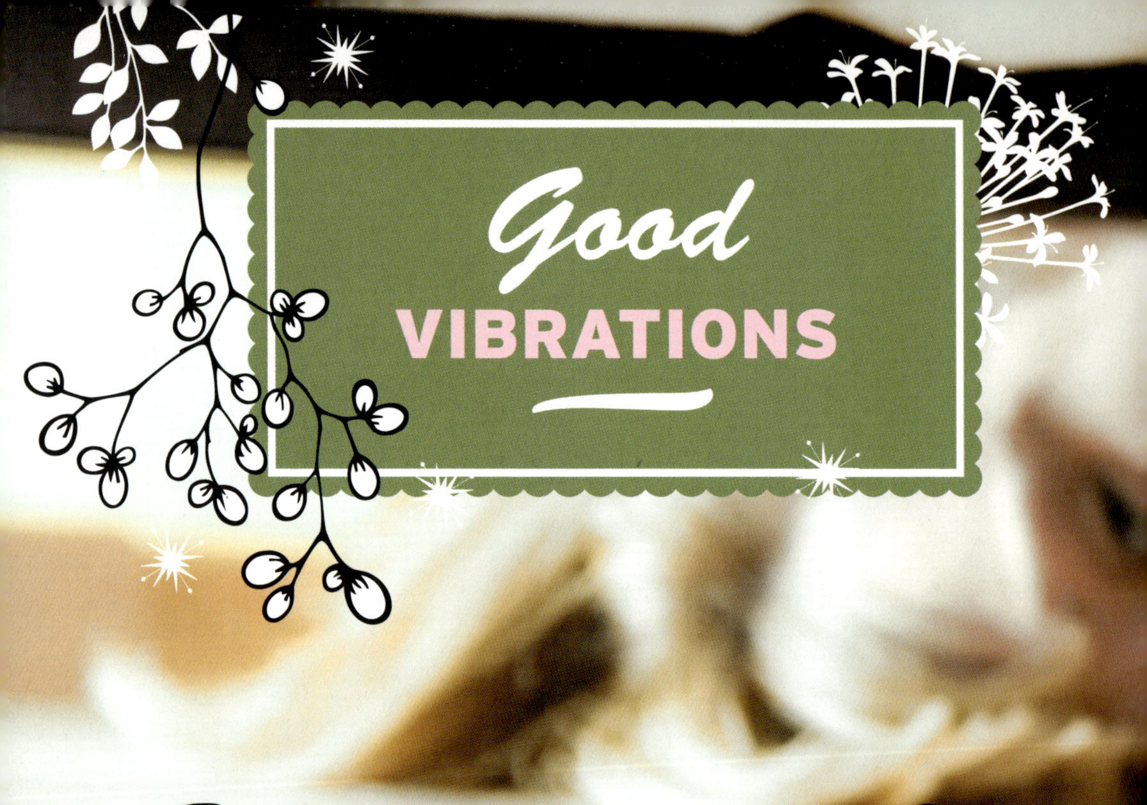

Good VIBRATIONS

To dildo or not to dildo?

Auf der Suche nach einem Penisersatz oder einer extra Stimulation kennt die Fantasie keine Grenzen: Sie können auf natürliche, saubere und von scharfen Kanten befreite Hilfsmittel wie Bananen, Gurken oder Möhren zurückgreifen. Aber es gibt auch mechanische Spielsachen, mit denen Sie sich herrlich verwöhnen können. Dildos und Vibratoren sind in den verschiedensten Ausführungen erhältlich. Ein Dildo erlaubt eine Penetration nach Maß, während man mit dem Vibrator am besten andere Orte wie die Klitoris, die Schamlippen und die Vaginawand verwöhnt. Mögen Sie es lieber schlicht und praktisch? Oder stehen Sie auf frivoles Design?

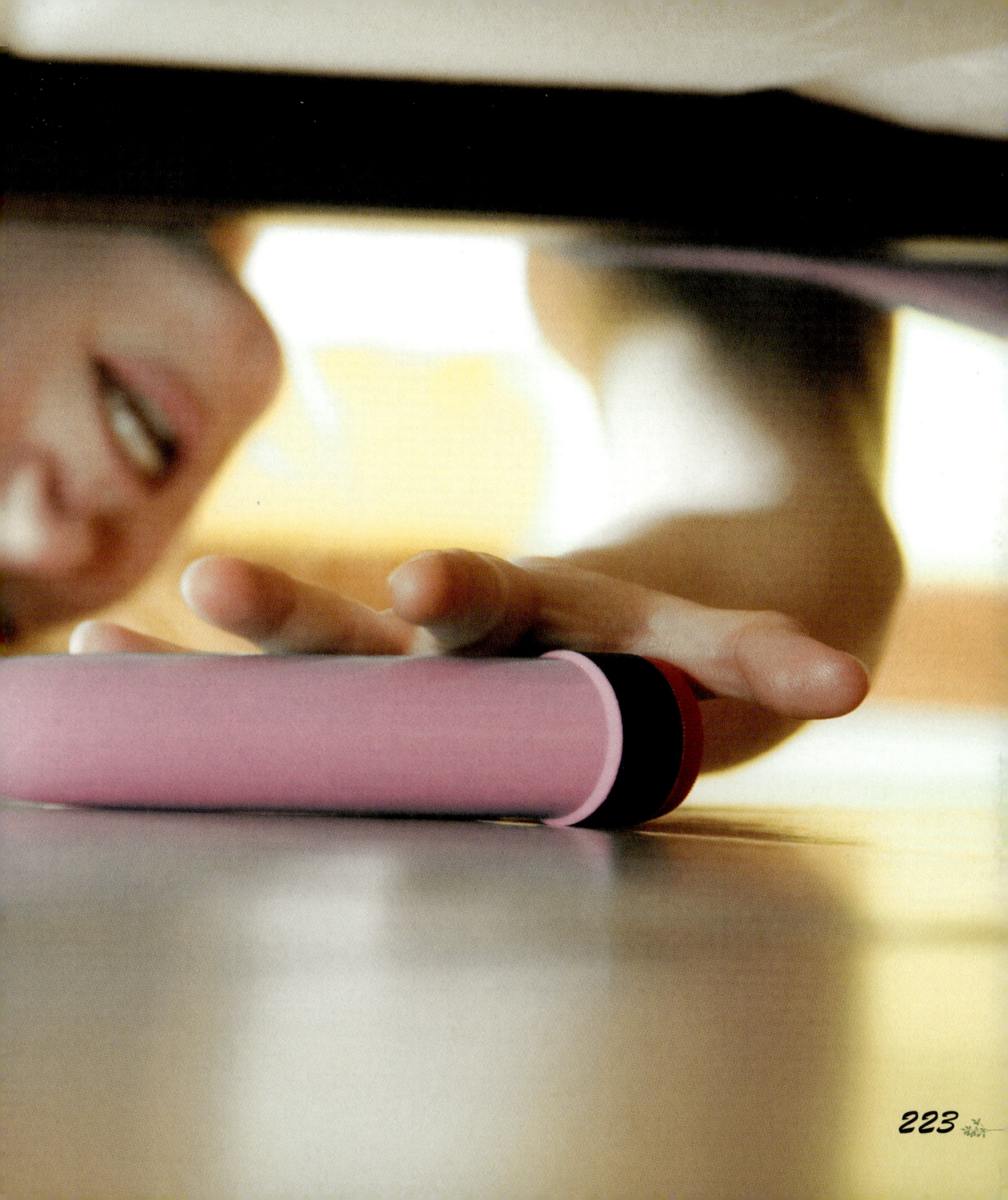

»Ich besaß meinen Vibrator schon länger als einen Monat, bevor ich wagte, damit zu experimentieren. Beim ersten Mal war die Lust so intensiv, dass ich kurz vor dem Höhepunkt nicht mehr konnte. Es war einfach zu schön, um wahr zu sein! Danach habe ich meinen Körper in aller Ruhe mit dem Vibrator erkundet, bis ich damit nach unten wanderte, wo mein Orgasmus schon wartete. Die Funken flogen nur so, und mein Körper hat noch lange nachgezittert. Halleluja!«

Kim, 24

»Ich besitze einen großen rosa Vibrator mit Glitzerperlen an den Seiten. Mein Partner und ich nennen ihn ›unseren rosa Freund‹. Ich habe ihn eigentlich bloß zum Spaß gekauft, weil angeblich alle meine Freudinnen einen hatten. Inzwischen muss ich zugeben, dass er echt Spaß macht – und wie!«

Pascaline, 39

»Ich habe eine Schwäche für alles, was vibriert, sei es nun ein Massagegerät, ein Wackelstift, der Duschstrahl oder ein Vibrator, der meine Klitoris sanft stimuliert. Einen Dildo brauche ich nicht, denn mechanische Penetration lässt mich völlig kalt.«

Lieve, 33

»Mein Mann und ich stehen total auf Sexspielzeug. Da unser Alltag nicht sehr spannend ist, gestalten wir unser Liebesleben umso abenteuerlicher. Es macht Spaß, alles Mögliche auszuprobieren, ist erregend und schafft mehr Nähe.«

Lut, 54

»Früher bin ich vor der Penetration eher zurückgeschreckt. Deshalb begann ich, mit einer glatten, gewaschenen, zimmerwarmen Gurke zu experimentieren. Die Länge und Dicke konnte ich selbst bestimmen und habe so meine ›Idealmaße‹ kennengelernt. Anschließend habe ich einen entsprechenden Dildo erworben und genieße die Penetration wie nie zuvor. Vor allem, wenn ich zusätzlich meine Klit stimuliere. Das ist das Höchste!«

Elke, 27

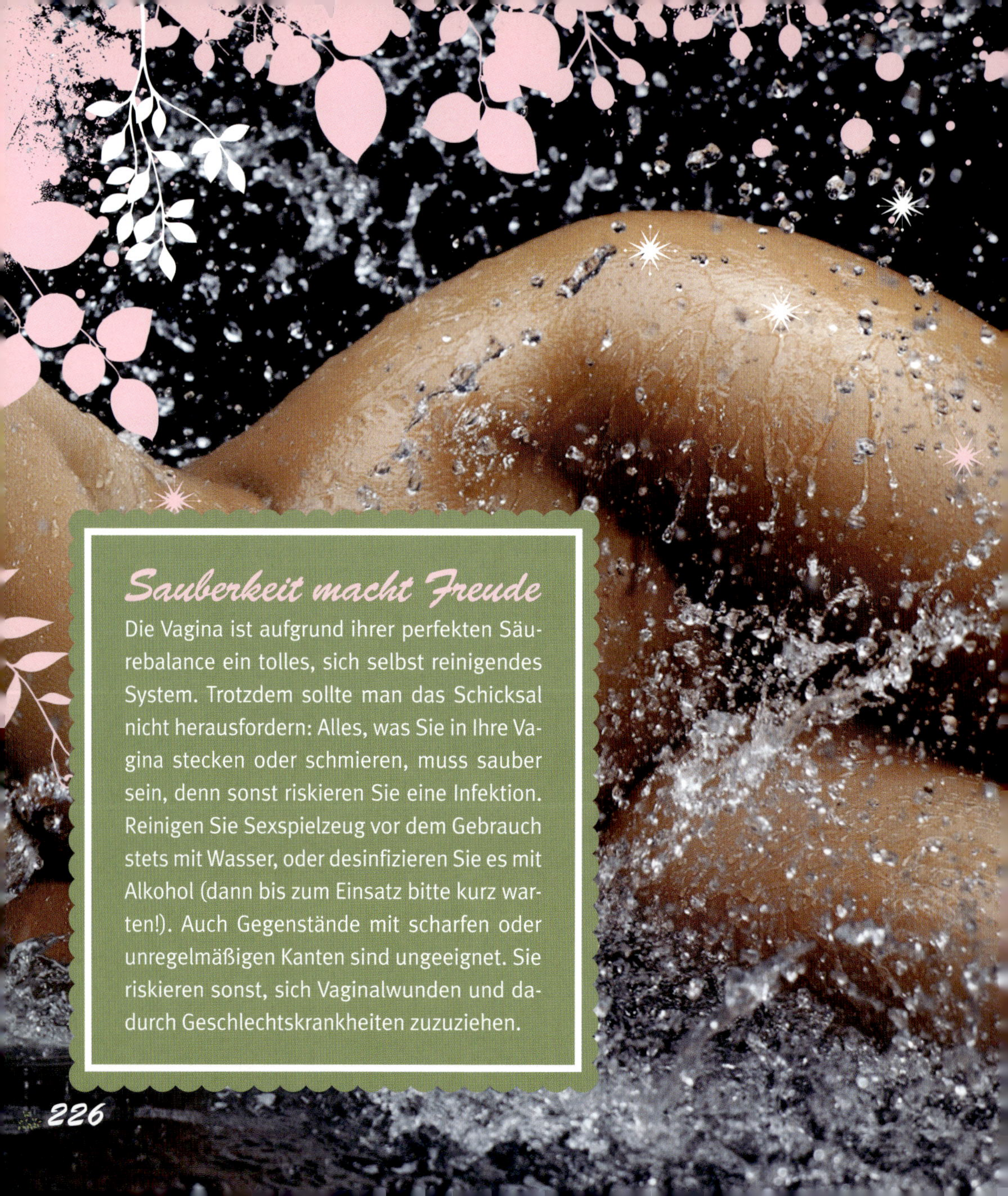

Sauberkeit macht Freude

Die Vagina ist aufgrund ihrer perfekten Säurebalance ein tolles, sich selbst reinigendes System. Trotzdem sollte man das Schicksal nicht herausfordern: Alles, was Sie in Ihre Vagina stecken oder schmieren, muss sauber sein, denn sonst riskieren Sie eine Infektion. Reinigen Sie Sexspielzeug vor dem Gebrauch stets mit Wasser, oder desinfizieren Sie es mit Alkohol (dann bis zum Einsatz bitte kurz warten!). Auch Gegenstände mit scharfen oder unregelmäßigen Kanten sind ungeeignet. Sie riskieren sonst, sich Vaginalwunden und dadurch Geschlechtskrankheiten zuzuziehen.

In einer Folge von *Sex and the City* will Samantha ihren Vibrator umtauschen. Der Verkäufer wundert sich, denn die Ladenkette verkauft keine Vibratoren. Hä? Dafür Geräte für Nackenmassagen usw.… Daraufhin sagt Samantha ungerührt, dann wolle sie eben ihr Nackenmassagegerät umtauschen. Als der Verkäufer fragt, was das Problem sei, sagt sie fröhlich: »Es bringt mich nicht zum Orgasmus.«

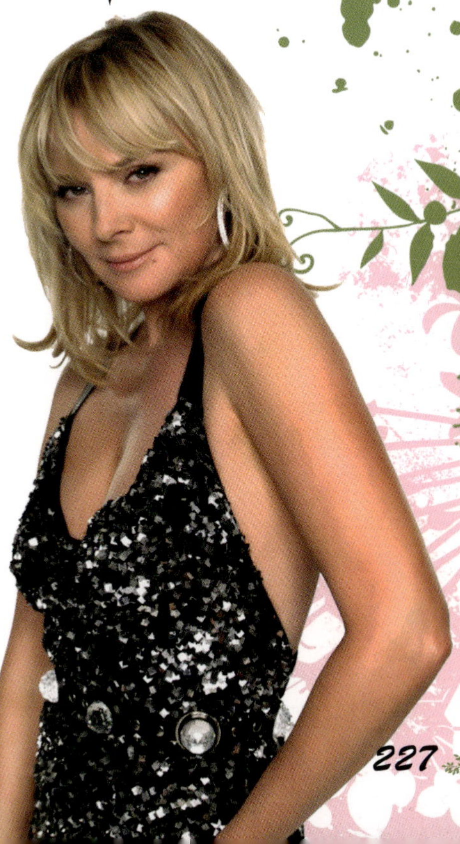

Wie ein Erdbeben

Ein Vibrator findet sich heute in fast jedem Haushalt. Aber wo und wann begann sein Siegeszug? Im Grunde verdanken wir ihn dem griechischen Arzt Galen, der 129 n. Chr. geboren wurde. Er entdeckte, dass typische Frauenbeschwerden wie Nervosität, Scheidentrockenheit, Schlaflosigkeit und Appetitlosigkeit auf zu wenig Sex zurückgehen können. Nicht umsonst klagten vor allem Witwen, Jungfrauen und Nonnen darüber. Weil diese Frauen nur schwer echten Sex haben konnten, dokterte man an einer anderen Lösung herum: an einer Masturbationsmaschine!

1870 stand in einigen Arztpraxen ein großer dampfbetriebener Masturbationsapparat. Der britische Arzt Mortimer Granville entwickelte dann den ersten elektrischen Vibrator, den er sich 1883 patentieren ließ. Doch es sollte bis zu Beginn des 20. Jahrhunderts dauern, bis das Ding Einzug ins heimische Schlafzimmer hielt. Und auch das nur dank seiner viel gepriesenen Gesundheitsvorteile! Um 1930 führten Ärzte keine Vibrator-Behandlungen mehr durch. Mit der traurigen Folge, dass der Vibrator auch mehr als 50 Jahre lang aus den Schlafzimmern verschwand. Zum Glück blieb er hart(näckig) und gehört seit den 1980er-Jahren zu den beliebtesten Sexartikeln.

Vibrrrrrrrrrator

Klits sind ganz wild auf Vibratoren. Kein Finger, keine Zunge und kein Penis kann sie so konsequent, schnell und intensiv stimulieren, ohne einen Krampf zu bekommen. Tut mir leid, Jungs. Der Vibrator beschleunigt das Ganze, und das ist für viele Frauen ein echtes Geschenk. Andere schwören auf ihn, weil sie nur so zum Höhepunkt kommen. Ein Vibrator funktioniert mit Batterien, mit Strom oder Sonnenenergie. Letztere können sich praktischerweise selbst aufladen!

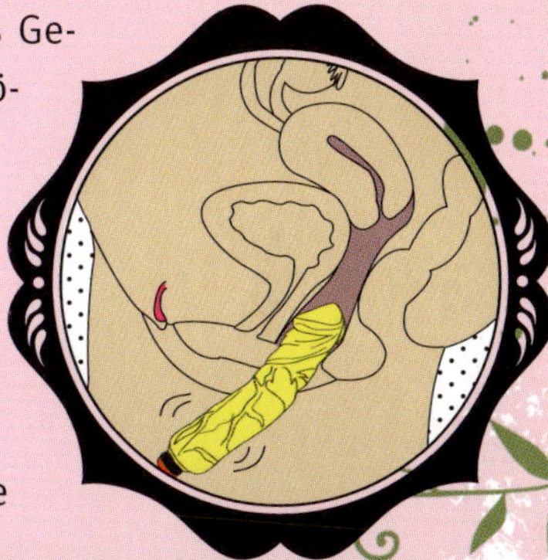

Während ein Dildo vor allem für die Penetration mit den dazugehörigen Stoßbewegungen gedacht ist, stimuliert ein Vibrator Sie vaginal und klitoral. Dadurch kommen viele Frauen schneller und besser zum Orgasmus. Integrieren Sie den Vibrator in Ihr Liebesspiel. Benutzen Sie ihn fürs Vorspiel oder während des Liebesakts. Sagen Sie Ihrem Partner, dass er trotzdem unersetzlich ist: Das Plastikspielzeug bewirkt zwar Wunder, kann aber nicht die Wärme und Leidenschaft schenken wie der Partner in den intimsten Momenten.

Wussten Sie, dass …

die meisten Frauen ihren Vibrator (fast) nie in die Vagina einführen? Sie kommen schon, wenn sie ihn nur an ihre Klitoris drücken. Wozu da noch mühsam penetrieren?

Ene, mene, muh

Es gibt eine riesige Auswahl an Vibratoren. Manche haben große Ähnlichkeit mit einem Penis, andere gar nicht. Dieser Mini-Ratgeber gibt Ihnen einen Überblick über die besten »Wonnepropfen«.

Unschuldslämmer

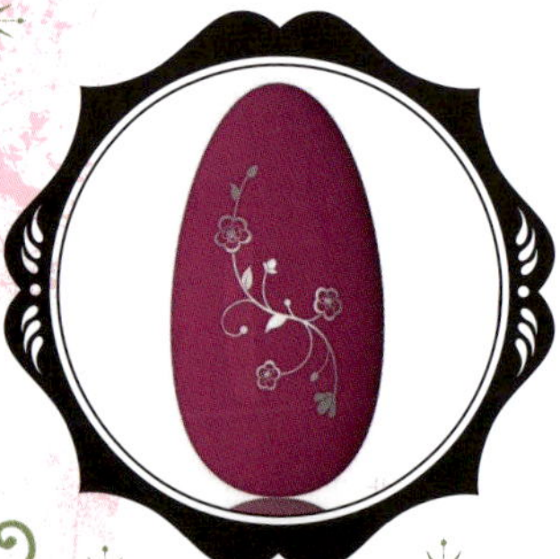

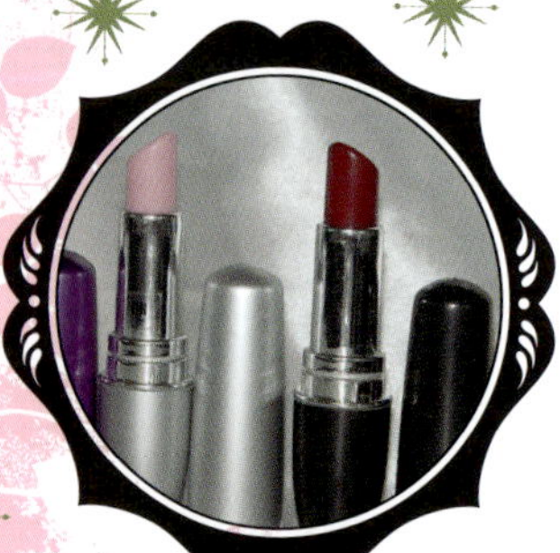

MINIVIBRATOR

Diesen winzigen Vibrator in Form eines Tampons können Sie überallhin mitnehmen. Er stimuliert Ihre Klitoris wie kein anderer.

LELO

Lelo ist klein, lieb und lachsfarben: Der Massagestab aus schwedischer Produktion lässt Schamlippen und Klitoris geräuschlos vibrieren.

LIPSTICK

Dieser praktische Undercover-Vibrator passt perfekt ins Schminktäschchen. Er malt Ihnen zwar nicht die Lippen an, versetzt Sie aber im Handumdrehen in sexuelle Ekstase.

Geäderte Exemplare

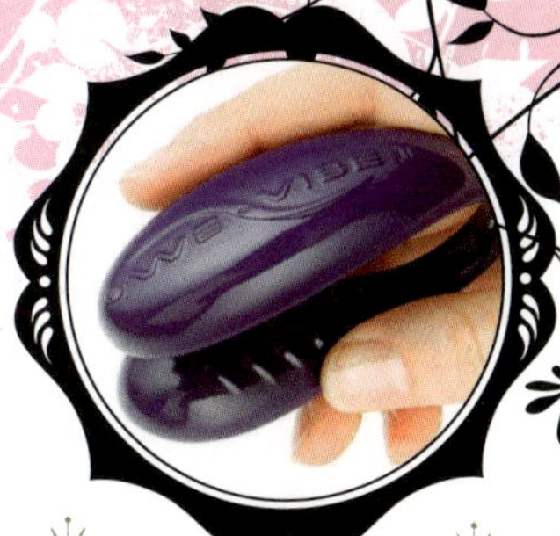

WE-VIBE

Mit dem We-Vibe 2 können Sie Klitoris und G-Punkt gleichzeitig stimulieren. Dieser Vibrator aus Silikon sorgt für intensive Lustgefühle. Durch seine harmonische, biegsame Form passt er sich Ihrer Vagina perfekt an.

TARZAN

Janes, die nach einem heldenhaften Tarzan suchen, der sich dreht und damit die Vaginawand und den G-Punkt stimuliert, sind damit gut bedient. Oft besitzt der Tarzan-Vibrator noch einen hübsch geformten Fortsatz, der die Klitoris verwöhnt und Ihnen außergewöhnliche Orgasmen verschafft.

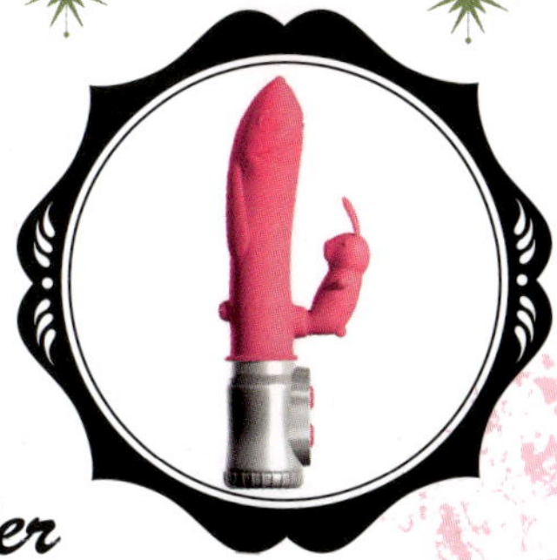

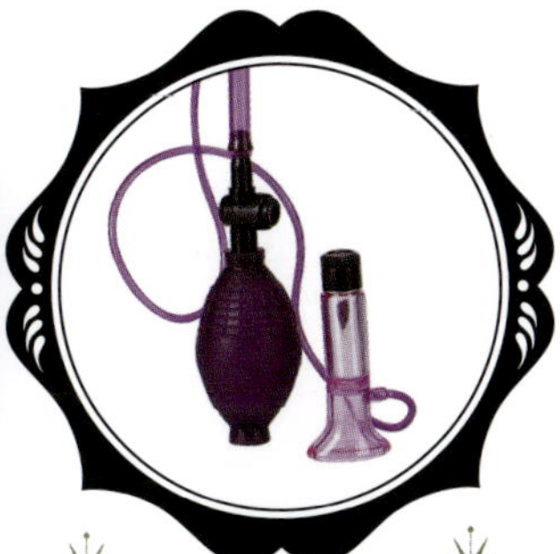

Orale Freudenspender

KLITORISPUMPE

Für optimalen Genuss wird der Saugnapf dieses Geräts direkt auf die Vagina und/oder Klitoris aufgebracht. Wenn Sie das Ding dann noch vibrieren lassen, kombinieren Sie den Saugeffekt auf die Klitoris mit einer vibrierenden Stimulation der Schamlippen. Diese Pumpe verspricht Oralsex-Fans überwältigende Orgasmen.

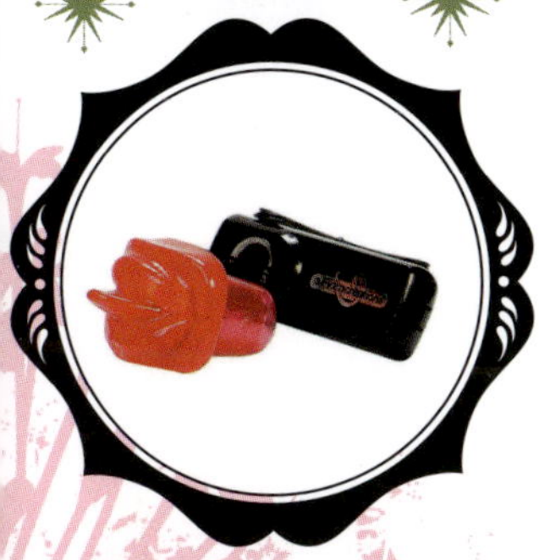

TONGUE TEASER

Vibratoren in Form eines Lippenpaars mit Zungenspitze oder in Form eines Rads mit zehn sich drehenden Silikonzungen bringen Sie mehrmals hintereinander zum Höhepunkt.

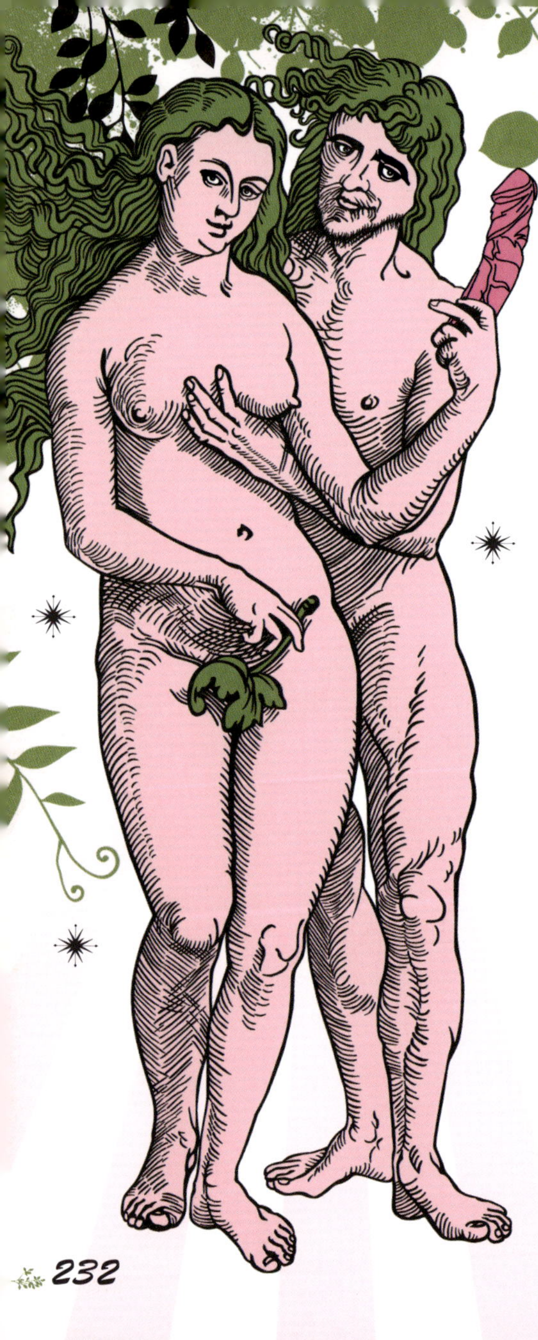

Vibrator-Handbuch

Mit dem Vibrator in der Hand kommen Sie ins Wunderland! Wie Sie Ihren batteriebetriebenen Freund am besten einsetzen, hängt von Ihren individuellen Vorlieben ab. Doch ein paar Dinge sollten Sie beim ersten Mal im Hinterkopf behalten.

- **Langsam und stetig.** Besitzt Ihr Vibrator verschiedene Geschwindigkeitsstufen, sollten Sie erst die langsameren ausprobieren, bevor Sie auf Highspeed schalten.

- **Evas Feigenblatt.** Sogar im Paradies trug man Lendenschurz – auch wenn Eva ihr Feigenblatt bestimmt nicht benutzt hat, um sich vor dem harten Material so mancher Vibratoren zu schützen ... Ein Slip, ein Handtuch oder Waschlappen kann da einiges dämpfen.

- **Hochdruckreiniger.** Experimentieren Sie mit Druck: mal nur hauchzarte Berührungen, dann festere.

* **Klitoral, aber nicht nur.** Auch wenn der Vibrator zum Penetrieren gedacht ist, funktioniert er prima im Klitorisbereich. Kombinieren Sie die Penetration mit Klitorisstimulation, und wechseln Sie nach Herzenslust ab. Konzentrieren Sie sich nicht zu sehr auf die Klitoris, denn die ist extrem empfindlich.

* **Auf die Plätze, fertig, los!** Suchen Sie nach einer bequemen Haltung, in der Sie der Vibrator am besten stimuliert. Sie können ihn zum Beispiel auf mehrere Kissen legen und sich darauf setzen wie auf den Penis Ihres Partners. Ist der Vibrator groß genug, können Sie ihn zwischen die Schenkel klemmen, während Sie auf dem Bauch liegen. So haben Sie die Hände frei für weitere Verwöhnaktionen.

* **Nicht aus den Pantoffeln kippen.** Steigern Sie die Erregung ganz allmählich. Wenn Sie merken, dass der Orgasmus naht, schalten Sie den Vibrator kurz aus. Streicheln Sie sich, und fantasieren Sie wild drauflos. Haben Sie erneut Sehnsucht nach dem Lustspender, schalten Sie ihn wieder ein und genießen die Explosion!

Die meisten Partner finden den Einsatz eines Vibrators extrem aufregend. Oft bereitet er nicht nur Ihre Klitoris auf den Höhepunkt vor, sondern lässt auch ihn wohlig erschauern.

Dildo à gogo

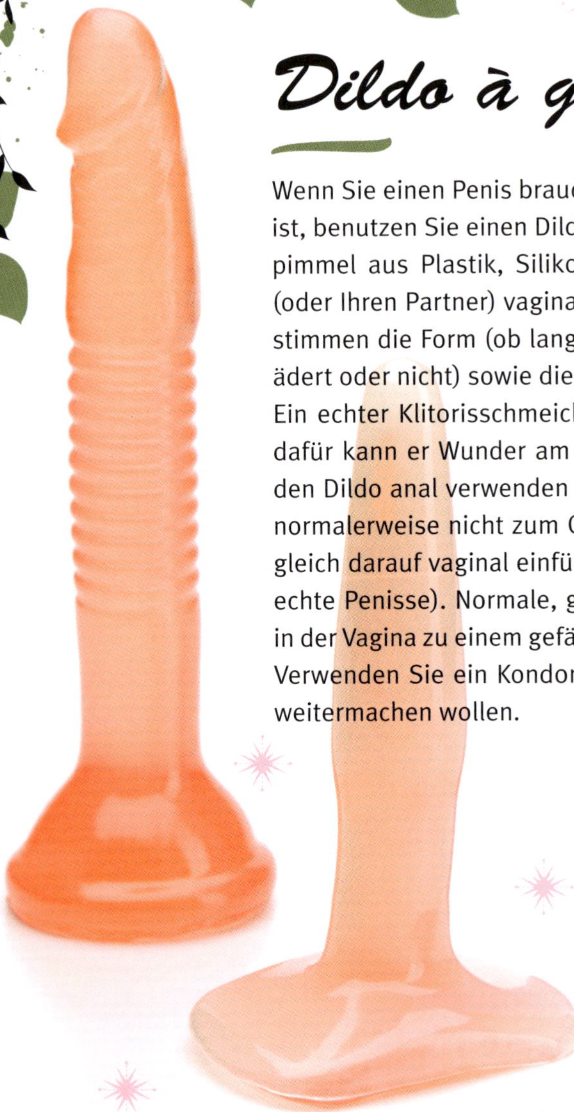

Wenn Sie einen Penis brauchen und gerade keiner greifbar ist, benutzen Sie einen Dildo. Mit so einem weichen Kunstpimmel aus Plastik, Silikon oder Latex können Sie sich (oder Ihren Partner) vaginal oder anal penetrieren. Sie bestimmen die Form (ob lang oder kurz, dick oder dünn, geädert oder nicht) sowie die Tiefe und das Tempo.

Ein echter Klitorisschmeichler ist der Dildo nicht gerade, dafür kann er Wunder am G-Punkt vollbringen. Wenn Sie den Dildo anal verwenden (kann Spaß machen, führt aber normalerweise nicht zum Orgasmus), dürfen Sie ihn nicht gleich darauf vaginal einführen (das gilt übrigens auch für echte Penisse). Normale, gesunde Darmbakterien können in der Vagina zu einem gefährlichen Infektionsherd werden. Verwenden Sie ein Kondom, wenn Sie umgehend vaginal weitermachen wollen.

Wieso »Dildo«?

Das Wort »Dildo« sagt nicht das Geringste über seine Funktion aus. Es ist ein Lehnwort aus dem Englischen, für das es drei mögliche Erklärungen gibt. Es könnte eine Verballhornung von »*this will do*« (»das muss reichen«) sein. Oder der Name kommt vom Verb *to diddle*, was masturbieren oder »sich angenehm die Zeit vertreiben« bedeutet. Mir gefällt die dritte Erklärung am besten: Ihr zufolge kommt der Name vom Arabischen *duldul*. Duldul soll ein Maultier geheißen haben, auf dem Mohammed, der Begründer des Islam, ritt. Ein Maultier ist eine Kreuzung aus einem Pferd und einem Esel und deshalb unfruchtbar. Es zeugt keine Nachkommen. Genau wie … der Dildo!

Dildo allegro

Obwohl weniger Frauen durch Penetration zum Höhepunkt kommen als durch eine Klitorisstimulation, werden mindestens so viele Dildos angeboten wie Vibratoren. Die meisten sind realistisch aussehende Handmodelle. Es gibt allerdings auch Exemplare, die dank eines unten angebrachten Saugnapfes aufgestellt werden können: Man kann sich also draufsetzen oder -legen.

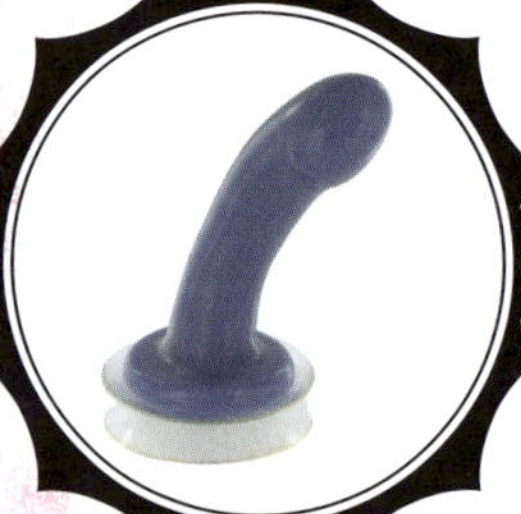

Nicht geädert

Heutzutage sind Dildos nicht nur was für die Vagina, sondern auch was fürs Auge. Während sich Frauen aus dem alten Griechenland oder der alten Türkei mit Holz-, Elfenbein-, Jade- oder Lederimitaten zufrieden geben mussten, ist modernes Silikon doch eine deutlich angenehmere Erfahrung. Die meisten Exemplare sind Designerstücke in allen Formen und Farben.

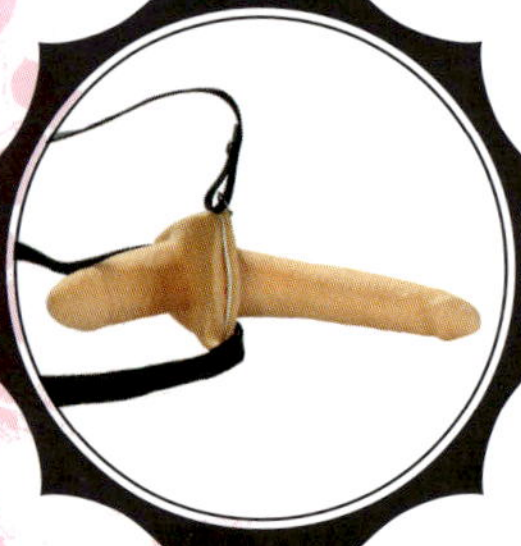

Duodildo

Wenn Sie sowohl sich selbst als auch Ihren Partner penetrieren wollen, müssen Sie zu einem Doppeldildo greifen oder zu einem zum Umbinden. Doppelter Genuss bei gleichem Aufwand! Auch bei lesbischen Paaren beliebt.

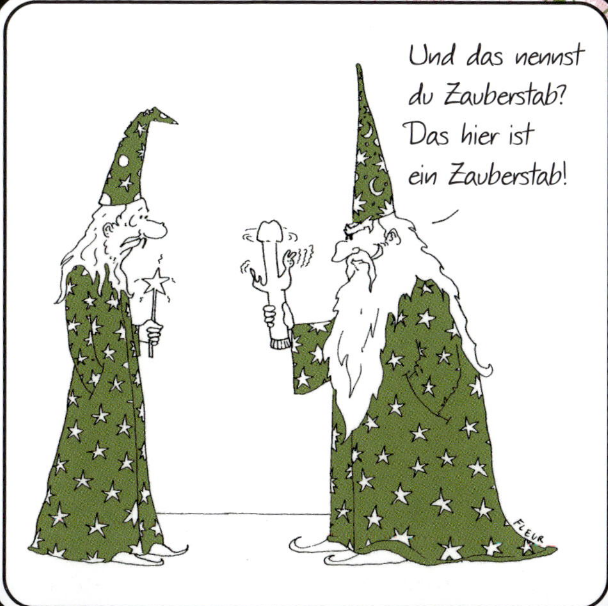
Und das nennst du Zauberstab? Das hier ist ein Zauberstab!
FLEUR

Auch manche Tiere wie Affen und Stachelschweine benutzen Hilfsmittel zum Masturbieren. Weibliche Stachelschweine verwenden beispielsweise Stöckchen als Dildo. Im Gehen schlägt das dann sanft so lange gegen die Geschlechtsteile, bis die Sau zum Orgasmus kommt. Wer will da noch behaupten, Sexspielzeug wäre unnatürlich?

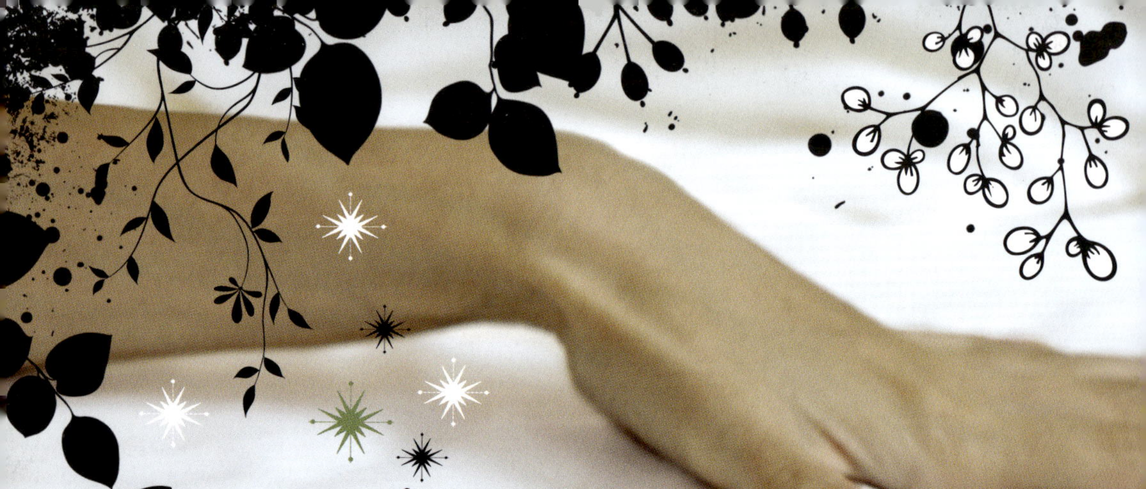

Spielsucht für Anfänger

Eine häufig gestellte Frage bei Sexspielzeug lautet: Kann man danach süchtig werden? Aus irgendeinem unerfindlichen Grund fürchten sich viele Frauen davor. Was, wenn man irgendwann ohne Sexspielzeug gar nicht mehr zum Orgasmus kommt? Nur keine Panik! Eine Studie der Sexualforscher Solot und Miller von 2007 ergab, dass die meisten Fans von Vibrator & Co. auch noch ganz normal zum Höhepunkt gelangen können.

Erreichen Sie die Klimax bevorzugt mithilfe von Sexspielzeug? Kein Problem. Hauptsache, es artet nicht in Routine aus, die auch wieder für Langeweile im Schlafzimmer sorgen kann. Dann sollten Sie den Einsatz von Hilfsmitteln langsam zurückfahren. Bringen Sie sich mit dem Spielzeug auf Touren, und stimulieren Sie sich anschließend wieder mit den Fingern, bis Sie auch manuelle Liebkosungen wieder zu schätzen wissen. Sollten Sie einen sehr intensiven Vibrator benutzen, empfiehlt es sich, auch mal wieder Hände und Zunge zum Einsatz zu bringen. Denn hat sich die Klitoris erst einmal an so heftige Reize gewöhnt, kann es schwerfallen, die sanfteren Streichel- und Leckeinheiten des Partners zu würdigen. Und auf die wollen Sie in Zukunft doch nicht verzichten, oder?

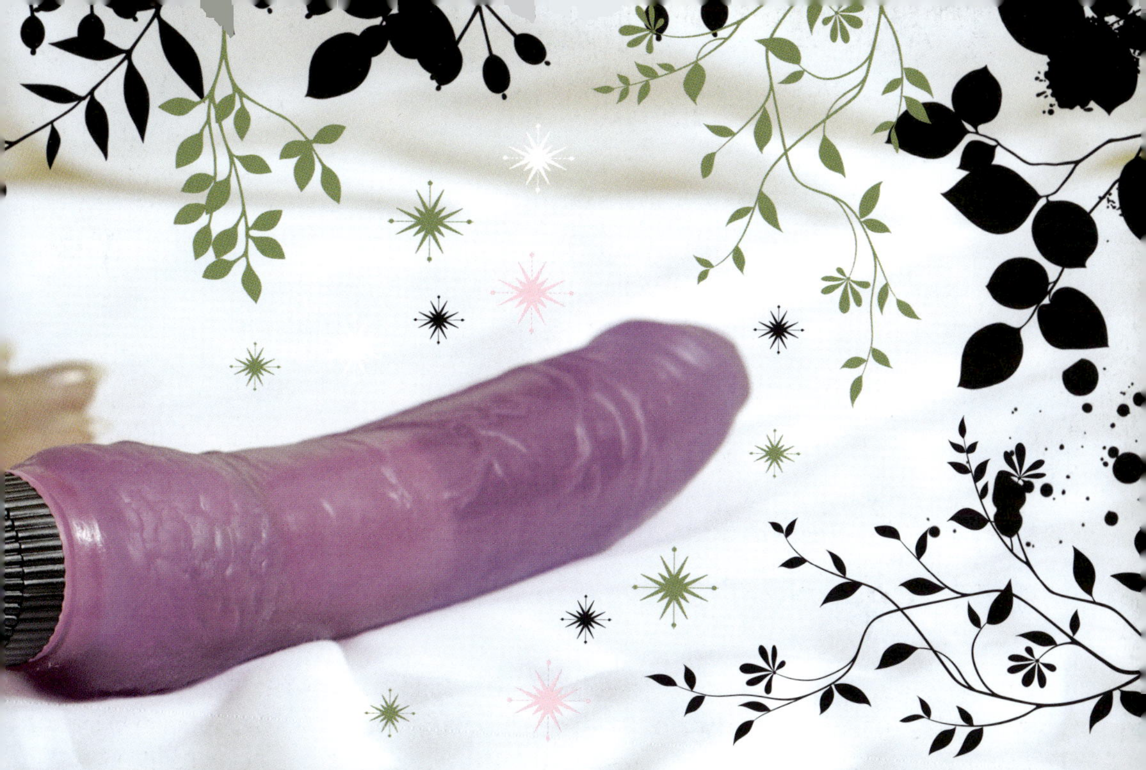

Liebe Hass Liebe Hass Liebe Hass Liebe Hass

Während sich manche sehr für Sexspielzeug begeistern, können andere gar nichts damit anfangen. Aber es kommt auch vor, dass Frauen erst nicht darauf anspringen … bis sie dann doch irgendwann ihr Lieblingsspielzeug entdecken. Haben Sie schon einiges ausprobiert, und es lässt Sie trotzdem kalt? Kein Problem: Dann nehmen Sie einfach einen anderen Weg zum Höhepunkt.

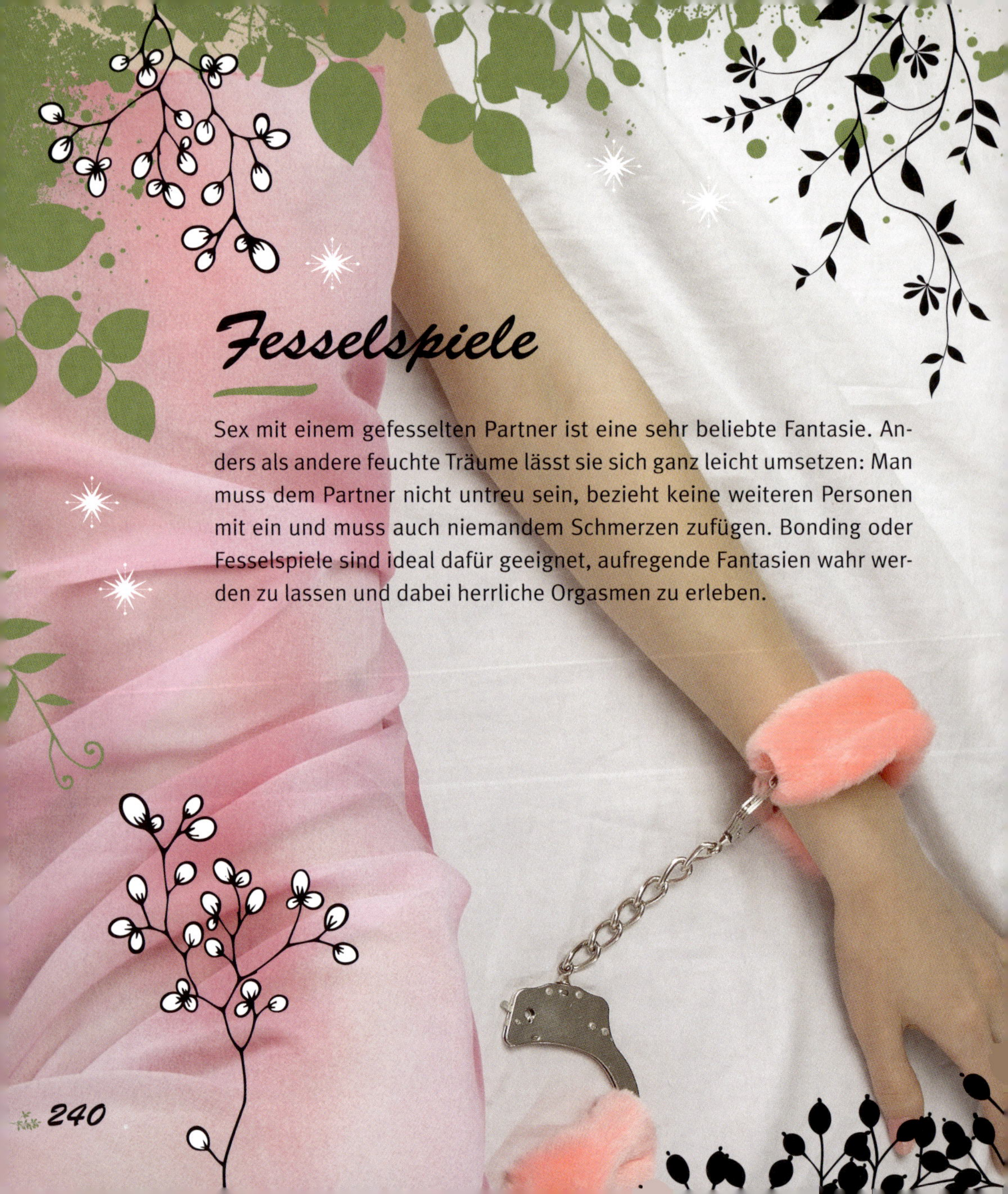

Fesselspiele

Sex mit einem gefesselten Partner ist eine sehr beliebte Fantasie. Anders als andere feuchte Träume lässt sie sich ganz leicht umsetzen: Man muss dem Partner nicht untreu sein, bezieht keine weiteren Personen mit ein und muss auch niemandem Schmerzen zufügen. Bonding oder Fesselspiele sind ideal dafür geeignet, aufregende Fantasien wahr werden zu lassen und dabei herrliche Orgasmen zu erleben.

Trotzdem dürfen Sie unschuldige Fesselspielchen nicht mit Sadomaso-Sex (SM) verwechseln. Letzteres ist ein sexuelles Machtspiel zwischen zwei Partnern, bei dem ganz schön »ausgeteilt« wird, um es mal vorsichtig auszudrücken. Im Vergleich dazu ist Bonding harmlos. Bei beiden Varianten geht es jedoch um Macht. Bei SM straft der Meister den Sklaven mit allerlei kleinen (oder großen) Folterwerkzeugen. Beim Bonding wird der Partner abwechselnd provoziert und verwöhnt. Es handelt sich also um eine gesunde sexuelle Aggression.

Bonding führt oft zum Orgasmus. Natürlich bringt es nichts, wenn Sie eine instinktive Abneigung dagegen haben. So etwas funktioniert nur bei Paaren, die die sanfte Gewalt des Bonding als erotische Belohnung erleben. Die Macht, die der Partner durch das Fesseln besitzt, wird von vielen Frauen als äußerst erregend empfunden: Es bleibt ihnen gar nichts anderes übrig, als sich der Leidenschaft hinzugeben und sich lustvoll zu winden. Manchmal wird seine sexuelle Stimulation zu viel, und dann versuchen sie, den Neckereien des Partners spielerisch auszuweichen. Alle Muskeln spannen sich an – der perfekte Trigger für einen Orgasmus.

Bonding ist für viele Frauen ein Freibrief, sich gehen zu lassen. Sie beugen sich der »entfesselten« Macht des Partners, dem sie rückhaltlos vertrauen, und genießen hemmungslos ... Klingt doch nicht schlecht oder?

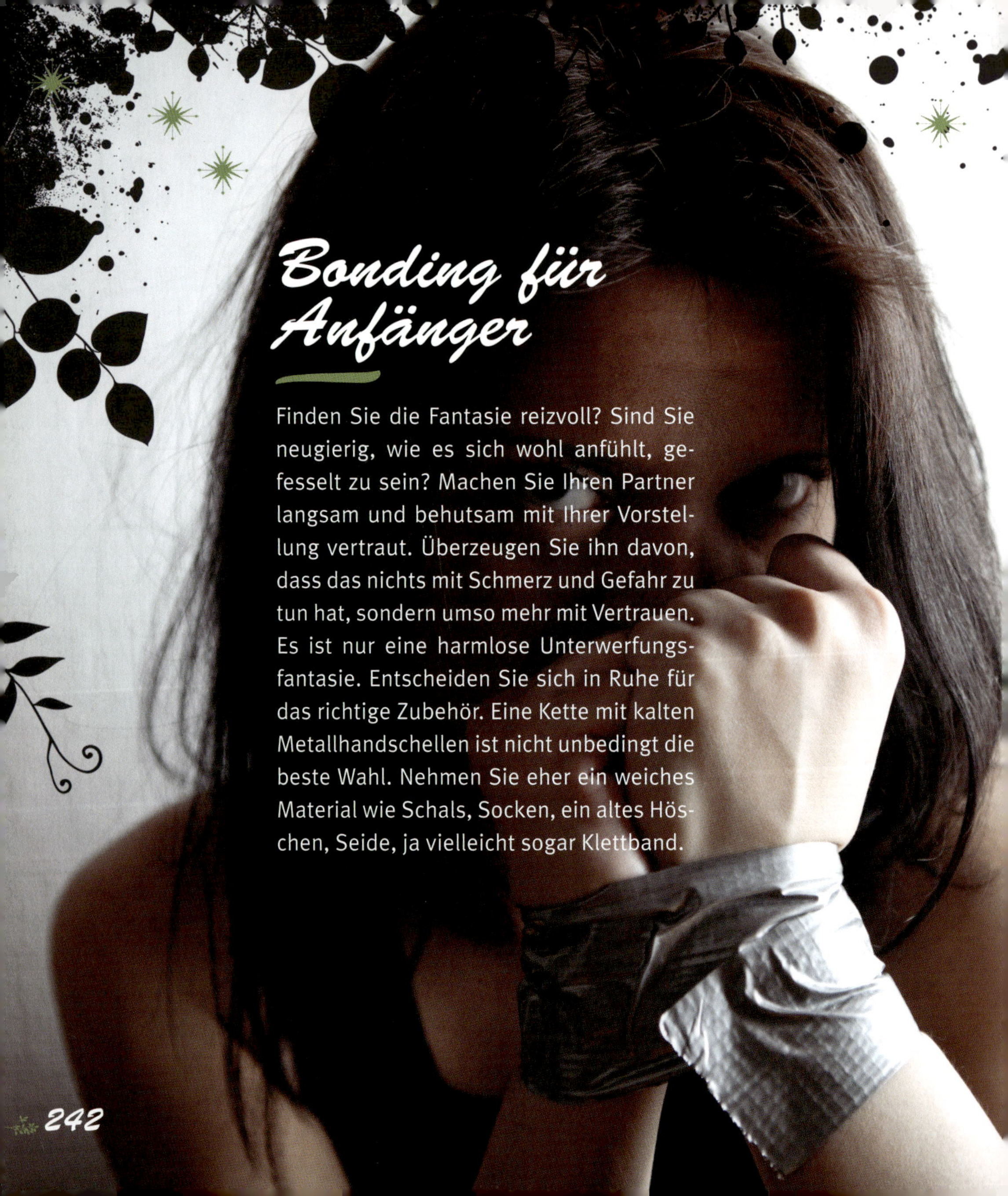

Bonding für Anfänger

Finden Sie die Fantasie reizvoll? Sind Sie neugierig, wie es sich wohl anfühlt, gefesselt zu sein? Machen Sie Ihren Partner langsam und behutsam mit Ihrer Vorstellung vertraut. Überzeugen Sie ihn davon, dass das nichts mit Schmerz und Gefahr zu tun hat, sondern umso mehr mit Vertrauen. Es ist nur eine harmlose Unterwerfungsfantasie. Entscheiden Sie sich in Ruhe für das richtige Zubehör. Eine Kette mit kalten Metallhandschellen ist nicht unbedingt die beste Wahl. Nehmen Sie eher ein weiches Material wie Schals, Socken, ein altes Höschen, Seide, ja vielleicht sogar Klettband.

Tipps für noch mehr Lust:

- Besprechen Sie im Vorfeld, wie Sie gefesselt werden wollen und was Sie auf keinen Fall möchten.
- Binden Sie die Hände anfangs einzeln fest, damit Sie sich nicht zu sehr in die Enge getrieben fühlen.
- Am besten, die Hände werden über dem Kopf und nicht hinter dem Rücken gefesselt. Letzteres ist alles andere als bequem.
- Ziehen Sie die Knoten nicht zu fest, um eine gute Durchblutung zu gewährleisten.
- Anstelle der Hände können Sie auch die Fußgelenke zusammenbinden. Als Frau bleibt Ihnen so immer noch genug Bewegungsfreiheit für alle möglichen Stellungen.
- Der Hals bleibt stets frei! Halsfesseln sind äußerst gefährlich.
- Halten Sie den Partner nicht länger als eine halbe Stunde gefangen.
- Bleiben Sie zusammen, lassen Sie den gefesselten Partner nicht allein.
- Vereinbaren Sie im Vorfeld ein Safeword, möglichst nicht »Stopp«, denn das rutscht Ihnen während des Spiels vielleicht ungewollt heraus.
- Genießen Sie es! Gut möglich, dass der Orgasmus Sie so schnell und heftig überrollt, dass Sie gleich wieder befreit werden wollen.

Intimschmuck

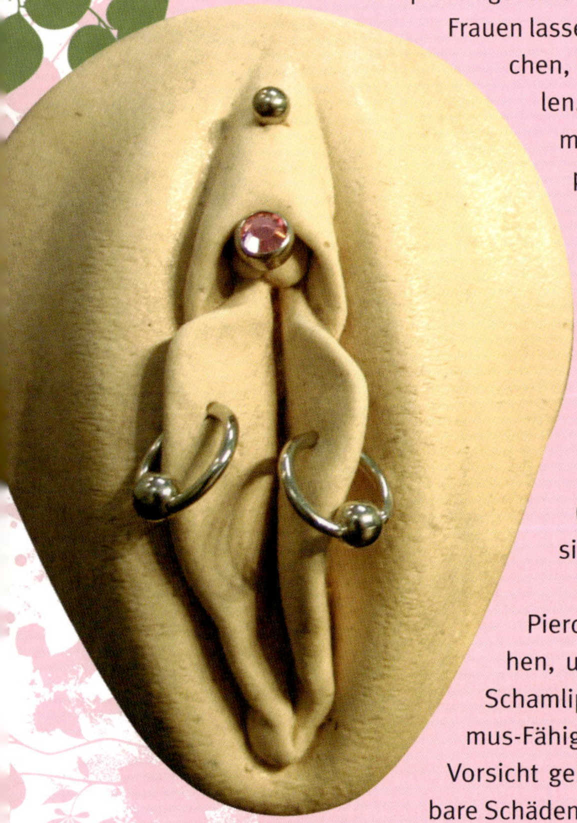

Intimpiercings sind ein nicht unerheblicher Eingriff. Immer mehr Frauen lassen sich ein Klitoris- oder Brustwarzenpiercing machen, weil sie den sexuellen Genuss so erhöhen wollen. Aber funktioniert das wirklich? Das hängt von mehreren Faktoren ab: von der Reaktion Ihres Körpers auf das Piercing und von der Art des Intimschmucks, den Sie verwenden. Leider gibt es keine Garantie, dass Intimschmuck Sie in den siebten Himmel katapultiert. Manche Frauen finden es extrem aufregend, wenn das Piercing beim Masturbieren oder beim Sex mit dem Partner berührt wird. Andere lassen sich ihre intimen Stellen nur piercen, weil sie es ästhetisch finden. Wieder andere, weil sie sich eine (hoffentlich im positiven Sinne) gesteigerte Sensibilität der gepiercten Körperteile versprechen.

Piercings, die vertikal durch die Klitorisvorhaut gehen, unter dem Klitorisschaft und über den äußeren Schamlippen angebracht werden, scheinen die Orgasmus-Fähigkeit noch am ehesten zu erhöhen. Trotzdem ist Vorsicht geboten, denn ein Piercing kann auch unumkehrbare Schäden anrichten. Sich nur wegen Orgasmus-Problemen piercen zu lassen ist keine gute Idee.

Kein Weg zurück

Versorgen Sie nach einem Piercing die Wunde gut. Damit Sie Ihren »Schmuck« genießen können, beachten Sie Folgendes:

- Nur mit Profis arbeiten! Amateure, die an Ihren edelsten Teilen rumpfuschen, kann niemand wollen!
- Weil die Vagina selbstreinigende Eigenschaften besitzt, heilen Vaginapiercings recht gut. Meist dauert es zwei bis sechs Wochen. Versorgen Sie die Wunde in dieser Zeit gründlich, damit es zu keinen Irritationen oder Entzündungen kommt.
- Sollte sich die Wunde röten, jucken oder andere Beschwerden machen, wenden Sie sich sofort an Ihren Piercer oder Arzt.
- Sport und eng anliegende Kleidung sind fürs Erste tabu.
- Weiteren Schmuck bringen Sie am besten erst nach einigen Monaten an. Geben Sie Ihrem Körper Zeit, sich an den Schmuck zu gewöhnen, bevor Sie ihn austauschen und statt des Rings zum Beispiel einen Stecker, Mond oder Halbring anbringen.

Neben Klitoris und Brustwarzen gibt es noch sieben weitere beliebte Stellen für Intimschmuck bei Frauen:

1. Äußere Schamlippen **2.** Innere Schamlippen **3.** Klitorisvorhaut (oder Klitorishaube) **4.** Unter dem Klitorisschaft **5.** Über der Klitoris, wo die äußeren Schamlippen zusammentreffen **6.** Ins Perineum (Damm) **7.** Auf der Höhe der Harnröhre (»Prinzessin Albertina«)

Ihr Orgasmus ALS BELOHNUNG: Ein Extra-Kapitel für Männer

»Die männliche Sexualität unterscheidet sich sehr von der weiblichen. Männern können allein mithilfe des Penis zum Höhepunkt kommen. Kein weiteres Körperteil muss enthüllt, erregt oder gestreichelt werden. Der männliche Orgasmus scheint praktisch wie aus dem Nichts zu kommen: Anders als bei mir liegt er stets auf der Lauer.«

Sallie Tisdale

(u. a. Autorin von Talk Dirty to Me: An Intimate Philosophy of Sex*)*

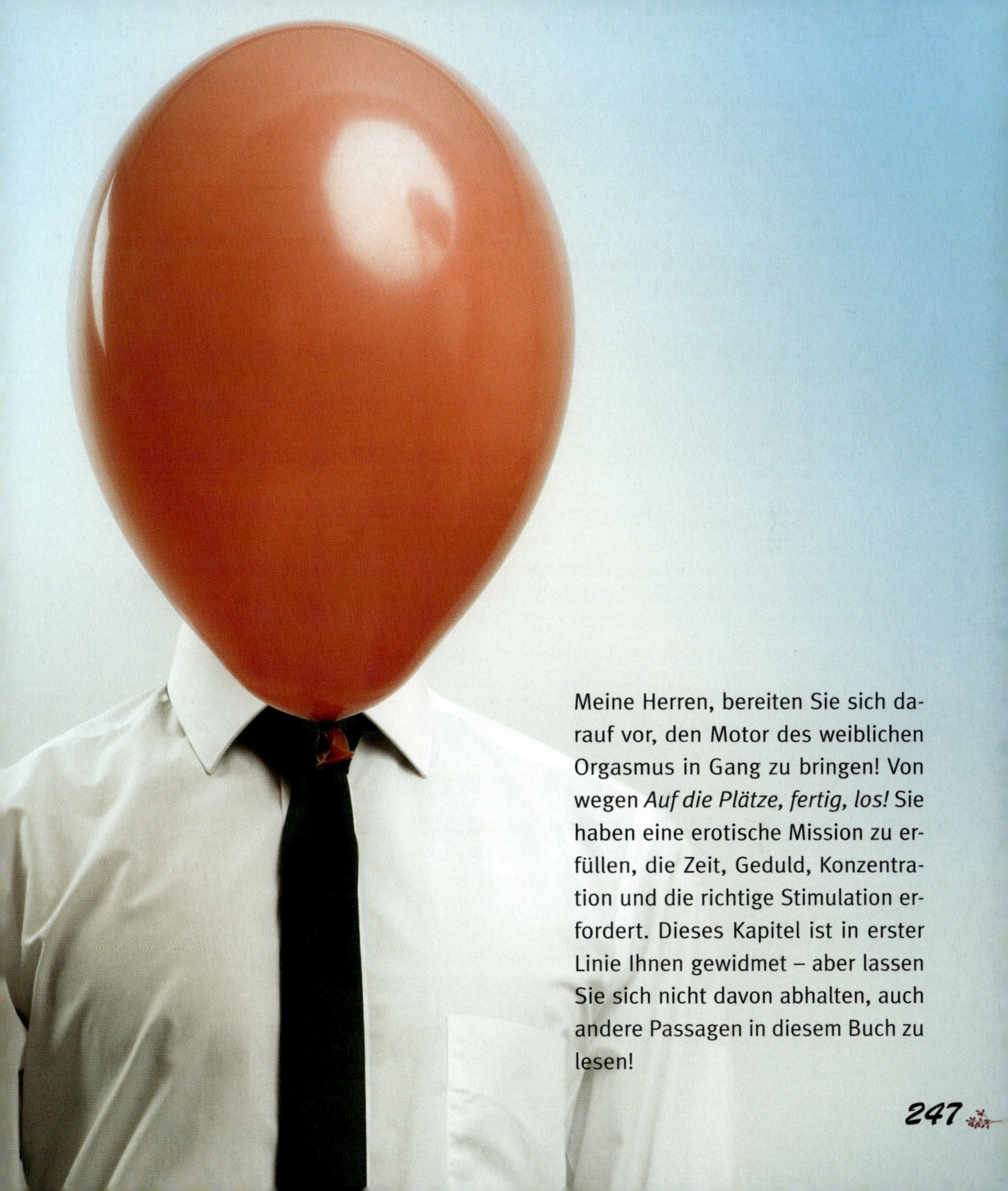

Meine Herren, bereiten Sie sich darauf vor, den Motor des weiblichen Orgasmus in Gang zu bringen! Von wegen *Auf die Plätze, fertig, los!* Sie haben eine erotische Mission zu erfüllen, die Zeit, Geduld, Konzentration und die richtige Stimulation erfordert. Dieses Kapitel ist in erster Linie Ihnen gewidmet – aber lassen Sie sich nicht davon abhalten, auch andere Passagen in diesem Buch zu lesen!

3/4 vs. 1/4

Während 75 Prozent der Männer beim Sex zum Orgasmus gelangen, schaffen das nur 30 Prozent der Frauen. Etwa nur eine von vier kommt also beim Liebesspiel zum Höhepunkt. An und für sich ist das keine Katastrophe, aber beruhigend sind diese Zahlen auch nicht gerade. Also krempeln Sie die Ärmel hoch: Es gibt noch viel zu tun!

Wie lange?

Während Männer durchschnittlich fünf Minuten bis zum Orgasmus brauchen, dauert es bei Frauen oft mindestens 20 Minuten. Untersuchungen der berühmten Sexualforscher Masters & Johnson haben ergeben, dass 92,3 Prozent der Frauen, die von ihrem Partner ein 20-minütiges, sie richtig stimulierendes Vorspiel erhalten, zum Höhepunkt kommen.

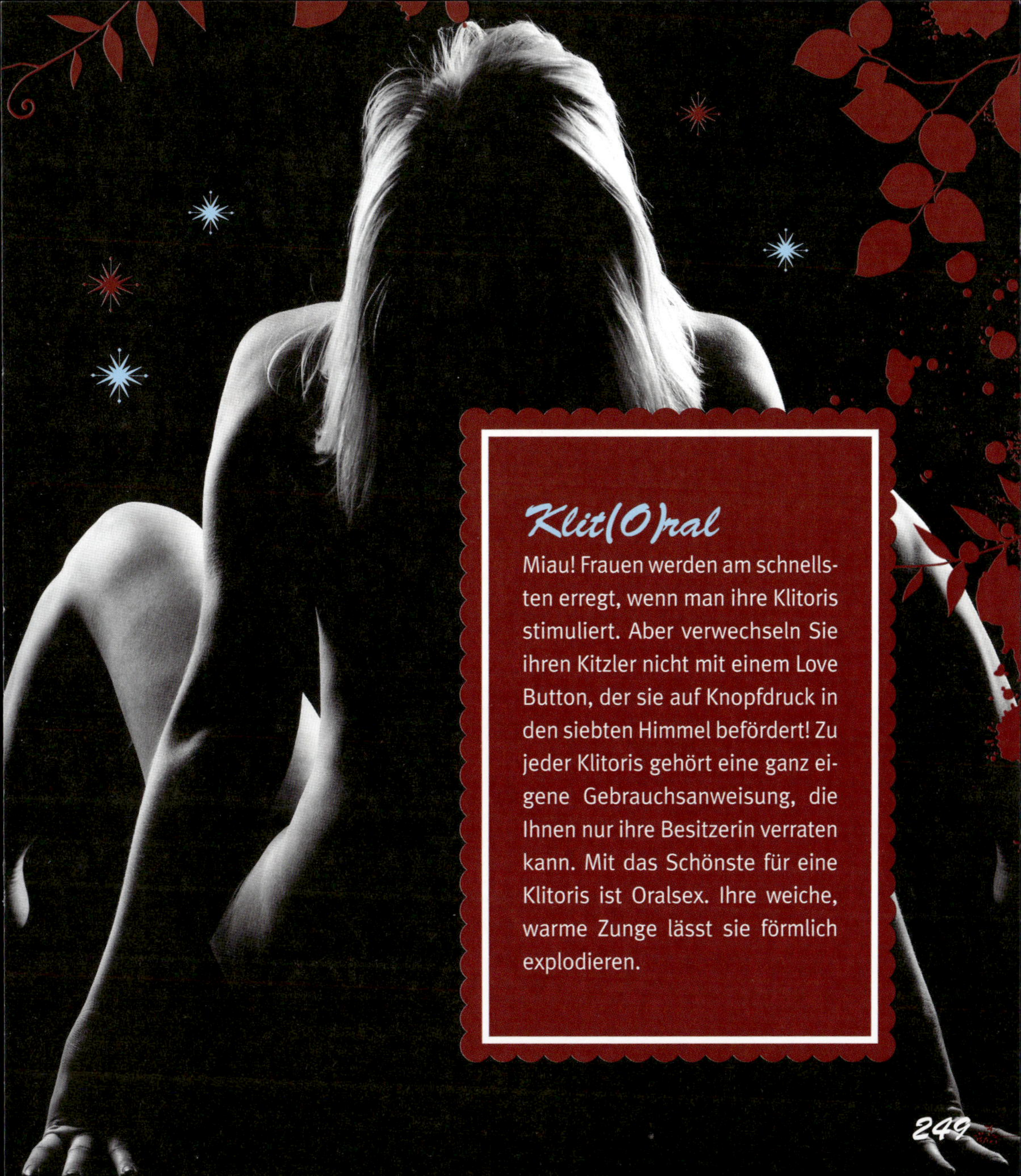

Klit(O)ral

Miau! Frauen werden am schnellsten erregt, wenn man ihre Klitoris stimuliert. Aber verwechseln Sie ihren Kitzler nicht mit einem Love Button, der sie auf Knopfdruck in den siebten Himmel befördert! Zu jeder Klitoris gehört eine ganz eigene Gebrauchsanweisung, die Ihnen nur ihre Besitzerin verraten kann. Mit das Schönste für eine Klitoris ist Oralsex. Ihre weiche, warme Zunge lässt sie förmlich explodieren.

So machen Sie eine gute Figur im Bett: Sechs Orgasmus-Tipps

Ein geschickter Liebhaber ist so viel wert wie zwei. Sechs Tipps, mit denen Sie ihr zum Orgasmus verhelfen können:

- Sex macht Spaß, auch wenn sie nicht zum Höhepunkt kommt. Das heißt nicht, dass sie Sie nicht liebt oder das Liebesspiel nicht genießt. Gehen Sie lieber auf sie ein, statt sich Sorgen zu machen. Wenn Sie beide fest daran glauben und gelassen bleiben, wird sich der Orgasmus schon einstellen.
- Finden Sie heraus, was sie am meisten erregt, und werden Sie ein Meister darin. Die meisten Frauen wünschen sich, dass ihre Klitoris verwöhnt wird, auch Oralsex kann sie über die Orgasmus-Schwelle tragen. Vorausgesetzt, sie steht darauf.

Eine breit angelegte amerikanische Studie zu Sexualverhalten und Gesundheit ergab, dass die meisten Männer sich im Bett überschätzen. 85 Prozent glaubten, ihre Partnerin wäre zum Höhepunkt gekommen, obwohl das nur bei 65 Prozent der Frauen der Fall war. Diese »Orgasmus-Kluft« entsteht, weil die Herren sich zu schnell mit ihrem eigenen Höhepunkt zufrieden geben und sich nur wenig um die weibliche Lust kümmern. Aber Sie legen sich mehr ins Zeug, versprochen?

* Hatte Ihre Partnerin noch nie einen Orgasmus? Vergessen Sie nicht, dass sie für ihren ersten Höhepunkt selbst verantwortlich ist. Geben Sie ihr die Möglichkeit, durch Masturbation herauszufinden, was sie am meisten mag, und schalten Sie sich erst anschließend ein. Viele Frauen haben Angst zu masturbieren, befürchten, ihren Partner dadurch zu verprellen. Der Gedanke, dass Männer masturbierende Frauen geil finden, kommt ihnen erst gar nicht. Sagen Sie ihr, dass Sie Selbstbefriedigung okay finden.
* Kommt Ihre Partnerin nur durch Masturbieren zum Orgasmus? Dann leidet sie an einem Syndrom, das einige von Ihnen vom Pissoir kennen dürften: Sie kann es in Gesellschaft einfach »nicht laufen lassen«. Sie weiß genau, wie's geht, aber kaum ist sie nicht mehr allein, setzt sie sich zu sehr unter Druck. Liebkosen Sie ihren Körper, und versichern Sie ihr, dass Sie alle Zeit der Welt haben. Falsche Schamgefühle sind hier fehl am Platz: Verlieren Sie alle Hemmungen!
* Begleiten Sie sie zum ersten Mal zum Orgasmus? Dann schlagen Sie ihr vor, zu masturbieren, und schauen Sie genau zu! Stellen Sie Fragen, um zu lernen, wie Sie ihr höchste Befriedigung verschaffen können.
* Wenn Sie denken »Jetzt müsste sie doch ausreichend erregt sein«, kommt sie oft gerade erst in Fahrt. Wollen Sie die Stellung oder Stimulation ändern, fragen Sie lieber vorher nach. Penetrieren Sie sie stattdessen gleich, kann es sein, dass ihre Lust dahinschmilzt wie Schnee in der Sonne.

Machen Sie uns scharf, Mister!

Weil bei Frauen das Gehirn *das* Orgasmus-Organ schlechthin ist, kommt es vor allem aufs Vorspiel und die richtige Atmosphäre an. Die Qualität des Vorspiels ist entscheidend für ihren Höhepunkt. Schenken Sie ihr deshalb ausreichend Aufmerksamkeit. Streicheln, liebkosen und küssen Sie sie, bis sie richtig loslassen und sich ihrer Erregung ganz hingeben kann. Je mehr Sie sie stimulieren und scharf machen, desto besser wird das Liebesspiel. Kein schlechter Tausch für ein bisschen Aufmerksamkeit oder?

Wie machen Sie sie scharf?

- Streicheln Sie ausgiebig ihren Schamhügel, die äußeren Schamlippen und die Leistengegend. Vermeiden Sie grobe Berührungen der erogenen Zonen.
- Benutzen Sie Gleitmittel, um einer Überempfindlichkeit von inneren Schamlippen und Klitoris vorzubeugen.
- Ziehen Sie ihre Schamlippen vorsichtig auseinander, um besser an die Klitoris zu kommen.

Fassen Sie sie nicht so an, wie Sie es bei sich gern hätten. Frauen mögen es zärtlicher. Achten Sie auf ihr »hmmmm«, »jaaaa«, »schneller«, »höher«, »mehr«, auf ihre Atmung, ihre Bewegungen und andere Hinweise.

- Bilden Sie mit zwei Fingern ein V, und pressen Sie sie auf den Bereich *um* die Klitoris. Variieren Sie den Druck, und streicheln Sie sie bei positiver Reaktion dort dann vorsichtig.
- Legen Sie Ihre Finger auf ihre Klit, und machen Sie kleine kreisende Bewegungen. Sie können die Klitoris sanft zwischen Daumen und Zeigefinger kneten oder »rollen« oder vorsichtig in den Kitzler kneifen oder daran »drehen«.
- Manche Frauen genießen es sehr, wenn an ihrer Klitoris gezogen wird. Wirklich packen können Sie sie nicht, aber schon der Versuch ist stimulierend genug.
- Beschreiben Sie mit zwei oder drei Fingern eine Acht nach der anderen zwischen ihren Beinen. Dort, wo sich die Linien kreuzen, befindet sich ihr Kitzler, den Sie vorsichtig berühren.
- Manche Frauen mögen es sehr, klitoral und vaginal stimuliert zu werden. Bleibt der vaginale Reiz aus, zieht sich die Innenseite der Vagina schmerzhaft zusammen. Führen Sie zwei Finger ein, und machen Sie dann mit dem Zeigfinger eine lockende Bewegung in Richtung Nabel. Eine weitere Möglichkeit sind drehende, pumpende Bewegungen an der Vaginalöffnung.

Zeigen Sie ihr, wie aufregend Sie das alles finden. Ein Partner, der nur seine Pflicht tut, bevor er zum »eigentlichen Teil« übergehen kann, ist mehr als abtörnend.

Lecken für Anfänger

Die meisten Frauen schmelzen bei Oralsex oder Cunnilingus dahin (siehe auch das Kapitel »Alle mal klitoral«). Für einen Mann klingt das erst mal einladend, aber bevor es losgeht, sollten Sie ein paar Dinge wissen:

- Bevor Sie loslegen, sollten Sie sicherstellen, dass Sie es auch beide wirklich wollen, denn sonst kann von Genuss keine Rede sein (und schon gar nicht von einem Orgasmus).
- Sie das erste Mal oral zu befriedigen ist gar nicht so einfach: Erkundigen Sie sich, was sie mag oder nicht mag, damit es für beide Seiten ein Gewinn wird.
- Ihre Vorlieben können sich ändern. Was sie gestern scharf fand, findet sie heute möglicherweise fad. Lassen Sie sich nicht entmutigen, sondern versuchen Sie erst recht, einen Orgasmus für sie herauszukitzeln! Hat sie wirklich keine Lust, drängen Sie sie nicht, denn das könnte die ganze Atmosphäre ruinieren. Sie berühren sie schließlich an ihrer empfindlichsten Stelle.
- Die Klitoris ist äußerst sensibel und möchte gern mit Samthandschuhen angefasst werden. Variationen im Leckmuster und zusätzliche Streicheleinheiten deshalb nicht vergessen! Das hilft ihr, erregt zu werden, und Ihnen, entspannt zu bleiben. Eine Viertelstunde Lecken kann einen ziemlich steifen Nacken und gefühllose Lippen hervorrufen. Und davon hat schließlich niemand was!

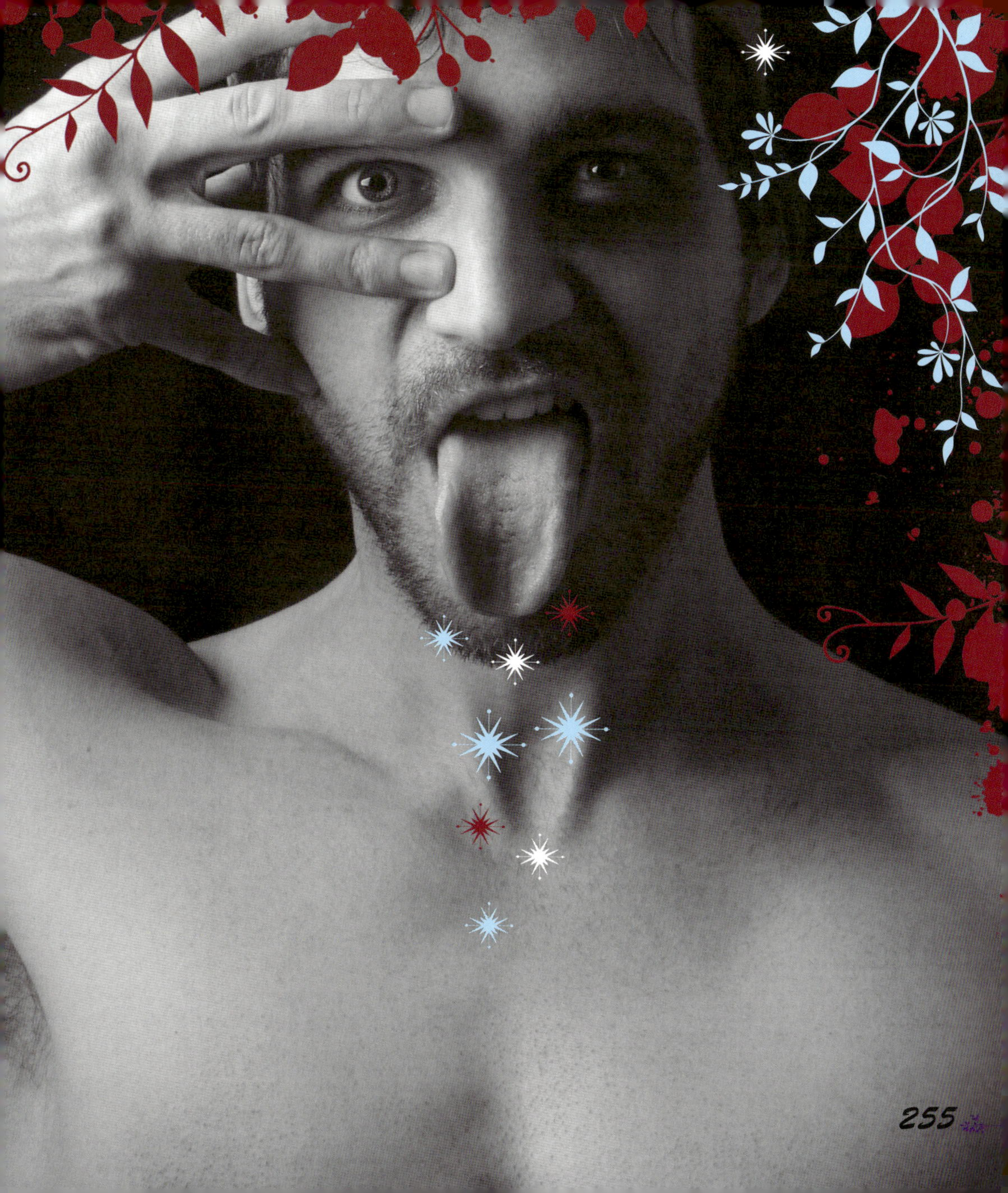

Wer brav ist, wird belohnt

Über Geschmack lässt sich bekanntlich streiten, deshalb sollte man wissen, was es alles für Möglichkeiten gibt. Hier kommt ein echtes Verwöhn-Menü, bestehend aus elf Gängen: Ich kann nur raten, mal von allem zu kosten – wetten, Sie finden Ihr Lieblingsgericht?

- Zeigen Sie ihr, was Sie alles können! Beginnen Sie mit ihrem Oberkörper. Sinnliches Streicheln, Küsse und Leckeinheiten von den Brustwarzen bis zum Schamhaar sorgen dafür, dass sie stöhnt vor Lust. Unter die Gürtellinie gehen Sie erst, wenn sie schon richtig erregt ist.
- Streicheln und lecken Sie ihre Leistenregion, die Innenseite ihrer Schenkel und die Kniekehlen. Dann dasselbe mit ihrem anderen Bein, nur in der umgekehrten Richtung. Windet sie sich schon vor Lust? Bloß nicht aufhören!
- Zeigen Sie Ihrer Partnerin, wie sehr Sie es genießen, sie oral zu befriedigen. Würdigen Sie ihre Vagina, ihren Duft und Geschmack. Zeigen und sagen Sie ihr, wie geil Sie das finden, und sehen Sie ihr beim Lecken ab und zu tief in die Augen, während Sie ebenfalls stöhnen vor Lust.
- Eine bequeme Haltung beim Cunnilingus ist Gold wert. Vor allem, wenn der entscheidende Moment naht. Vorschläge finden Sie im Abschnitt »Goldene Stellungen« – natürlich können Sie sich auch selbst welche ausdenken!
- Spreizen Sie ihre Schamlippen mit den Fingern, und suchen Sie nach ihrer Klitoris. Manchmal muss man leicht an ihr zupfen oder die Klitorisvorhaut zurückschieben, um den Lustknopf zu finden. Entdecken, streicheln und necken Sie – und genießen Sie es!
- Lecken Sie mit der Zunge langsam über die inneren Schamlippen, und machen Sie dann weit ausholende Zungenbewegungen um ihre Klitoris. Umrunden Sie ihren Kitzler, und lassen Sie Ihre Zunge anschließend über die Lustperle tanzen. Achten Sie auf ihre Reaktion, denn manchen Frauen ist eine direkte Stimulation zu viel. Sie können auch an dem Gewebe neben der Klitoris saugen.

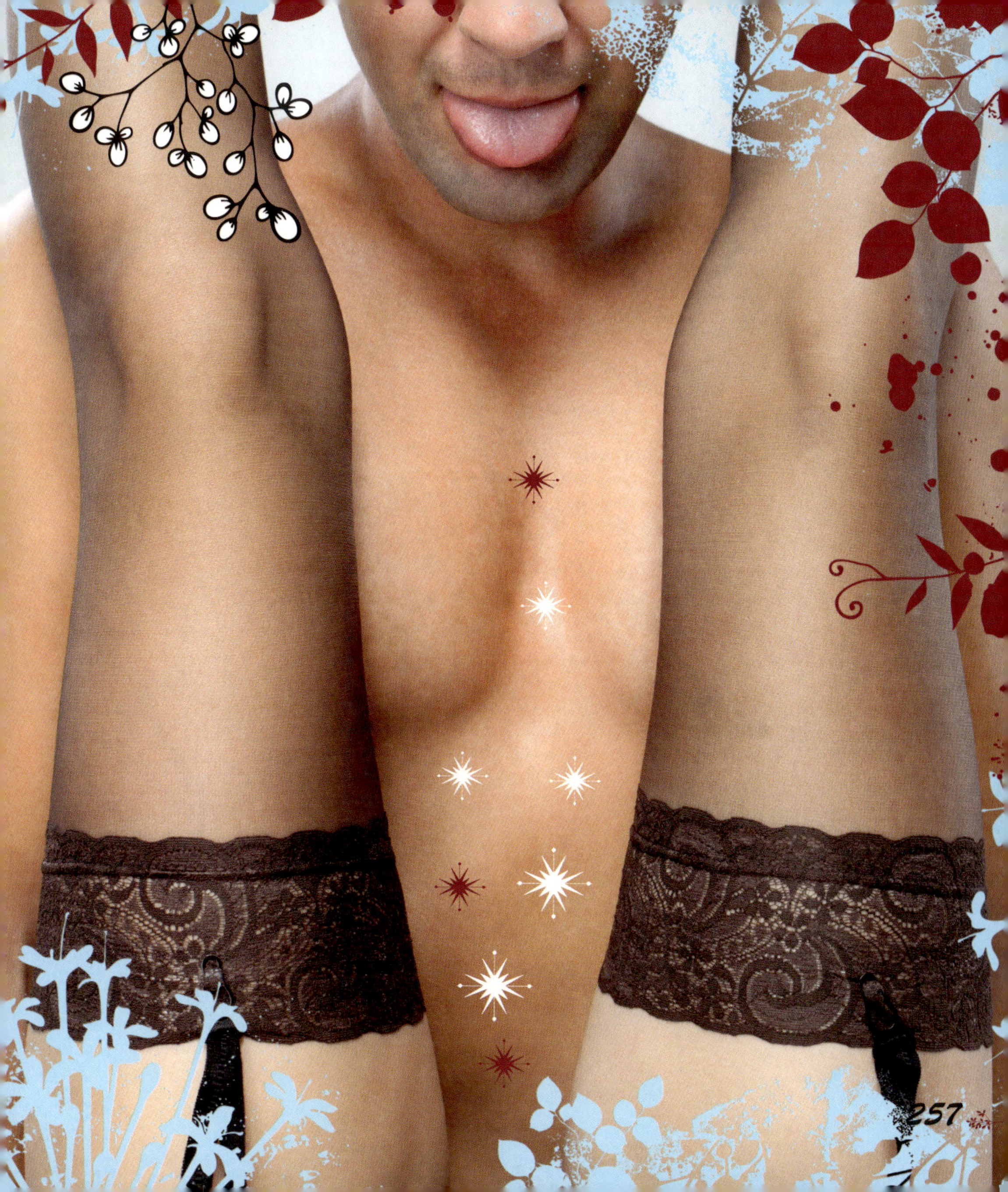

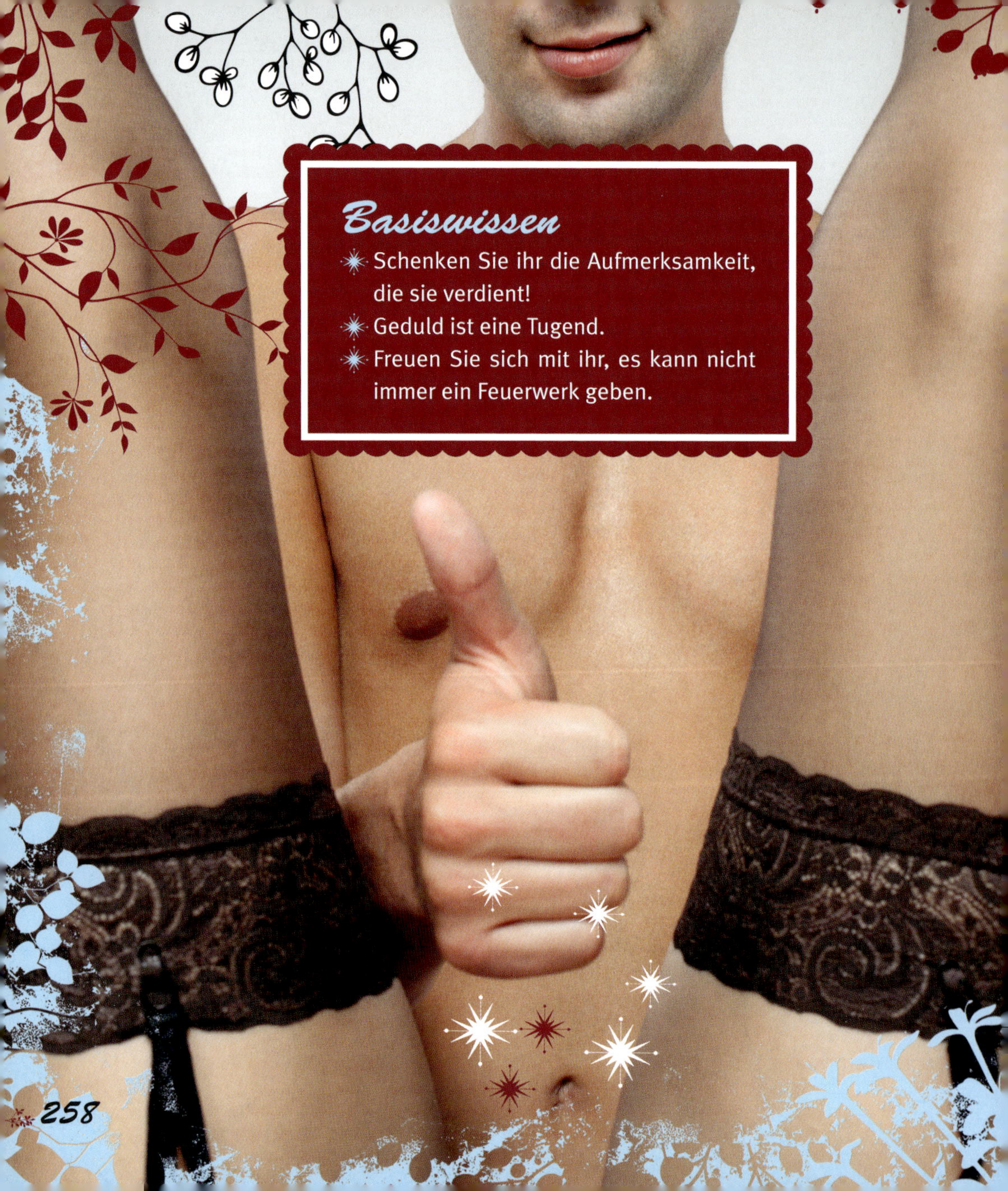

Basiswissen

- Schenken Sie ihr die Aufmerksamkeit, die sie verdient!
- Geduld ist eine Tugend.
- Freuen Sie sich mit ihr, es kann nicht immer ein Feuerwerk geben.

Cunnilingus ist keine Prüfung, bei der Ihr ganzes Wissen auf einmal gefragt ist. Abwechslung macht Freude, zu viel Abwechslung nervt. Frauen mögen einen regelmäßigen, stetigen Leckrhythmus.

- Mag sie direkte Stimulation? Spitzen Sie Ihre Lippen um ihre Klitoris, und saugen Sie sanft (!) daran. Wechseln Sie das mit Leckbewegungen *um* ihre Klitoris ab, damit sie alle Empfindungen richtig genießen kann.
- Bringen Sie Abwechslung in den Leckrhythmus. Umrunden Sie die Klitoris, necken Sie sie mit der Zungenspitze (nicht zu spitz!), dann wieder mit der ganzen Zunge. Sie sind eine sanfte Brise, die mithilfe Ihres Mundes, Ihrer Zunge, Ihrer Lippen, ja sogar Ihrer Nase Lustwellen bei ihr auslöst.
- Konzentrieren Sie sich nicht nur auf die Klitoris. Der Körper Ihrer Partnerin wimmelt nur so von erogenen Zonen. Im Abschnitt »Wrumm, wrumm: Starten wie ein Profi« finden Sie ihre empfindlichsten Körperstellen.
- Während Sie ihre Klitoris mit der Zunge berühren, können Sie mit den Fingern Wunder bewirken: Streicheln Sie ihre Schamlippen, kneifen Sie in ihre Brustwarzen, streichen Sie ihr über den Rücken, oder stecken Sie einen Finger in ihre Vagina. Manche Frauen finden sogar einen feuchten Finger im Anus erregend. Variieren und kombinieren Sie verschiedene Strategien, damit sie genießt und Sie verschnaufen können.
- Behalten Sie sie im Auge! Achten Sie auf ihre Atmung, auf Muskelzuckungen, Stöhnen und lustvolles Sichwinden. Kommt sie Ihnen mit der Hüfte entgegen? Dann steht sie kurz vor dem Höhepunkt und bittet Sie, genauso weiterzumachen. Oder aber ihre Vagina will unbedingt mit Ihren wunderbaren Fingern gefüllt werden.
- Frauen kurz vor dem Orgasmus versteifen sich oft: Das ist der Moment, um genauso weiterzumachen, aber den Druck zu erhöhen und den Rhythmus zu beschleunigen. Drastische Veränderungen kurz vor ihrem Höhepunkt sind jetzt fatal. Hören Sie bloß nicht mit den Intimküssen auf, bevor sie gekommen ist. Während sie kommt, drücken Sie die flache Zunge auf ihren Kitzler und lecken weiter. Nehmen Sie die Zunge erst weg, wenn sie es sagt. Weibliche Orgasmen dauern nämlich viel länger als männliche.

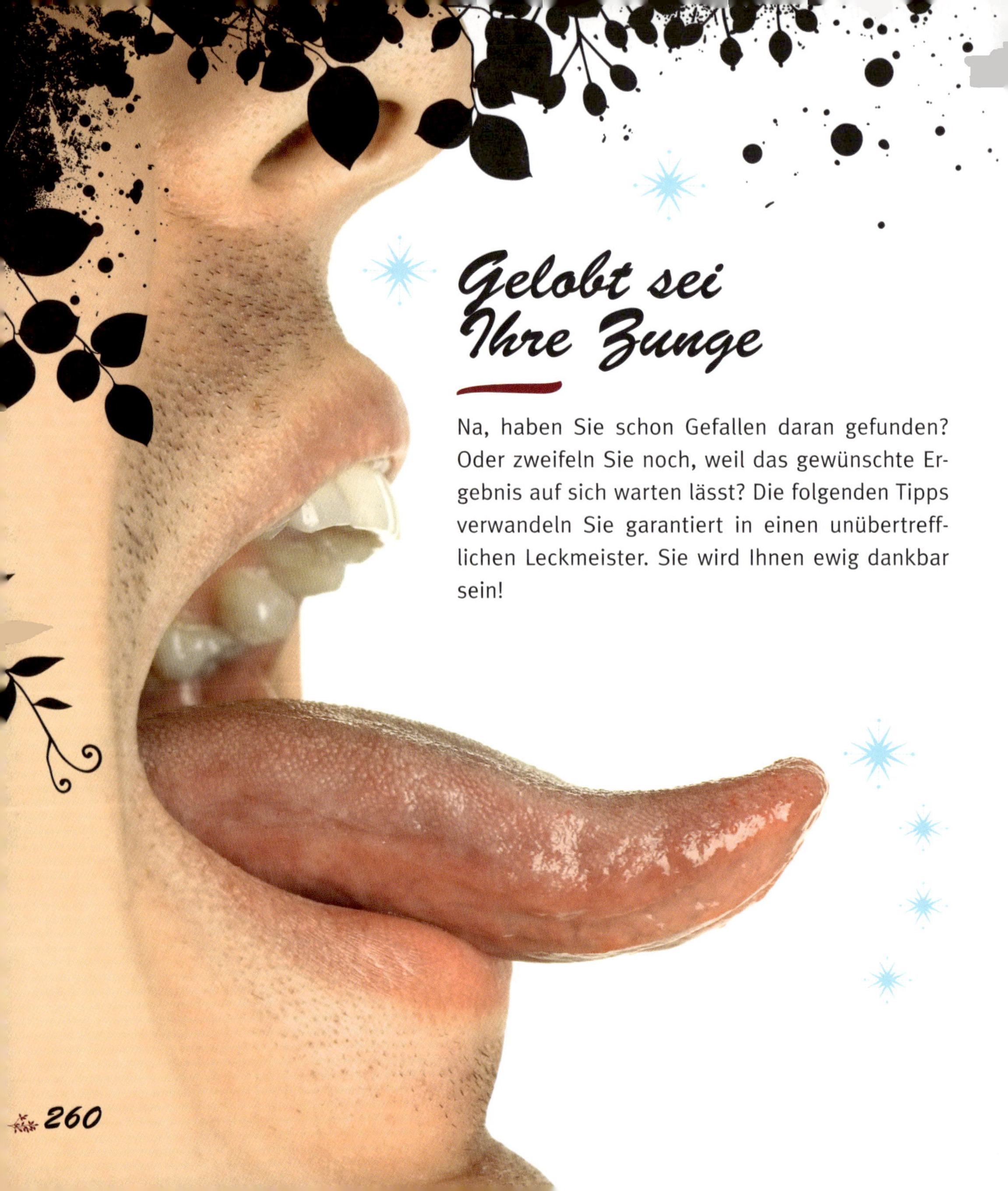

Gelobt sei Ihre Zunge

Na, haben Sie schon Gefallen daran gefunden? Oder zweifeln Sie noch, weil das gewünschte Ergebnis auf sich warten lässt? Die folgenden Tipps verwandeln Sie garantiert in einen unübertrefflichen Leckmeister. Sie wird Ihnen ewig dankbar sein!

Die Zitterzunge

Ahmen Sie einen Vibrator nach, indem Sie ihre Klitoris ganz schnell hintereinander nur mit der Zungenspitze berühren. Wetten, sie fährt total darauf ab?

Die Wirbelzunge

Fahren Sie mit Ihrer nicht zu sehr gespitzten Zunge blitzschnell über ihren Klitorisschaft. Kleine, feine, aber nicht zu weit ausholende Bewegungen! Kurz bevor sie kommt, lecken Sie in raschem Rhythmus über ihre Klitoris. Aber nur, wenn ihr Kitzler nicht zu empfindlich ist.

Die feste Zunge

Drücken Sie Ihre Zungenspitze gegen ihren Klitorisschaft, und wackeln Sie vorsichtig damit. Diese Zungenbewegung lieben Frauen, die multiple Orgasmen haben und nach ihrem ersten Höhepunkt etwas fester angefasst werden wollen.

Der Zungenfick

Diesmal bespielen Sie ihre Klit nicht mit Ihrer Zunge, sondern mit Ihren Händen. Die Zunge kreist währenddessen um ihre Vagina. Sie können auch Rein-raus-Bewegungen machen, aber die dürfte sie kaum spüren.

Die heilige Dreifaltigkeit

Das ist nur etwas für fortgeschrittene Zungenzauberer, und auch nur dann, wenn sie die anale Stimulation liebt. Stecken Sie einen Finger in ihre Vagina, und streichen Sie über ihr Perineum (beziehungsweise über ihren Damm, also das Stück zwischen Vagina und Anus). Oder Sie stecken einen Finger in ihren Anus, während Ihre Zunge die Klitoris Ihrer Partnerin stimuliert. Wichtig ist, dass Druck und Rhythmus überall gleich sind.

Die Lollimethode

Bilden Sie mit Ihren Fingern ein V um die Klitorisvorhaut. Ihr Handballen ruht auf ihrem Schamhügel. Dann schiebt sich Ihre Zunge immer schneller unter die Klitorishaube. Erst wenn Ihre Liebste fast explodiert, lecken Sie ihre Klitoris, um sie zum Orgasmus zu bringen.

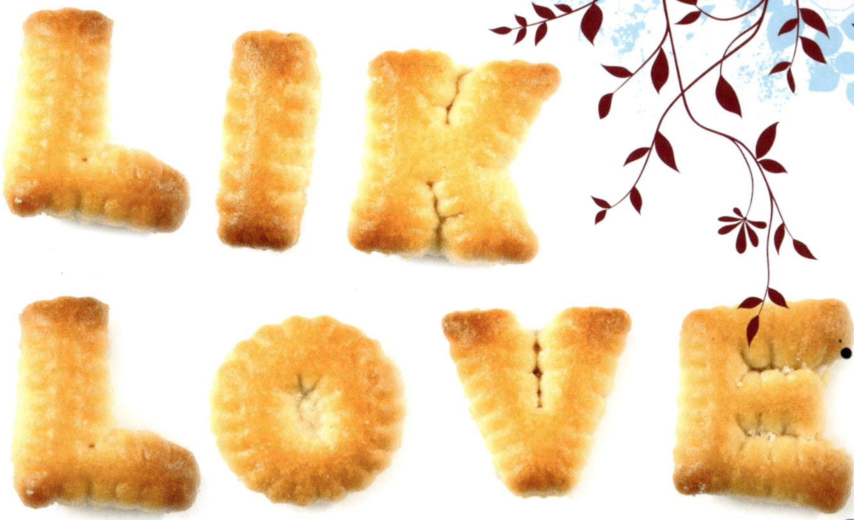

Lecken Sie das Alphabet

Sie von A bis Z zu lecken hat viele Vorteile! Sie bleiben aufmerksamer und bespielen ihre Klitoris aus allen möglichen Richtungen. Und sie wird von Ihrem regelmäßigen, stetigen Lecken begeistert sein. Mehr braucht sie nicht für höchsten Genuss! Humor im Bett kann nie schaden. Fragen Sie sie, welcher Buchstabe ihr am besten gefällt. Es gibt Meister im Buchstaben W, aber auch der Gedankenstrich kommt gut!

Die Zeit vergeht wie im Flug

Dass Frauen ungefähr vier Mal so lange zum Orgasmus brauchen als Männer, dürften Sie inzwischen wissen. Patentrezepte, wie lange Sie was genau tun müssen, um sie zum Höhepunkt zu bringen, gibt es allerdings nicht. Jede Frau ist anders, hinzu kommt, dass ein und dieselbe Frau auf identische Stimulationen nicht immer gleich reagiert.

Was Oralsex anbelangt, haben Sie schon einige gute Ratschläge mit auf den Weg bekommen. Zu guter Letzt noch ein wichtiger Tipp: Eine Leck-Session sollte so lange dauern, bis sie gekommen ist. Normalerweise muss eine Frau zwischen 15 und 45 Minuten gut geleckt werden, bevor es so weit ist. In unter 15 Minuten wird die Durchschnittsfrau nämlich nicht ausreichend erregt. Bei mehr als 45 Minuten riskieren Sie wiederum eine Überreizung. Eines steht jedoch fest: Wenn man sich wirklich amüsiert, vergeht die Zeit wie im Flug!

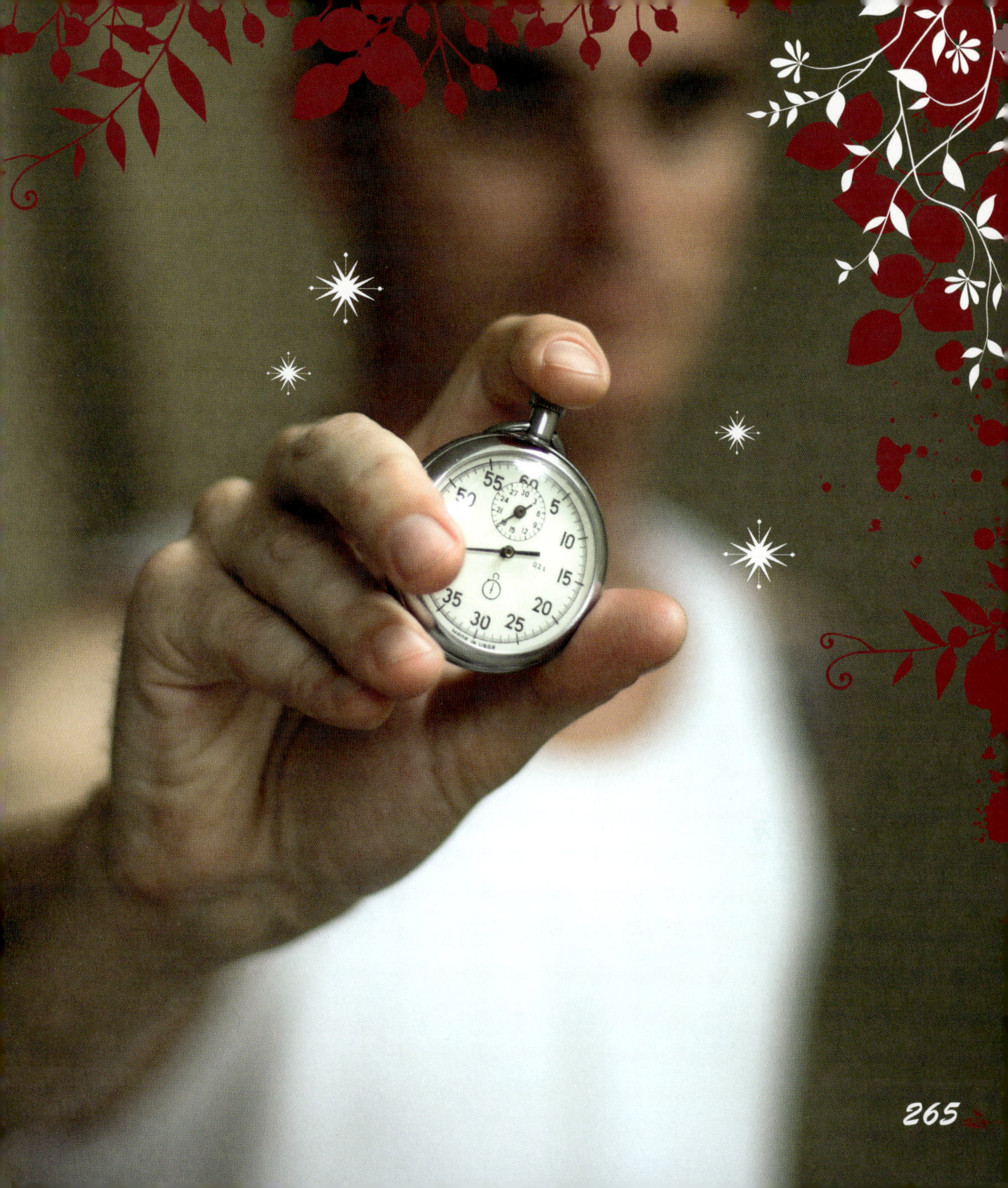

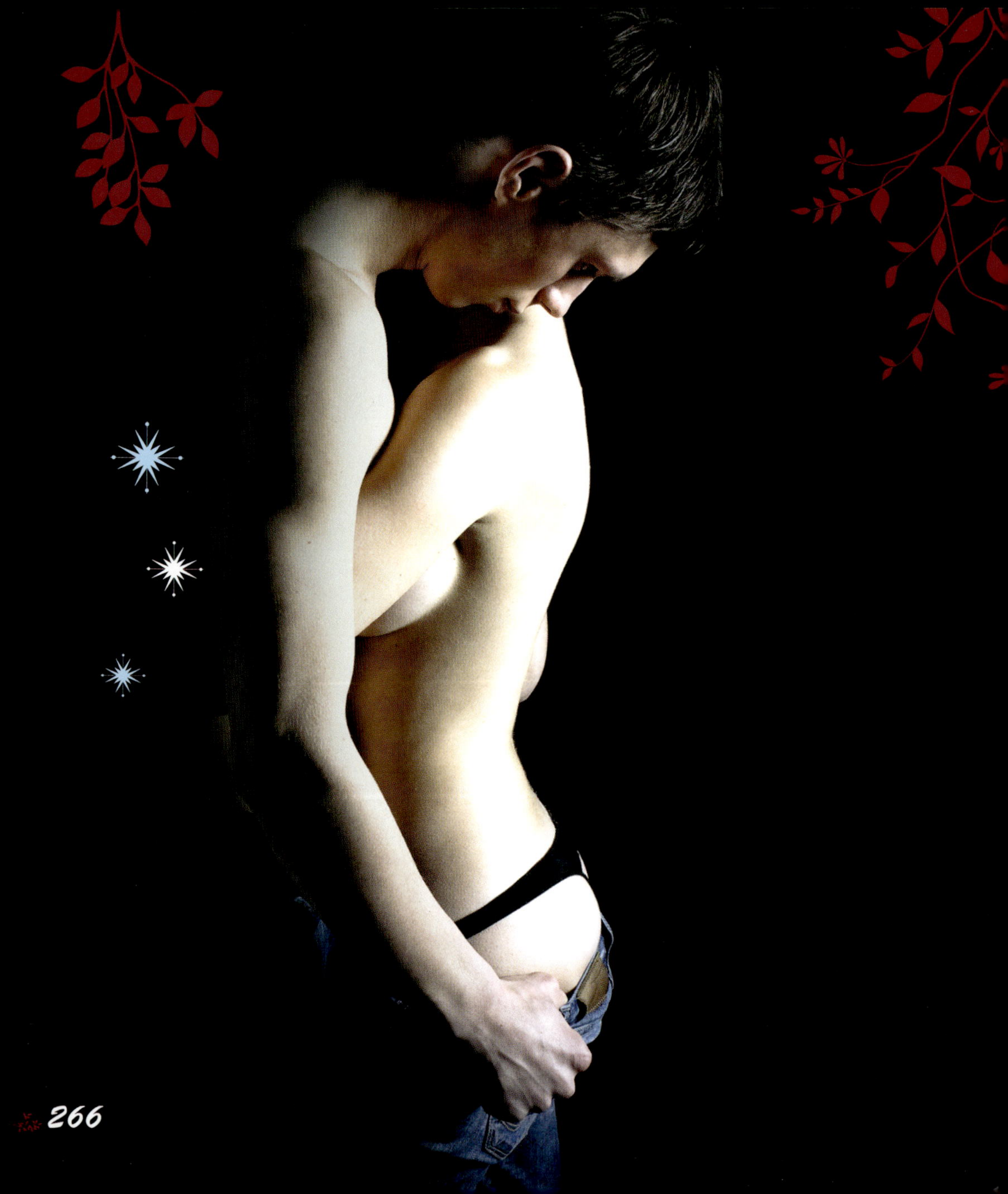

Rat und Tat

Während Männer am einfachsten und schnellsten durch Penetration zum Orgasmus kommen, ist es bei Frauen komplizierter. Oft hat sie lange gebraucht, bis sie gelernt hat, wie sie allein am besten kommt. Der nächste Schritt besteht darin, es mit dem Partner zu schaffen. Erst dann kann man versuchen, gleichzeitig zu kommen. Wollen Sie sie nur mit Penetration beglücken? Dann gehen Sie zurück auf Start und üben erst mal Ihren Orgasmus-Parcours. Und dafür gibt es genaue Verkehrsregeln!

- ***Ladies first.*** Ein Gentleman lässt stets der Dame den Vortritt. Frauen haben nun mal einen ganz anderen sexuellen Rhythmus als Männer. Sie ist nach einem Orgasmus längst nicht so erschöpft wie Sie und hat deshalb immer noch genügend Energie für Sie übrig. Und nicht nur das – wenn sie auch die Technik multipler Orgasmen beherrscht!

- ***Nicht zu schnell vorpreschen.*** Erotische Filme oder Pornos erwecken oft den Eindruck, Frauen kämen bei schnellem, brutalem Sex besonders gut. Von wegen! Lassen Sie sich Zeit, und machen Sie aus dem Liebesakt kein Wettrennen. Sind Sie beide schön auf Touren, sollten Sie ganz langsam in sie eindringen. Geben Sie ihrer Vagina Zeit, sich auf Ihren Besuch vorzubereiten.

- ***Geheiligt sei das Vorspiel.*** Wenn Sie das Vorspiel richtig beherrschen, wird sie Sie irgendwann anflehen, in sie einzudringen. Wenn Sie es schaffen, Ihre Ejakulation hinauszuzögern, dürfen Sie die Penetration ins Vorspiel mit einbeziehen und sich dann wieder aufs Streicheln und Lecken konzentrieren. Sobald sie gekommen ist, können Sie das Ganze immer noch mit einem Rein-raus-Spiel abrunden.

»Alle mal vaginal«. In diesem Kapitel finden Sie allerlei Tipps und Tricks, wie Sie sie per Penetration zum Höhepunkt bringen können. Helfen Sie ihr, indem Sie fragen, welchen Rhythmus, welche Tiefe, welches Tempo und welchen Winkel sie bevorzugt. Versuchen Sie es mal mit langsamen Rein-raus-Bewegungen an der Vaginaöffnung, stoßen Sie anschließend tief zu, und bleiben Sie kurz dort, bevor Sie sich wieder dem »Eingang« widmen. Für viele Männer ist das wenig aufregend, weil sie mit festen, brutalen Stößen masturbieren. Sie können versuchen, Ihre Masturbationsgewohnheiten zu verändern, indem Sie sich mit einer trägeren, feuchteren und nicht so festen Hand befriedigen. Simulieren Sie, was die Vagina mit dem Penis anstellt, um sich an diese Stimulation zu gewöhnen.

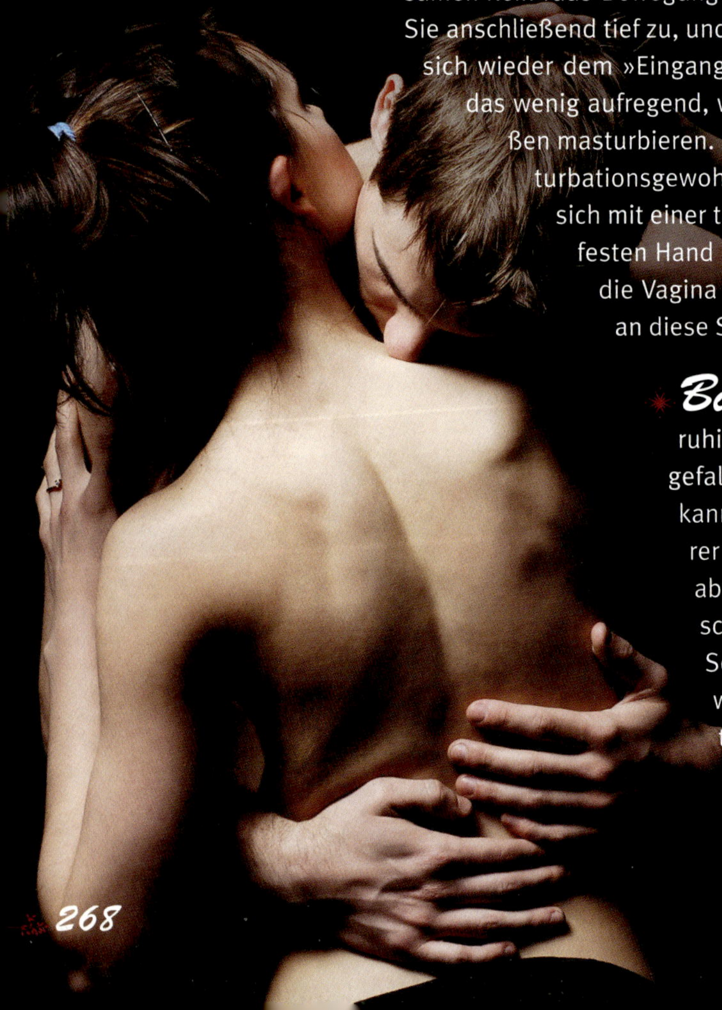

Bin ich gut, Schatz? Fragen Sie ruhig, ob ihr Rhythmus und Stellung gefallen. Ab und an nachzuhaken kann nicht schaden. Ein zu unsicherer Mann im Bett ist allerdings auch abtörnend. Finden Sie eine gute Mischung aus Fragen und Handeln. Seien Sie zärtlich. Halten Sie während der Penetration Kontakt zu ihr. Streicheln und küssen Sie sie, sagen Sie ihr erregende/liebevolle Worte, achten Sie auf ihre Körpersprache und ihr Stöhnen ... Nähe, Zärtlichkeit und Leidenschaft sind für sie sehr wichtig.

- ***Marathonmann.*** Gehen Sie nicht davon aus, dass Ihre Partnerin allein durch Penetration kommen wird. Nicht einmal, wenn Sie stundenlang durchhalten. Die meisten Frauen brauchen eine zusätzliche Stimulation ihrer Klitoris, ihres G-Punkts oder anderer erogener Zonen. Haben Sie Verständnis dafür, und stimulieren Sie sie während der Penetration zusätzlich, damit sie ebenfalls zum Höhepunkt kommt. Natürlich nur, falls sie es will, denn es muss nicht jedes Mal sein.

- ***Penetration ist kein Muss.*** Viele Paare denken, dass die Penetration zu gutem Sex einfach dazugehört. Quatsch mit Soße! Es gibt unzählige Möglichkeiten, wie Sie beide zum Orgasmus kommen können: Oralsex, das Aneinanderreiben erogener Zonen ... Sie können sie fingern oder mitspielen, wenn sie masturbiert. Sagen Sie ihr, dass Sie es mal ohne Penetration probieren wollen. Wetten, es wird fantastisch?

Einer von drei Männern leidet unter vorzeitigem Samenerguss. Passieren kann das jedem Mann, im Grunde beweist es nur einen gesunden sexuellen Appetit. Kommt es allerdings ständig vor, kann es Beziehungsprobleme geben. Oft ist Stress schuld, Entspannungsübungen können da Wunder wirken. Hilft das alles nichts, sollten Sie mit Ihrem Arzt darüber sprechen.

Echte Tipps fürs Vortäuschen: Für ihn

Für Männer ist es oft eine persönliche Herausforderung, *sie* zum Orgasmus zu bringen. Aber was, wenn Sie die Frau dadurch bloß unter Druck setzen? Frauen spüren, wenn ein Partner sich wirklich bemüht. Aber sind sie nicht in Stimmung, ist die Chance auf ein explosives Feuerwerk gering. Da können Sie sich anstrengen, so viel Sie wollen. Um Sie nicht zu verletzen, hilft dann oft nur noch eines: vortäuschen. Das ist zwar gut gemeint, bringt Sie aber auf eine völlig falsche Fährte. Während Sie denken, Sie hätten ihren Motor auf eine ganz bestimmte Weise auf Touren gebracht, ist der schon nach wenigen Kilometern verreckt. Probieren Sie es dann beim nächsten Mal wieder so, lässt sie das völlig kalt. Sie sind verwirrt, und sie gerät in Erklärungsnot. Deshalb ist es für beide das Beste, nicht zu »faken«. Wie können Sie verhindern, dass sie vortäuscht?

* **Nicht den Orgasmus-Helden spielen.** Behaupten Sie im Vorfeld nicht, dass Sie sie in den siebten Himmel katapultieren werden. Damit setzen Sie sich und Ihre Partnerin enorm unter Druck. Sollte sie es nicht schaffen zu kommen, fühlt sie sich verpflichtet, Ihnen was vorzuspielen.

* **Fragen Sie nicht, ob sie gekommen ist.** Egal, wie neugierig Sie sind – mit dieser Frage können Sie sie nur in Verlegenheit bringen. Sagt sie Nein, sind Sie enttäuscht. Sagt sie Ja, aber Sie haben nichts gemerkt, beeinträchtigt das Ihr sexuelles Selbstbewusstsein. Kennen Sie sich schon länger, dürfen Sie ruhig mal anmerken, dass es Ihnen schwerfällt zu spüren, wann sie kommt. Fragen Sie, worauf Sie achten müssen oder ob Sie etwas tun können, um ihr zu helfen.

* **Selbst nicht faken.** Da Männer beim Orgasmus meist ejakulieren, können sie nur schwer vortäuschen. Trotzdem kann es vorkommen, dass der Penis bei der Liebe plötzlich schlappmacht. Das ist ganz normal (falls es nicht ständig passiert), und das müssen Frauen auch verstehen. In diesem Fall sollten Sie ihr nichts vormachen. Versichern Sie Ihrer Partnerin, dass es nichts mit Ihrer Liebe zu tun hat.

* **Zu schön, um wahr zu sein.** Wenn Ihre Partnerin jedes Mal nach wenigen Minuten zum Höhepunkt kommt, stimmt was nicht. Es ist zwar körperlich möglich, aber äußerst selten. Haken Sie vorsichtig nach, oder schieben Sie Ihren Orgasmus hinaus, um sie richtig zu verwöhnen. Probieren Sie die Tipps aus dem ersten Kapitel aus: Wer weiß, vielleicht bekommt sie ja dann zum ersten Mal einen echten Orgasmus.

* **»Ich gestehe«.** Reagieren Sie verständnisvoll, wenn Ihre Partnerin zugibt, mehrere Orgasmen vorgetäuscht zu haben. Das erfordert viel Mut. Seien Sie froh, dass sie keine »unechten« Höhepunkte mehr will und bereit ist, mit Ihnen nach dem einzig wahren Orgasmus zu suchen.

Einmal HIN UND ZURÜCK

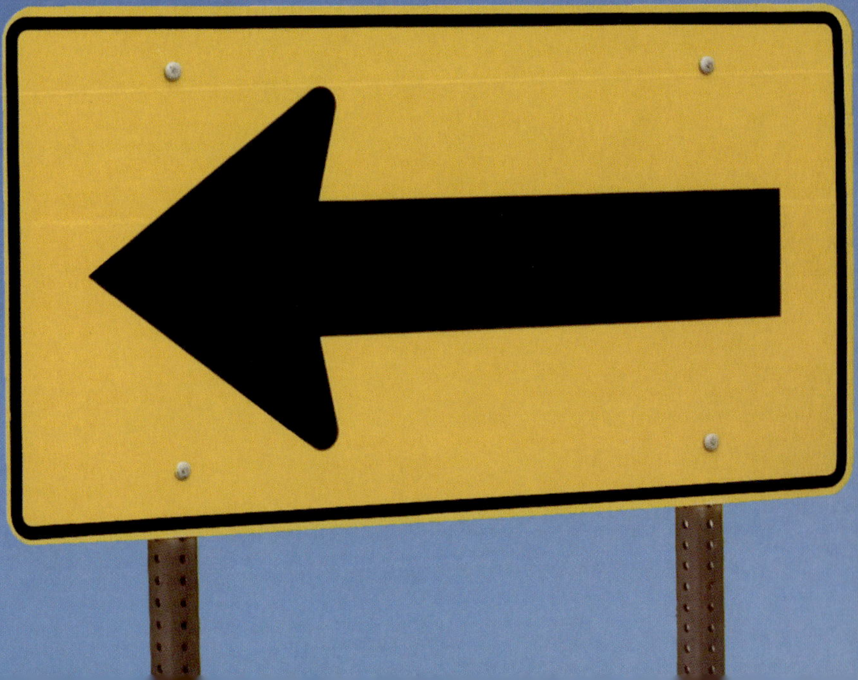

Nach dem Liebesspiel kehren Sie und Ihr Partner langsam wieder in die Realität zurück. Sie entspannen sich, der *Sex Flush* verschwindet, die Durchblutung nimmt ab, das Herz schlägt langsamer, und die Muskeln lockern sich. In dieser »Rückbildungsphase« fällt sämtliche Erregung von Ihnen ab. Ihre prallen Brüste, Ihre Klitoris und Ihre Schamlippen kehren in den Normalzustand zurück. Bei Frauen dauert das etwa fünf bis zehn Minuten. Anders als der Penis des Mannes werden ihre erogenen Zonen – mit Ausnahme des Kitzlers – nicht überempfindlich. Das bedeutet, dass Sie mit der richtigen Stimulation schnell wieder in die Erregungsphase kommen und von vorn beginnen können! Oder aber Sie entscheiden sich fürs Nachspiel als herrliche Abrundung Ihres Schäferstündchens.

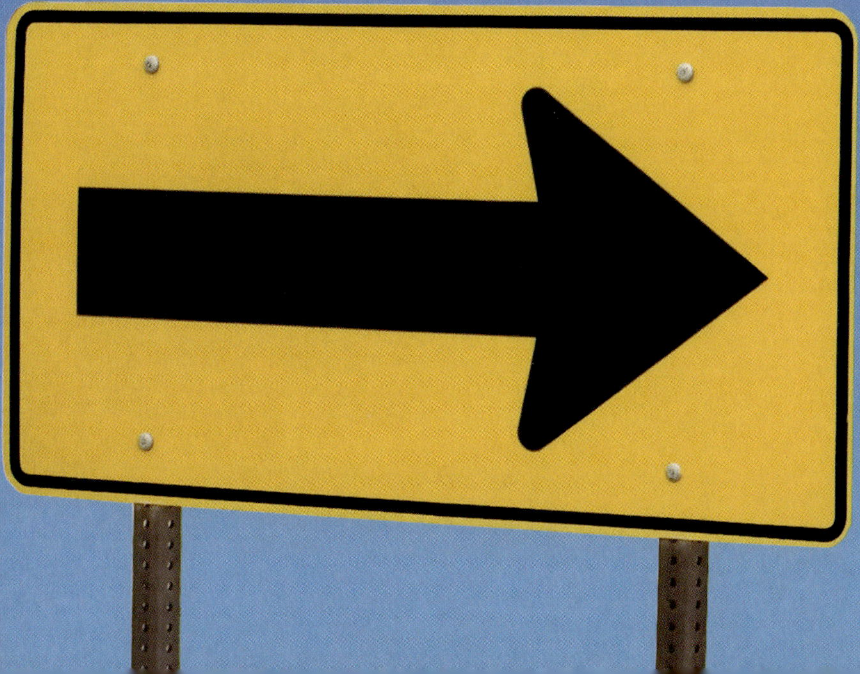

La grande finale: Das Nachspiel

1. Nach-spiel, das. Einem Bühnenwerk, Musikstück o. Ä. nachgestelltes kleineres, abschließendes Stück
2. (beim Geschlechtsverkehr) dem eigentlichen Geschlechtsakt folgender, ihn abschließender Austausch von Zärtlichkeiten 3. aus einem bestimmten Geschehen, Vorgang, einer Angelegenheit erwachsende unangenehme Folgen Beispiel: die Sache wird noch ein Nachspiel haben *(ist noch nicht erledigt, nicht ausgestanden)*
(DUDEN)

Wie alles andere im Leben sollte auch der Liebesakt ein gutes Ende nehmen. Trotzdem werden das Vor- und das Nachspiel beim Sex am meisten unterschätzt.

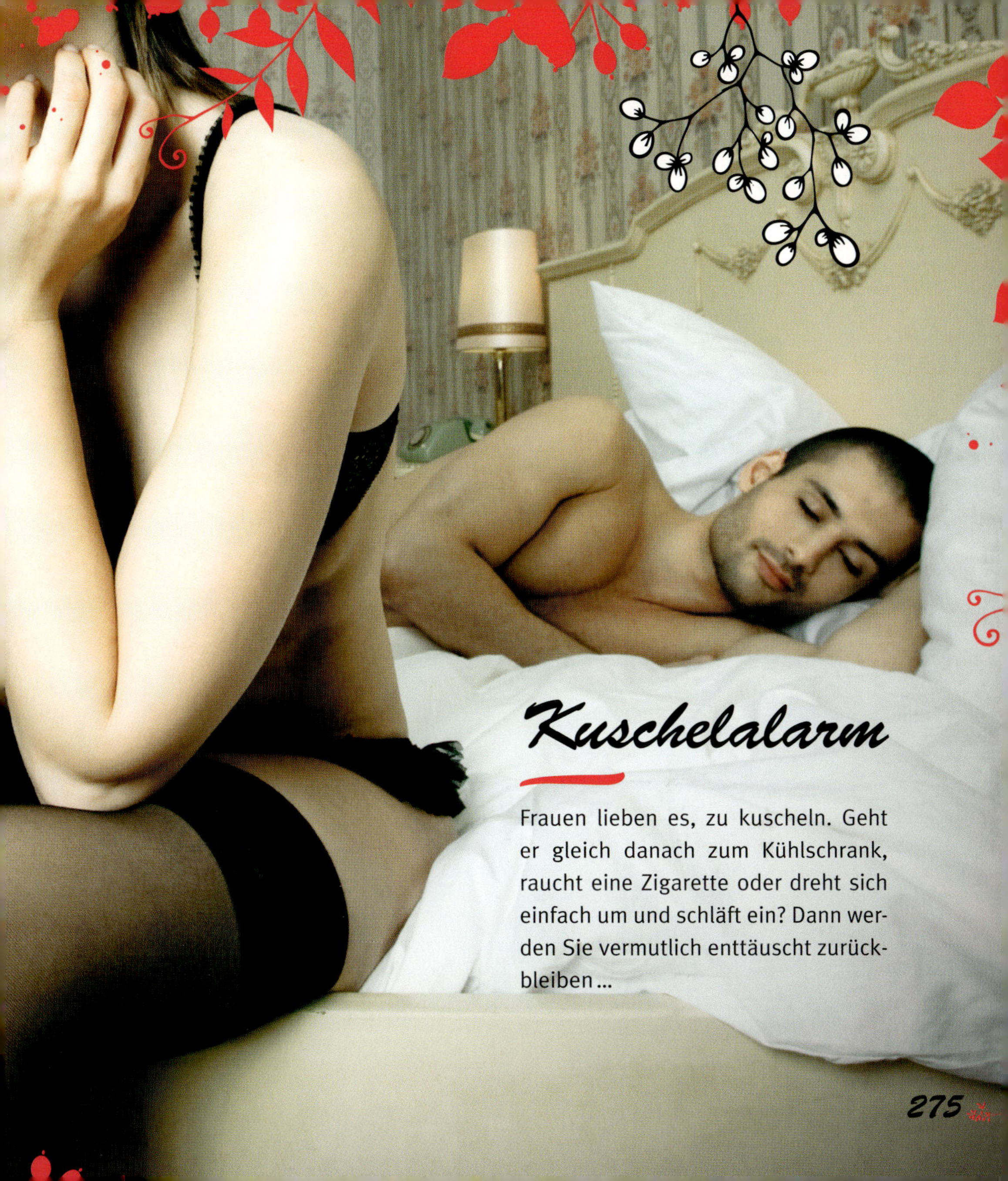

Kuschelalarm

Frauen lieben es, zu kuscheln. Geht er gleich danach zum Kühlschrank, raucht eine Zigarette oder dreht sich einfach um und schläft ein? Dann werden Sie vermutlich enttäuscht zurückbleiben …

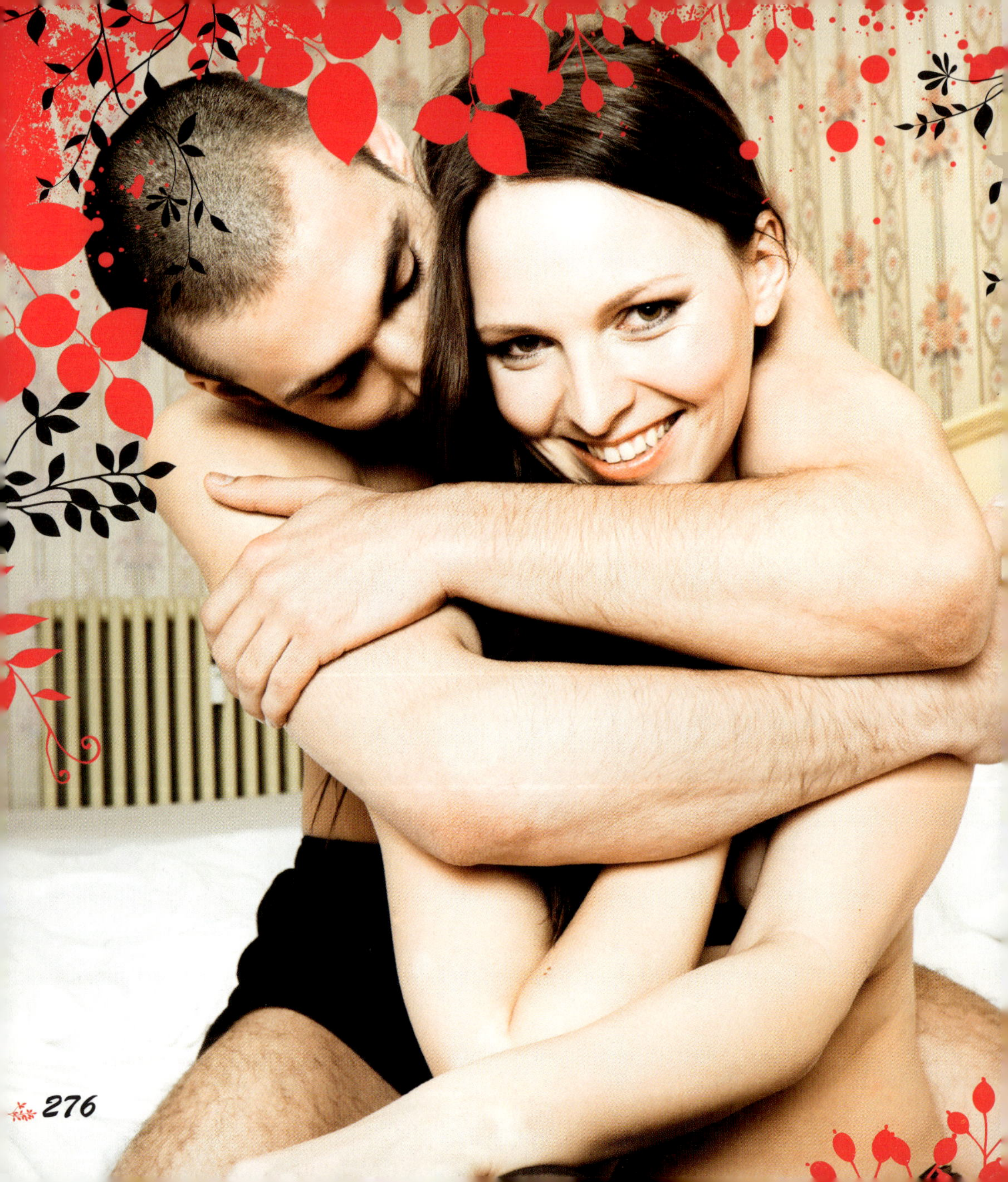

Bei seinem Orgasmus wird Serotonin freigesetzt, ein Botenstoff, der Körper und Seele mehr oder weniger in einen Ruhezustand versetzt. Ihr Höhepunkt dagegen produziert Hormone, die dafür sorgen, dass Sie sich dem Partner ganz besonders verbunden fühlen. Schläft er friedlich ein, klafft ein gefährlicher Abgrund vor Ihnen auf. Aber nehmen Sie es ihm nicht übel, er meint es nicht so! Sagen Sie ihm, was Sie sich nach dem Sex wünschen, vielleicht finden Sie einen Kompromiss. Denn das Kuscheln nach dem Liebesspiel ist ein ganz besonders inniger Moment, der Sie einander näherbringt. Lösen Sie sich nicht sofort voneinander, sondern genießen Sie Ihre warmen, feuchten, miteinander verbundenen Geschlechtsorgane. Er muss sich nicht sofort zurückziehen!

Streicheln, kuscheln und küssen Sie sich noch ein bisschen. Nehmen Sie sich alle Zeit der Welt, mindestens eine Viertelstunde. Flüstern Sie sich zärtliche Worte ins Ohr, genießen Sie die Stille, versinken Sie in den Armen des anderen, schauen Sie ihm tief in die Augen, und beenden Sie das Schäferstündchen mit einem warmen, intensiven Kuss … Ach, kann Liebe schön sein!

Auflösung Orgasmus-Quiz

1. Welcher Teil der Vagina führt am zuverlässigsten zum Orgasmus?
   c) Die Klitoris

2. Orgasmen vorzutäuschen …
   a) bringt gar nichts.

3. Orgasmen machen klüger.
   a) Ja

4. Der männliche und der weibliche Orgasmus unterscheiden sich nicht sehr voneinander.
   b) Richtig

5. Den ersten Orgasmus bekommt man am besten durch …
c) Masturbation

6. Wie lange braucht eine Frau im Durchschnitt, um zu kommen?
c) 20 Minuten

7. Frauen können ihren Orgasmus intensivieren, und zwar mithilfe von
a) vaginaler Fitness

Bibliografie

Blackledge, Catherine, *The Story of V: Opening Pandora's Box*, Weidenfeld & Nicolson, London 2003

Borg, Sonia, *Oral Sex she'll never forget: 50 positions & techniques that will make her orgasm like she never has before*, Quiver Books, Beverly 2010

Brune, Elisa & Ferroul, Ives, *Das Geheimnis der Frauen: Alles über den weiblichen Orgasmus*, Mosaik, München 2011

Cass, Vivian, *The Elusive Orgasm: A Woman's Guide to Why She Can't and How She Can Orgasm*, Da Capo Press, Cambridge 2007

Dubberley, Emily & Needham, Al, *The Going Down Guide: Tongue Tips and Oral Sex Techniques for Men and Women*, St. Martin's Press, New York 2009

Hanauer, Jaiya & Jon, *Blow Each Other Away: 100 Techniken, die sie und ihn verrückt machen – Mit Orgasmusgarantie*, Goldmann, München 2014

Heiman, Julia R. & LoPiccolo, Joseph, *Gelöst im Orgasmus: Entwicklung des sexuellen Selbst-Bewusstseins für Frauen,* Verlag für humanistische Psychologie Werner Flach, Frankfurt 1978

Kerner, Ian, *Mehr Lust für sie: Was Frauen beim Sex verrückt macht*, Goldmann, München 2013

Liekens, Goedele, *Das Vagina-Buch*, Heyne, München 2012

Liekens, Goedele, *Haar Sexbijbel*, Standaard, Antwerpen 2009

Liekens, Goedele, *SOS Sex*, Standaard, Antwerpen 2009

Solot, Dorian & Miller, Marshall, *I Love Female Orgasm: An Extraordinary Orgasm Guide*, Da Capo Press, Cambridge 2007

Taylor, Kate, *The Good Orgasm Guide,* Simon & Schuster, New York 2002

Websites

Allgemein:
www.vagina.de
www.the-clitoris.com
www.sinnliche-wege.de
www.vdayeurope.org
www.bag-forsa.de
www.vaginarts.com
www.fem.com

Sexualität:
www.geschichte-der-sexualitaet.de
www.ratgeber-sexualitaet.de
www.sexwoerterbuch.info
www.gofeminin.de

Sexspielzeug:
www.eis.de
www.sexshop-fuer-frauen.de
www.ladiesfirst.de
www.amorelie.de

Erotik für Frauen:
www.erikalust.com
www.klicktoris.ch

Adressen

Bundeszentrale für gesundheitliche
Aufklärung (BZgA)
www.bzga.de
Ostmerheimer Str. 220
51109 Köln
Tel. 0221/8992-0

pro familia
www.profamilia.de
Deutsche Gesellschaft für Familienplanung,
Sexualpädagogik und Sexualberatung
Stresemannallee 3
60596 Frankfurt a. M.
Tel. 069/63 90 02

Bildnachweise

Fotos: Shutterstock (www.shutterstock.com)
Cartoons: Fleur van Groningen

Von Goedele Liekens

BEREITS ERSCHIENEN

Das Vagina-Buch

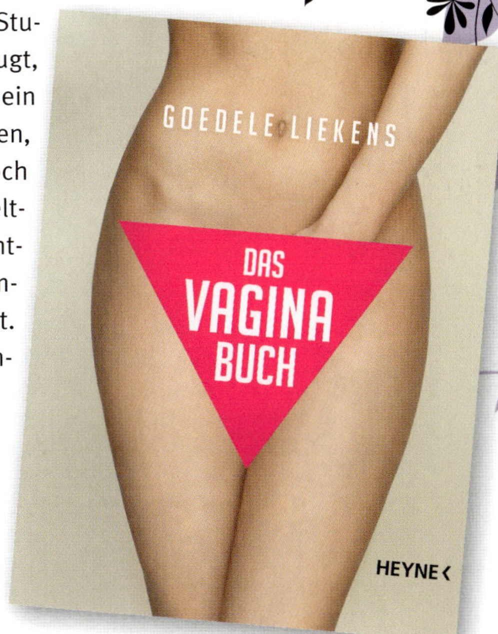

Halten Sie sich fest. Eine amerikanische Studie zeigt: Die Hälfte der Frauen ist überzeugt, dass sie zu wenig über ihre Vagina weiß, ein Viertel tut sich schwer, über sie zu sprechen, und ein Viertel hat die eigene Vagina noch nie im Spiegel betrachtet. Von wegen weltoffen, modern, unverklemmt! Offensichtlich sind unsere intimsten Körperteile immer noch mit einem großen Tabu belastet. Hier kommt eine Stimme, die endlich einmal laut sagt, wie es ist.

ISBN 978-3-453-60200-7

Das Penis-Buch

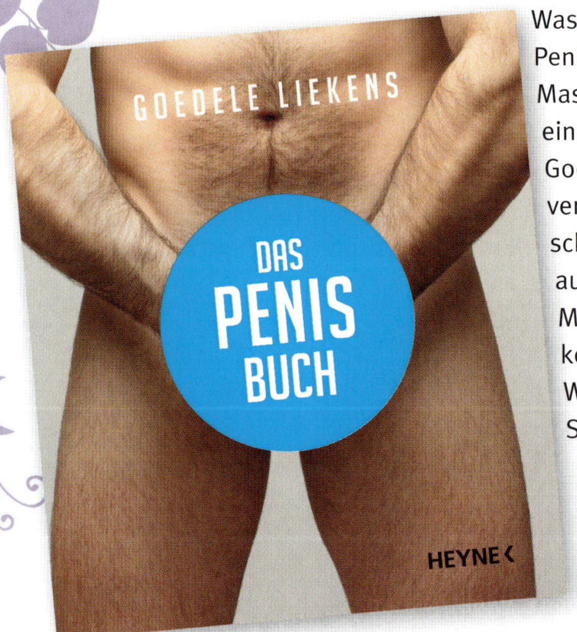

Was versteht man unter der Kunst des Penislesens? Was haben Cornflakes mit Masturbation zu tun? Und was hilft bei einem Penisbruch? Sexualtherapeutin Goedele Liekens gibt die Antworten und verrät, was Man(n) über sein bestes Stück schon immer wissen wollte. Sie räumt auf mit Untenrum-Vorurteilen, sagt, was Männer tatsächlich antörnt und nimmt kein Feigenblatt vor den Mund. Penis-Wissen de luxe – macht schlau, macht Spaß, macht an!

ISBN 978-3-453-60199-4

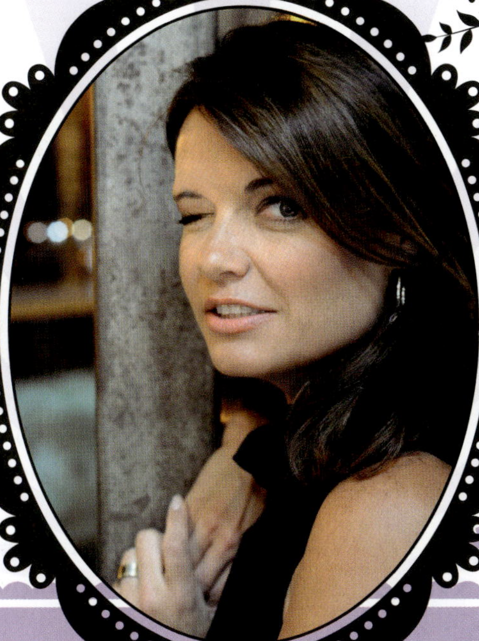

Ende:

ODER DER ANFANG VON NOCH BESSEREM SEX?

Ehrlich, sexy und längst überfällig!

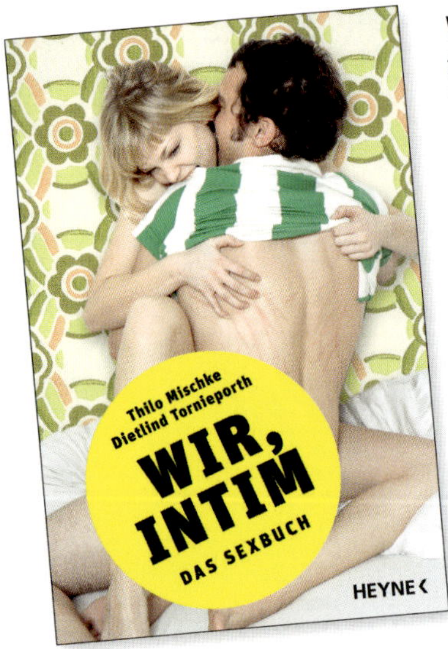

Was bewegt uns heute in punkto Sex tatsächlich? Was wünschen wir uns? Worüber sprechen Frauen, Männer aber nicht? Was ist so geil an Pornos? Was ist peinlich? Und muss den Dreier wirklich jeder gut finden? Ein Blick hinter die Fassade unserer medialen Hochglanzerotik – Sex pur und Aufklärung im besten Sinne.

ISBN 978-3-453-63006-2
Auch als E-Book erhältlich

Leseprobe unter **www.heyne.de**

HEYNE